Prana-Selbstheilung

Stephen Co / Dr. Eric Robins

Prana-Selbstheilung

Verbesserung von Vitalität und Abwehrkraft, sofortige Selbsthilfe bei den häufigsten Leiden und Beschwerden

Aus dem Englischen von Michael Schmidt

Lotos

Die Originalausgabe erschien 2002 unter dem Titel
»*Your Hands Can Heal You*« im Verlag Simon & Schuster, New York, USA.

Das vorliegende Buch ist sorgfältig erarbeitet worden.
Dennoch erfolgen alle Angaben ohne Gewähr.
Weder die Autoren noch der Verlag können für eventuelle Nachteile oder Schäden,
die aus den im Buch gemachten praktischen Hinweisen resultieren,
eine Haftung übernehmen.

Lotos Verlag
Lotos ist ein Verlag des Verlagshauses
Ullstein Heyne List GmbH & Co. KG

ISBN 3-7787-8152-9

Copyright © 2002 by Master Stephen Co, Eric B. Robins, M.D.
© 2003 für die deutsche Ausgabe by
Ullstein Heyne List GmbH & Co. KG, München
Alle Rechte sind vorbehalten. Printed in Germany.
Einbandgestaltung: Reinert Werbedesign, München
unter Verwendung einer Abbildung von Photonica/Toby Marshall
Gesetzt aus der Sabon und Frutiger bei
Franzis print & media GmbH, München
Druck und Bindung: Bercker, Kevelaer

Für Großmeister Choa Kok Sui

*Möge dieses Buch die rasche Verbreitung
deiner unschätzbaren Lehren
zum Wohle der Menschheit fördern.*

Inhalt

Danksagung 9
Vorwort (von Großmeister Choa Kok Sui) 13
Erklärung 15
Einführung von Eric B. Robins 17
Anmerkung zur Nomenklatur und zu den Verweisen 24

Erster Teil:
Wie Ihr Körper und Ihr Geist funktionieren 25

1 Sie sind für eine Heilung verdrahtet –
   Ihre energetische Anatomie 27
2 Die wahre Natur Ihres Geistes –
   wie er Sie schützt und wie er Sie verletzt 56

Zweiter Teil:
Die sechs Schritte zur Selbstheilung 73

3 Alles rein! – Die Beseitigung von Energieblockaden,
   die auf Emotionen basieren 75
4 Holen Sie tief Luft – die Prana-Atmung 98
5 Hände hoch! Scanning – Handsensibilisierung und
   allgemeines Scanning 123
6 Hände hoch! Noch mehr Scanning – Spezielles
   Scanning und Interpretation der Ergebnisse 144
7 Raus mit dem Alten – Gestaute Energie durch
   Sweeping beseitigen, Reinigen der Aura 162
8 Aufpumpen – Mangelbereiche energetisieren 202

9 Die Kraft des Regenbogens – Mit Farben arbeiten 220
10 Immer sauber bleiben – Die Bedeutung der Energiehygiene ... 248
11 Einfache Wege zu einem entspannten Geist –
   Meditationen für inneren Frieden und Stille 276
12 Anschließen, aufladen – zwei starke Übungen
   zur Energieerzeugung 303

Dritter Teil:
Energetisiert und gesund bleiben   333

13 Eine Anleitung zur Selbstheilung – Energetische Lösungen
   für 24 häufig auftretende Gesundheitsprobleme 335
14 Rezept für mehr Energie und bessere Gesundheit –
   Die tägliche »Ihre Hände können Sie heilen«-Routine 358

Vierter Teil:
Über die physische Gesundheit hinaus   363

15 Sie sind beseelt – Physische Gesundheit,
   spirituelle Entwicklung und mehr... 365

Quellen und Anmerkungen 388
Über die Autoren 392
Kontaktadressen und Literatur 393
Register 397

Danksagung

Mein größter Dank gilt
der göttlichen Vorsehung und den Erhabenen, deren grenzenlose Liebe und Segnungen alles ermöglichen.

Allen voran meinem geliebten und geachteten Lehrer, Großmeister Choa Kok Sui, der uns erlaubt hat, für dieses Buch die Materialien und Lehren seines Prana-Selbstheilungskurses, seines Buches *Miracles Through Pranic Healing* und seiner vielen anderen privaten Lektionen und Notizen zu verwenden, die dem allgemeinen Publikum noch nie zur Verfügung standen. Besonders danke ich ihm für seine Liebe, seine unschätzbaren Lehren, seine Segnungen, seine Geduld sowie dafür, dass er mir Gelegenheit gab, in seinem Sinne zu dienen.

Ich danke auch all meinen anderen Lehrern, die mich in meinen Anfangsjahren unterrichtet und gefördert haben.

Meinen Eltern, die mich auf diese Welt gebracht und so viel geopfert haben, um mir eine gute Erziehung und Bildung zu ermöglichen.

Meiner Frau Daphne und meinen beiden Juwelen Genevie und Helena, die mich immer unterstützen und verstehen und sehr viel aufgaben, damit ich auf den Weg des Dienens gelange.

Dr. Eric Robins und John Merryman für ihr Fachwissen, ihre Unterstützung und ihr Engagement. All denen, die uns dabei behilflich waren, dieses Buch herauszubringen: unserer Lektorin Leslie Meredith für ihre wertvollen Marktkenntnisse und ihr Engagement, dafür zu sorgen, dass das Buch »genau richtig« wurde; Dorothy Robinson, die sich so unermüdlich darum gekümmert hat, dass alles so perfekt geriet; Amy Heller für ihr unermüdliches Engagement in der Medienarbeit; unserer Agentin Mary Tahan ebenso wie Stedman Mays von Clausen,

Mays & Tahan, die sich so sehr darum bemüht haben, uns den richtigen Verlag zu vermitteln; unserer PR-Agentin Arielle Ford sowie ihrem großartigen Team Katherine und Cameron für ihre engagierte PR-Arbeit; und Marv Wolf für seine scharfsinnigen verlegerischen Kommentare zum Manuskript.

Karla Alvarez, die so unerschöpflich dazu beiträgt, die Sache der Prana-Heilung voranzubringen.

Ximena Valencis für ihre wunderbaren Illustrationen und Chet Smith für die ausgezeichneten Fotos.

Der gesamten Prana-Heilung-Familie für ihr unablässiges Engagement, diese unschätzbaren Lehren zur Linderung menschlicher Leiden zu verbreiten.

Unzähligen anderen, die hier nicht namentlich erwähnt werden, für ihre wertvollen Vorschläge und Beiträge.

MEISTER STEPHEN CO

Ich muss vielen Menschen dafür danken, die dabei geholfen haben, dieses Buch zu verwirklichen. Mein erster und größter Dank gilt Großmeister Choa Kok Sui, der uns erlaubt hat, für dieses Buch seine eigenen Forschungen, Materialien und Lehren heranzuziehen. Ich empfinde es persönlich als einen Segen, dass er uns so viel urheberrechtlich geschütztes Material überlassen hat, um es einem viel größeren Publikum zu vermitteln. Großmeister Choa hat mich als Schüler geduldig unter seine Fittiche genommen, und dafür danke ich ihm sehr. Mein Dank gilt auch John Merryman, der unsere Gedanken, Worte und Reden in Buchform umgesetzt hat. Während Großmeister Choa die Inspiration für dieses Buch vermittelte, übernahm John die Transpiration.

Ich hätte dieses Buch nicht ohne die unerschütterliche Liebe und Unterstützung meiner Frau Linda und meines Sohnes Jonah schreiben können. Sie sind wahrhaft die »Kraft hinter der Kraft« gewesen (wie Meister Choa so gern sagt). Mein Dank gilt auch meinen Eltern, die einen so ausgezeichneten Job verrichtet haben, mich aufzuziehen, insbesondere meinem Vater, der sich mit mir zusammensetzte und mir lange Geschichten bedeutender Yogis vorlas.

Ich habe viele Lehrer auf dem Geist-Körper-Energie-Gebiet gehabt – allen voran Meister Stephen Co, Tad James, Cal Banyan, Steve Parkhill und Gay Hendricks. Meine Kudos gelten Bob Coffman, meinem

Bioenergietherapeuten, der mir ein für alle Mal den Weg zur Selbstliebe gezeigt hat. Danken möchte ich auch Tom Vandergast, meinem Chef im Fach Urologie, der einer meiner größten Förderer und Fans ist und ohne dessen Unterstützung ich diese Art von Lehren nie in die medizinische Mainstreamgemeinschaft hätte einbringen können.

Herzlich danken und umarmen möchte ich Mary Tahan, unsere Agentin; Leslie Meredith, unsere Lektorin bei Free Press; und Arielle Ford, unsere PR-Agentin. Außerdem danke ich Marv Wolf für seine verlegerische Kritik und seine Kommentare.

Last not least danke ich Jim Sorden und Daniel O'Hara, zwei guten Freunden in der Prana-Heilung-Familie. Zu Jim gehe ich, wenn ich Heilung benötige, und Dan ist ein ungeheuer gefragter Mann, seit der Profisport entdeckt hat, wie wirksam die Prana-Heilung für verletzte Athleten und Spieler ist.

ERIC B. ROBINS, M.D.

Vorwort

Heutzutage haben wir mehr denn je ein ungeheures Bedürfnis nach rasch wirkenden Methoden, mit deren Hilfe wir die materiellen und spirituellen Aspekte unseres Lebens ins Gleichgewicht bringen können. Gleichzeitig erleben wir ein geradezu massenhaftes Erwachen des Bewusstseins, das in vielen Menschen ein Verlangen nach spirituellen Lösungen für die alltäglichen Lebenshemen weckt wie Stress, Beziehungen, Erfolg, Versagen und, vielleicht am meisten, Gesundheit.

Ich glaube, dieses Buch wird erheblich dazu beitragen, dieses Bedürfnis zu befriedigen.

Auf einfache, effektive Weise stärkt es Ihre Gesundheit und persönliche Energie, indem es auf tiefere emotionale und energetische Ebenen der Wirklichkeit einwirkt, auf denen Sie Ihren persönlichen Vorrat an Prana mehren, kontrollieren und steuern können – diese universale Lebenskraft, die Ihr Körper zum Heilen nutzt.

Wenn Sie Ihre persönliche Gesundheit in den Griff bekommen, sind Sie viel eher in der Lage, ein erfülltes Leben zu führen und alles zu erleben, was diese Welt zu bieten hat. Aber zu lernen, wie Sie Ihre Schmerzen, Leiden und Krankheiten heilen können, ist in Wirklichkeit erst der Anfang Ihrer Heilungsreise. Denn wenn Sie diesen Weg betreten, wird Ihr Bewusstsein angespornt, größere Wahrheiten zu erkennen. Die bedeutendste dieser Wahrheiten besagt, dass wir alle Teile eines größeren Ganzen sind, eines bioenergetischen Systems, das die Gesamtsumme der Energie in jedem von uns darstellt. Infolgedessen sind wir wechselseitig voneinander abhängig, was unser Energieniveau betrifft – und das Leben überhaupt. Diese wechselseitige Abhängigkeit bedeutet, dass die Entscheidungen, die wir in unserem Leben treffen, sich – physisch und energetisch – auf alle Menschen um uns herum auswirken. Wenn wir damit beginnen, uns selbst zu heilen, steuern wir positive Emotionen und Energie zu diesem System bei: Wir heilen die Welt.

Das ist das höchste Ziel der Prana-Heilung.

Wenn Sie nun also diese einfachen, effektiven Heiltechniken studieren, wünsche ich Ihnen mit meiner Liebe und meinen Hoffnungen, dass Sie all Ihre persönlichen Selbstheilungsziele erreichen. Aber ich hoffe auch, dass Sie sich der wichtigen Rolle bewusst werden, die Sie bei der Mehrung der Gesundheit und Energie der Welt, in der wir leben und arbeiten, spielen und dass Sie die Lehren in diesem Buch ebenso zu diesem Zweck nutzen.

Mit Liebe und allen guten Wünschen

GROSSMEISTER CHOA KOK SUI

Erklärung

Diese Publikation enthält die Meinungen und Vorstellungen ihrer Autoren. Sie beabsichtigt, hilfreiches und informatives Material zu den darin angesprochenen Themen beizusteuern. Autoren und Verlag weisen ausdrücklich darauf hin, dass sie in diesem Buch keinerlei medizinische oder andere professionelle Dienstleistungen anbieten wollen. Die Leser sollten ihren Arzt oder einen anderen kompetenten Berater konsultieren, bevor sie irgendwelche Vorschläge dieses Buches übernehmen oder Schlussfolgerungen daraus ziehen.

Autoren und Verlag schließen insbesondere jede Haftung für irgendwelche persönlichen oder sonstigen Schäden oder Risiken aus, die sich als direkte oder indirekte Folge der Nutzung und Anwendung irgendwelcher Inhalte dieses Buches ergeben.

Namen und typische Merkmale einiger in diesem Buch genannten Personen sind geändert worden.

Einführung
Ihre Hände können Sie heilen

James würde sterben. Der Einundvierzigjährige war im Medical Center von Los Angeles, wo ich arbeitete, an der Gallenblase operiert worden, und dann hatte es eine ganze Reihe postoperativer Komplikationen gegeben: Hefepilzsepsis (eine in 70 Prozent der Fälle tödliche Blutvergiftung), ein Blutgerinnsel in der Lunge (in fast 60 Prozent der Fälle tödlich) und multiple Darmfisteln (Öffnungen in seiner Bauchdecke, durch die Darmflüssigkeit austrat). Außerdem hatte er jeden Tag Fieberspitzenwerte bis zu 40 Grad und litt ständig unter Übelkeit und Erbrechen.

Ein Vierteljahr zuvor hatte ich einen Kurs »Einführung in die Prana-Heilung« besucht, eine auf Energieheilung beruhende Heiltechnik, die das Körperprana, die Lebenskraft, manipuliert, um eine Heilung zu erleichtern. Ich weiß noch, wie sehr unser Lehrer auf diese Methode schwor. Der Prana-Heiler Meister Stephen Co, einer der besten Prana-Heiler der Welt, ermahnte uns immer wieder: »Probiert es in der Praxis, und schaut euch die Ergebnisse an – verlasst euch nicht auf mein Wort, dass es funktioniert.«

Ich hatte also die Prana-Heilung praktiziert und ein paar Ergebnisse erzielt, aber nichts Spektakuläres. Doch ich hatte die Methode nur zur Entspannung einiger meiner Patienten angewandt, die nervös, gestresst oder ängstlich waren. Nie hatte ich sie bei jemandem mit einem erheblichen Gesundheitsproblem ausprobiert. Doch als ich sah, wie James monatelang auf der Intensivstation dahinsiechte, und wusste, dass der Chirurg nur geringe Hoffnung hatte, dass er überlebte, beschloss ich, die Prana-Heilung einem echten Test zu unterziehen. Ich fragte den Chirurgen, ob ich an seinem Patienten »etwas anderes« ausprobieren dürfe; er war einverstanden.

Damals machte ich mir im Krankenhaus gerade einen Namen als Befürworter alternativer Heilmethoden neben der traditionellen westlichen Schulmedizin. Natürlich passte mein Engagement einigen meiner Kollegen nicht. Zwar akzeptieren heutzutage manche Ärzte alternative und komplementäre Behandlungsmethoden, doch viele sind nach wie vor skeptisch. Aber da ich als examinierter Urologe und Chirurg den Ruf genieße, an Diagnose und Behandlung streng wissenschaftlich heranzugehen – und von einem aufgeschlossenen Abteilungsleiter unterstützt wurde –, wusste ich, dass ich meine Überzeugungen aktiv vertreten konnte.

Falls einige meiner progressiveren Kollegen allerdings durch die Vorhänge gelinst hätten, die ich um James' Bett zuzog, als ich mit seiner Behandlung begann, hätten sie sich vielleicht gefragt, ob ich da nicht etwas probierte, was ein wenig zu anders war. Sie hätten nämlich gesehen, wie ich gut einen halben Meter von James entfernt dastand und meine Hände rasch und stumm in der Luft um seinen von der Krankheit schwer gezeichneten Körper herumführte. Einige meiner Bewegungen waren glatt und rund, andere abgehackt und winklig. Gelegentlich befeuchtete ich meine Hände aus einer Sprayflasche, die mit schwach nach Lavendel duftendem Alkohol gefüllt war. Auf diese Weise wedelte ich mit meinen Armen fast eine halbe Stunde lang um James herum.

Ich muss gestehen, als ich James verließ, wusste ich nicht, was für Ergebnisse ich hier erzielen würde. Ich wusste nur eins: Ich hatte einen offenen Geist und eine positive Einstellung bewahrt und hatte die Anweisungen befolgt, die ich im Prana-Heilungskurs gelernt hatte.

Am nächsten Tag hatte James kein Fieber und keine Übelkeit mehr. Der Wissenschaftler in mir fragte sich natürlich, ob dies eine Art Spontanremission gewesen war, denn so etwas kommt gelegentlich vor. Nach außen hin war ich cool und sachlich, ganz der professionelle Arzt. Innerlich jedoch war ich ungeheuer aufgeregt – ich begann, tief in mir zu glauben, dass die Prana-Heilung funktionierte. Außerdem konnte ich es kaum erwarten, die Behandlung erneut anzuwenden. Um es kurz zu machen: Nach einer Woche täglicher Prana-Heilbehandlungen stabilisierten sich James' Pulsfrequenz und Lungenfunktion. Nach zwei weiteren Wochen ging es ihm sichtlich besser. Innerhalb eines Monats war er so weit gesund, dass er sich einer abschließenden Operation seiner Fisteln unterziehen konnte. James strafte die Vorhersagen seiner Ärzte Lügen und genas vollkommen. Heute, drei Jahre später, schaut er gelegentlich in meiner Praxis vorbei, um Hallo zu sagen.

Ein Wunder? Für diejenigen, die einer streng traditionellen westlichen Anschauung von Schulmedizin anhängen, vielleicht, aber nicht für mich. Jetzt nicht mehr. Jedenfalls nicht nach dem, was die Prana-Heilung vor meinen Augen zu Stande gebracht hat.

Hier ein noch dramatischeres Beispiel für eine erfolgreiche Prana-Heilung, die Meister Stephen Co durchgeführt hat. Sie wurde in einer Fernsehsendung gezeigt, aber der folgende Text entstammt der unterzeichneten und datierten Aussage der Frau, die Meister Co behandelt hat:

Vor vier Jahren, im März 1992, wurde bei mir eine Blutplättchenstörung, eine Hyperkoagulabilität, diagnostiziert, sodass ich aufgrund eines Verschlusses einer zentralen Netzhautvene auf meinem linken Auge praktisch blind war. Mir wurden viele unterschiedliche Medikamente verordnet: Blutverdünner, Steroide und blutdrucksenkende Mittel. Darüber hinaus wurden an meinem Auge neun Laser- und kryochirurgische Eingriffe vorgenommen. Nachdem ich Sie vor zweieinhalb Monaten aufgesucht und von Ihnen eine Prana-Heilung erhalten hatte, konnte ich nicht nur auf meinem linken Auge wieder klar sehen, sondern eine Blutuntersuchung am darauf folgenden Montag ergab auch, dass keine Blutgerinnungsstörung mehr vorlag. Seit fast drei Monaten habe ich alle Medikamente abgesetzt. Noch immer sehe ich auf meinem linken Auge klar, und seit Jahren fühle ich mich zum ersten Mal normal. Sie haben mir die Hoffnung und die glückliche Zuversicht gegeben, dass nun auch ich eine beschwerde- und schmerzfreie Zukunft haben kann.

JILL SCHWARTZ, LOS ANGELES

Jill Schwartz' Ärzte am UCLA Medical Center bestätigten, dass ihre Hyperkoagulabilität behoben war. Hier einige weitere Beispiele dafür, wie bei ganz normalen Menschen mit Hilfe der Prana-Heilung einfache, komplexe und sogar lebensbedrohliche Gesundheitsprobleme behoben wurden. In jedem Fall wurde der Text direkt den unterzeichneten und datierten Erklärungen der Betroffenen entnommen. Die Farben, auf die sie sich beziehen, sind Energie- oder Prana-Arten, die man bei der Prana-Heilung anzuwenden lernt. »Sweeping«, »Reinigen« und »Energetisieren« sind andere Prana-Heilungstechniken.

Ich möchte allerdings betonen, dass Sie sich sofort um professionelle medizinische Hilfe bemühen sollten, falls Sie an irgendeiner dieser Verletzungen oder Krankheiten leiden.

Ich arbeite als Reparaturtechnikerin bei Motorola, Inc., in der Handy-Abteilung. Die Leiterplatten sind Aufsetzbauplatten. Um die Komponenten zu entfernen, benutzen wir eine 600-Watt-Lötpistole, mit der man normalerweise Linoleum von Fußböden entfernt. Sie hat eine etwa 10 Zentimeter lange Metallspitze. Eines Morgens benutzte meine Werkbankpartnerin die Lötpistole und stellte sie (noch heiß) auf meine Werkbank, während ich mich darauf konzentrierte, ein Signal auf der Leiterplatte vor mir zu verfolgen. Die Lötpistole fiel um und landete direkt auf meiner rechten Hand. Zuerst war ich vor Schock wie gelähmt. Als ich meine Hand anschaute und sah, wie die ganze Oberfläche rot wurde und zu schmoren begann, handelte ich blitzschnell. Sofort wandte ich ein Sweeping mit weißlichem Grün an. Die Schmerzen setzten ein. Sie waren sehr intensiv. Dann erinnerte ich mich an die Wirkungen von Blau. Ich energetisierte die Hand mit weißlichem Blau, um den Schmerz zu betäuben... Dann wechselte ich zwischen weißlichem Grün und weißlichem Orange ab. Etwa eine Stunde lang wandte ich ständig das Sweeping an. Ich sah, wie der Brandstriemen zurückging. Das ermutigte mich fortzufahren. Im Laufe des Tages sprach es sich herum, was passiert war. Die Leute schauten ungläubig zu. Nach vier Stunden war die Wunde nur noch gut einen Zentimeter groß. Alle redeten auf mich ein und erklärten, ich würde Brandblasen bekommen und eine Narbe fürs Leben davontragen. Ich ignorierte sie einfach und wandte das Sweeping den ganzen Tag an meiner Hand an. Ich verspürte keinen Schmerz, und die Wunde warf nie Blasen. Als ich nach Hause kam, befand sich auf der Oberseite meiner rechten Hand ein kleiner Fleck. Ich wandte weiterhin das Sweeping mit weißlichem Orange an, dann energetisierte ich mit weißlichem Rot und einem Hauch weißlichem Gelb. Heute sieht meine Hand so aus, als wäre nie etwas passiert. Seit ich die Prana-Heilung erlernt habe, wird mein Körper von keinem Schnitt und von keiner Prellung voll beeinträchtigt. Ich wende sie bei Pickeln und Herpes an, sobald sie sich zu zeigen beginnen, und nach ein paar Minuten sind die Symptome verschwunden.

ELIZABETH SEDENO, CHICAGO

Am Freitag, dem 12. Mai 2000, setzten gegen 8.12 Uhr die Symptome mit starken Kopfschmerzen ein. Als sich die Schmerzen bis in meinen Hals hinein bemerkbar machten, war mir ziemlich klar, dass ich einen Schlaganfall haben könnte. Ich rief den Notarzt an. Als die Schmerzen stärker wurden, überkam mich eine merkwürdige Ruhe, die mir die Selbstheilungstechniken in Erinnerung rief, welche Meister Co uns gelehrt hatte. Bei den fürchterlichen Schmerzen konnte ich mich zwar kaum konzentrieren, doch ich vermochte mich bewusst dafür zu entscheiden, um göttlichen Beistand zu bitten. Während ich um Hilfe betete, kehrte die Erinnerung an die Prana-Heilung zurück ... [und] ein strahlend weißer Lichtstrahl fiel auf mein Kronenchakra. Er war durchsichtig, doch in Aussehen und Form dicht. Ich vermute, dass er einen Durchmesser von etwa 30 Zentimetern hatte. Während dieser ganzen Krise blieb er mit meinem Körper verbunden.

Ich wurde zur Notaufnahme gebracht und dann auf die Intensivstation einer Traumaklinik überwiesen. Die Diagnose lautete, dass ich ein zerebrales Aneurysma erlitten hatte, im Zentrum meines Gehirns. In den nächsten drei Tagen meditierte ich über die Heilung des Aneurysmas, indem ich den Bereich im heilenden weißen Licht badete. Während ich visualisierte, dass das weiße Licht aus meinen Fingern kam, visualisierte ich auch, wie ich über das Gehirn strich. Auf diese beiden mentalen Aktivitäten richtete ich mich während meines ganzen Klinikaufenthalts aus. Am vierten Tag auf der Intensivstation sagte einer der Ärzte nach der Analyse der dritten CT-Aufnahme: »Wenn ich es nicht besser wüsste, dann sieht das so aus, als ob ich die Operation bereits vorgenommen hätte!« Am fünften Tag machte sich die Krankenschwester wegen meines extrem hohen Kaliumspiegels Sorgen. Seither weiß ich, dass Kalium gegen einen Schlaganfall schützt. Je höher der Kaliumspiegel ist, desto größer ist der Schutz gegen einen Schlaganfall. Schließlich wurde ich nach acht Tagen auf der Intensivstation in die häusliche Pflege entlassen. Eine Operation war nicht mehr erforderlich. Sobald ich zu Hause war, nahm ich in den ersten drei Tagen ein- bis zweimal täglich Salzbäder, danach eine Woche lang täglich zwei Salzbäder. Inzwischen sind 13 Monate nach meiner Erkrankung vergangen, ohne dass noch einmal die spezifischen Symptome aufgetreten wären.

CYNTHIA A. BORMAN, HOMEWOOD, ILLINOIS

Während ich einen Holzpflock in den Boden trieb, drang mir ein etwa drei Millimeter langer Splitter in die Hand ein. Mit einer Pinzette wurde er entfernt, und die Wunde wurde nur mit Wasser und Seife behandelt. Sofort begann ich mit der Prana-Heilung, und die Blutung hörte auf. Innerhalb einer halben Stunde waren die Schmerzen und die Schwellung verschwunden. Zwei Tage später hatte sich ein dicker Schorf gebildet, und die Heilung war fast abgeschlossen. Dies ist inzwischen drei Tage her, und die Wunde ist fast verheilt. Und als ich einmal im Freien etwas mit einem Spray lackierte, trieb mir ein Windstoß Farbe ins Gesicht und in die Augen. Die Augen und die Augenlider begannen heftig zu brennen. Ich wusch meine Augen zwar mit Wasser aus, doch am nächsten Tag waren sie geschwollen und taten ziemlich weh. Da begann ich mit der Prana-Heilung. Innerhalb von 10 bis 30 Minuten setzte die Linderung ein. Nach zwei Stunden war die Heilung abgeschlossen. Die Augen waren nicht mehr gerötet. Alle Schmerzen und die Schwellung waren völlig verschwunden. Seit dieser Behandlung habe ich kein Problem mit meinen Augen oder Augenlidern mehr. Ja, auch die chronische Augenreizung wegen meiner verklebten Augenlider hat sich erheblich gebessert!

MAUREEN KELLEHER, ST. LOUIS

Nachdem ich zahlreiche ähnliche Erfolgsgeschichten über Prana-Heilung gehört und erlebt hatte, wie gut das Verfahren bei meinen Patienten funktionierte, wollte ich diese Informationen – und insbesondere die Anwendung der Selbstheilung – mehr Menschen vermitteln. Zufällig hatte Meister Stephen Co selbst gerade über verschiedene Möglichkeiten nachgedacht, wie er die vielen Menschen erreichen könnte, die die Prana-Heilung so gern erlernen würden, aber nicht an einem Seminar teilnehmen konnten. Mit dem Segen und der Zustimmung von Großmeister Choa Kok Sui, dem Schöpfer der Prana-Heilung, begannen wir das Programm zu entwickeln, das in dieses Buch eingegangen ist, welches Sie gerade in Händen halten.

Wir begannen mit den Grundlagen der Prana-Heilung, wie sie in Prana-Heilungsseminaren vermittelt werden, und übertrugen sie speziell auf die Selbstheilung. Wir ergänzten sie um eine Reihe neuer Übungen und Techniken, die bislang noch nicht publi-

ziert wurden oder außerhalb von Großmeister Choas Kursen bekannt geworden sind. Dann erweiterten wir das Material um mehrere kraftvolle, ergänzende energiemedizinische Praktiken aus anderen Disziplinen. Das Ergebnis ist dieses Buch, ein leicht zu befolgendes Programm, das es Ihnen ermöglicht, Ihren persönlichen Vorrat an Lebenskraft oder Prana zu erhöhen und dann zur Selbstheilung anzuwenden, genau wie die Menschen in den zitierten Aussagen es taten.

Diese Aussagen sind bemerkenswert, aber durchaus nicht einzigartig. Diese Menschen besaßen keineswegs irgendeine besondere Heilbegabung oder eine Ausbildung, bevor sie die Prana-Heilung erlernten. Sie waren einfach aufgeschlossen, folgten den Schritt-für-Schritt-Anweisungen, praktizierten sie und wandten sie an, wenn es erforderlich war.

Damit auch Sie mit der Selbstheilung Erfolg haben, müssen Sie sich nur an die gleiche Routine halten: Seien Sie aufgeschlossen, führen Sie die in diesem Buch beschriebene Routine und die Übungen durch, und üben Sie regelmäßig, sodass Sie in der Lage sind, sie anzuwenden, wenn es erforderlich ist.
Wenn Sie sich an diese Routine halten, werden Sie feststellen, was tausende von Menschen, die die Prana-Heilung erlernten, entdeckt haben: Ihre Hände können Sie heilen.

ERIC B. ROBINS

Anmerkung zur Nomenklatur und zu den Verweisen

Die Begriffe »Großmeister« und »Meister« sind allgemein akzeptierte Begriffe in der traditionellen orientalischen Kultur und werden in vielen Praktiken oder Systemen verwendet, die aus dem Osten stammen (zum Beispiel Yoga, Kampfsportarten usw.). Sie bezeichnen jemanden, der ein außergewöhnlich hohes Ausbildungs- und Leistungsniveau erreicht hat. Es sind weltliche Titel, und sie haben in diesem Buch keinerlei religiöse, politische oder sonstige Nebenbedeutung außerhalb des Kontexts der Prana-Heilung und der Lehren von Großmeister Choa.

Auf alle Illustrationen, Übungen, Tabellen und Fotografien verweisen die Kapitelzahl, ein Punkt und dann entweder eine Zahl, ein Buchstabe oder eine römische Ziffer.

Auf Illustrationen oder Abbildungen verweisen Zahlen. Beispiele: Abbildung 4.2, Abbildung 7.1.

Auf Übungen verweisen Großbuchstaben. Beispiele: Übung 4.A, Übung 12.A.

Auf Tabellen verweisen römische Ziffern. Beispiele: Tab. 1.I, Tab. 3.II.

Auf Fotografien verweisen Kleinbuchstaben. Beispiele: Foto 4.c, Foto 12.d.

Erster Teil

WIE IHR KÖRPER UND IHR GEIST FUNKTIONIEREN

1
Sie sind für eine Heilung verdrahtet – Ihre energetische Anatomie

»Während einer seiner Heilungssitzungen befasste sich Großmeister Choa Kok Sui mit einem Menschen, der ein starker Trinker war, der aber vor der Heilung nichts davon gesagt hatte. Großmeister Choa fand ein erhebliches Ungleichgewicht im Energiekörper dieses Mannes – insbesondere in seiner Leber – und erklärte ihm, er solle so bald wie möglich einen Arzt aufsuchen. Der Mann ging zum Arzt und ließ einen Bluttest machen, aber die Ergebnisse deuteten darauf hin, dass seine Leber in Ordnung war. Er wurde nicht medizinisch behandelt. Doch mehrere Monate später traten starke Schmerzen in seiner Leber auf. Nun zeigten Tests an, dass er eine Hepatitis hatte. Wir erzählen diese Geschichte unseren Schülern, um damit zu demonstrieren, dass wir eine energetische Anatomie haben, genauso wie wir eine physische Anatomie haben. Daran wird deutlich, dass sich Krankheiten in unserem Energiekörper (auch energetische Anatomie genannt) manifestieren, bevor sie im physischen Körper auftreten.«

MEISTER STEPHEN CO

Ihr Körper heilt sich stets selbst.

Sie können Antibiotika einnehmen, um Infektionen zu bekämpfen, Aspirin schlucken, um Schmerzen zu lindern, sich ein gebrochenes Handgelenk eingipsen oder gar Ihren Blinddarm von einem Chirurgen entfernen lassen, aber Medikamente und medizinische Verfahren an sich »heilen« Sie nicht. Sie reduzieren eine Entzündung, bekämpfen

Bakterien oder ermöglichen, wie im Falle eines Gipses oder einer Operation, die eigentliche Heilung. Aber Ihr Körper heilt sich selbst. Und er tut dies hervorragend. Aufgrund irgendeines Prozesses, den wir nicht ganz verstehen, besitzt Ihr Körper die erstaunliche, angeborene Fähigkeit, sich selbst zu reparieren.

Die Wissenschaft der Medizin kann die neurologischen und biochemischen Reaktionen erklären, die an der Heilung eines Schnittes in den Finger beteiligt sind: Die Nerven leiten die Schmerzbotschaft an Ihr Gehirn weiter, um auf ein Problem zu verweisen; weiße Blutkörperchen eilen zu dem betreffenden Bereich, um Schmutz oder Keime zu bekämpfen; Plättchen lassen das Blut gerinnen und beginnen einen Schorf zu bilden; und die Hautzellen wachsen unter dem Schorf nach. Aber die Medizin weiß nicht, woher der Körper weiß, wie er das machen soll, und sie weiß auch nicht, welche Kraft diesen Heilungsprozess in Gang setzt.

Wir wissen intuitiv, dass es hinter dieser Fähigkeit zur Selbstheilung ein Bewusstsein geben muss, das weiß, wie es zu funktionieren hat, und zwar genau so, wie unser Körper weiß, wie er atmen muss, ohne dass wir unserer Lunge befehlen müssen, ein- und auszuatmen. Wir besitzen einen Energiespeicher, den unser Körper zur Heilung benutzt. Andernfalls wären weiße Blutkörperchen nicht in der Lage, sich zu vermehren und die Infektion und Entzündung von der Stelle eines Schnitts zu entfernen. Hautzellen wären nicht im Stande, zu reparieren und neues Gewebe zu erzeugen. Das traditionelle medizinische Denken behauptet, dass sowohl dieser Heilungsprozess wie die dabei verwendete Energie unserer willentlichen Kontrolle entzogen sind. Aber wenn Sie nun diesen angeblich unbewussten Selbstheilungsprozess bewusst kontrollieren könnten? Wenn Sie lernen könnten, die höchst lebendige Komponente in diesem Prozess zu nutzen, die heilende Energie, die Ihr Körper dazu benutzt, sich selbst zu reparieren? Wenn Sie lernen könnten, diese heilende Energie zu verstärken und zu steuern, um Ihr allgemeines Wohlbefinden zu verbessern und spezifische Gesundheitsprobleme zu beheben?

Dieses Buch wird Ihnen diese Fähigkeit vermitteln.

Nutzen Sie Ihre heilende Energie

Durch eine Reihe leicht zu erlernender, Schritt für Schritt zu vollziehender Übungen werden Sie lernen, wie Sie die heilende Energie Ihres Körpers nutzen können, die Kraft, die die Chinesen Chi, die Polynesier Mana und die Inder Prana nennen. Sie werden ein ganzes System der Selbstheilung kennen lernen, das auf den Prinzipien einer der umfassendsten, effektivsten Formen der Energiemedizin basiert – der so genannten Prana-Heilung.

Energiemedizin

Die Energiemedizin ist eine allgemeine Kategorie alternativer Heilmethoden, die die universale Lebenskraft als ihr primäres Heilmittel nutzen. Ein Teil der Energiemedizin wird zwar als Alternative zur allopathischen oder westlichen Medizin eingesetzt, doch die meisten Methoden werden inzwischen als Ergänzung zur Pflege durch Ärzte und zu anderen traditionellen Behandlungsformen angewendet. Wir empfehlen ausdrücklich, dass Sie die Prana-Heilung nur als Ergänzung zur Behandlung durch Ihren Arzt anwenden.

In der Energiemedizin beruht Gesundheit darauf, dass die richtige Menge dieser Lebensenergie glatt durch den Körper fließt, während Gesundheitsprobleme oder Beschwerden auf einem Mangel oder einer Blockade dieser Energie basieren. Die Energiemedizin bedient sich normalerweise irgendeiner Methode, die Menge der Lebenskraft im Körper zu erhöhen oder anzuregen, um eine Heilung zu erleichtern. Einige Systeme empfehlen, die Energie aus einer Quelle außerhalb des Körpers zu beziehen; andere lehren die Praktizierenden, ihre eigene Lebenskraft aufzubauen und dann für die Heilung zu verwenden. Einige beziehen die Selbstheilung mit ein, andere nicht. Akupunktur, Qi Gong, Reiki, Therapeutisches Berühren und Prana-Heilung sind einige Bereiche der Energiemedizin.

Die Akupunktur ist heute wahrscheinlich das bekannteste Energiemedizinsystem. Bei der Akupunktur werden feine Nadeln an bestimmten Punkten entlang von Energiekanälen, den so genannten Meridianen (siehe weiter unten), in den Körper eines Patienten eingeführt. Diese Nadeln lösen Blockaden des Flusses der Lebenskraft, des Chi, auf, bringen damit die Energie des Körpers ins Gleichgewicht und erleichtern die Heilung. Zuweilen dreht der Akupunkteur sacht an den Nadeln oder schickt durch sie sogar einen schwachen elektrischen Strom, um den Heilungsprozess zu beschleunigen.

Qi Gong (wörtlich etwa »Bearbeiten der Energie«) geht auf die gleiche östliche Philosophie zurück wie Akupunktur, traditionelle chinesische Medizin und chinesische Kampfsportarten wie Tai-Chi. Es besteht aus einer Vielfalt von Lebenskraft erzeugenden Übungen und Praktiken, die Jahrtausende alt sind. Es gibt alle möglichen Arten von Qi Gong, aber im Allgemeinen absolvieren Qi-Gong-Praktiker eine vorgeschriebene Reihe von Atemroutinen und physischen Übungen im Laufe von mehreren Jahren, damit sie in der Lage sind, das Chi in ihrem Körper aufzubauen. Dann projizieren sie diese Energie in den Körper des Patienten, um die Heilung herbeizuführen. Sie werden eine andere, effektivere Art der Energieerzeugung erlernen, die es nur bei der Prana-Heilung gibt.

Reiki ist ein japanisches System der Energiekanalisierung, das auf die esoterischen Praktiken tibetischer Mönche zurückgehen soll. Reiki-Praktizierende müssen auf die universale heilende Energie durch einen Reiki-Meister »eingestimmt« werden, wonach sie in der Lage sind, diese Lebenskraft einzuziehen und durch sich in den Körper eines Menschen fließen zu lassen, der Heilung benötigt. Es gibt drei Ebenen der Reiki-Ausbildung: erster Grad, zweiter Grad und dritter Grad oder Reiki-Meister.

Das Therapeutische Berühren ist eine Methode der Energieheilung, die Techniken aus der traditionellen chinesischen Medizin, dem Ayurveda und dem Auflegen von Händen umfasst. Sie wurde in den Siebzigerjahren des vorigen Jahrhunderts von der Krankenschwester Delores Krieger an der New York University School of Nursing und von Dora Kunz, einer Heilerin und Autorin, entwickelt und ist dem Reiki des ersten Grades vergleichbar. Ein Praktizierender des Therapeutischen Berührens berührt den Patienten eigentlich gar nicht, sondern führt seine Hände leicht über seinen Körper hinweg, um Energieblockaden aufzuspüren und zu »glätten«, wie dies in der Terminologie des Therapeutischen Berührens genannt wird. Der Praktizierende leitet dann Energie in den Patienten, um die Heilung zu unterstützen.

Prana-Heilung

Die Prana-Heilung wurde vom chinesisch-philippinischen spirituellen Lehrer und Energiemeister Großmeister Choa Kok Sui erschaffen. Er erforschte jahrelang die Grundlehren esoterischer Systeme wie Yoga, Qi Gong, Kabbala (eine uralte jüdische mystisch-spirituelle Tradition) und vieler anderer, um daraus ein einfaches, praktisches, effektives, »optimales« Energieheilungssystem zu entwickeln, das jeder Mensch erlernen und anwenden kann.

Schon als Teenager war Großmeister Choa ein versierter Schüler von Yoga und verschiedenen Meditationslehren und spirituellen Schulen. Mit Mitte zwanzig setzte er das intensive Studium höherer esoterischer Praktiken fort, wobei er sich besonders auf die Anwendung der Lebenskraft zur Heilung konzentrierte. Seine Schlussfolgerung: Heilung besteht im Grunde aus Reinigen und Energetisieren – die Aura muss von schmutziger oder blockierter Lebenskraft gereinigt und wieder mit frischer Energie versorgt werden. Großmeister Choa, der sich damals auch als Geschäftsmann und Ingenieur niedergelassen hatte, wandte sodann bei seinen Forschungen eine streng wissenschaftliche Methode an. Er errichtete eine Reihe von Heilkliniken auf den Philippinen, um die Wirksamkeit des Handauflegens, des Qi Gong und anderer Energieheilungssysteme zu testen. Jeder Patient wurde einer besonderen Art von energetischer Behandlung unterzogen, und dann wurden die Ergebnisse – oder das Ausbleiben von Ergebnissen – dieser besonderen Behandlung beim jeweiligen Leiden vermerkt. Großmeister Choa ließ die Patienten auch vor und nach der Behandlung von überaus erfahrenen Heilern mit ausgeprägter Sensibilität – Menschen, die die Fähigkeit besaßen, die Lebenskraft im Körper zu erkennen – beobachten, sodass er die exakte energetische Wirkung jedes Systems bis ins Detail ermitteln konnte. Diese Experimente wurden zudem von Krankenschwestern und anderem medizinisch geschulten Personal überwacht.

Diese Heilkliniken existierten jahrelang, wobei Großmeister Choa ständig die Methoden des Reinigens von verschmutzten Auren und der Erhöhung des Vorrats an heilender Energie überprüfte und verbesserte. Schließlich veröffentlichte Großmeister Choa 1987 sein erstes Buch und hielt sein erstes Seminar auf den Philippinen ab. Er führte die Prana-Heilung ein, das »allerbeste« System, das aus ganz speziellen Anweisungen und Abfolgen des Reinigens und Energetisierens bestimmter Körperteile besteht, um damit eine rasche Heilung zu erzielen. Das System gelangte 1990 in die USA und wird inzwischen weltweit praktiziert.

Die Prana-Heilung im Vergleich zu anderen Arten von Energiemedizin

Die Prana-Heilung ist eine umfassendere und behandlungsspezifischere Form von Energiemedizin als die beiden anderen gegenwärtigen Systeme, Reiki und Therapeutische Berührung. Zudem ist sie leichter zu erlernen und anzuwenden als die alten, formellen chinesischen Systeme Akupunktur und Qi Gong. Die Prana-Heilung enthält Lehren, wie sie nur selten in anderen Systemen der Energiemedizin anzutreffen sind, etwa die detaillierte Anwendung farbiger Pranas und die Praxis der Energiehygiene.

Wie Reiki und Therapeutisches Berühren lehrt die Prana-Heilung die Praktizierenden, Störungen in der Aura aufzuspüren. Aber die bei der Prana-Heilung angewandte Version dieser taktilen Technik, das so genannte Scanning, ist eindeutiger und präziser. So lehrt die Prana-Heilung beispielsweise mehrere einfache Übungen, die den Schülern dabei helfen, die Chakras oder Kraftzentren in ihren Handflächen zu öffnen und zu sensibilisieren. Dies ermöglicht es den Prana-Heilern, sowohl die Kongestion oder den Stau, eine energetische Blockade, wie den Mangel, ein energetisches Defizit, festzustellen, wenn sie ihre Hände über den Körper eines Patienten bewegen. Außerdem umfasst die Prana-Heilung zwei weitere praktische Techniken: das Sweeping, das manuelle Reinigen und Entfernen von Blockaden oder schmutziger Energie, und das Energetisieren, das Auffüllen der Bereiche mit einem Pranamangel. Beim Reiki gibt es keine vergleichbare Sweeping-Technik, während das Glätten beim Therapeutischen Berühren zwar dem Sweeping ähnelt, aber nicht so effizient ist. Das Glätten ähnelt dem allgemeinen oder verbreitenden Sweeping bei der Prana-Heilung, bei dem Energie mit Hilfe der Hände sanft von einem Bereich zu einem anderen verlagert wird. Aber das Sweeping bei der Prana-Heilung sorgt für eine konzentriertere, vollständige Beseitigung eines Energiestaus, und zwar in erster Linie deshalb, weil Prana-Heiler mehrere Arten von

Handbewegungen beim Sweeping anwenden können, je nach dem Ort und der »Hartnäckigkeit« der energetischen Blockade.

Das Energetisieren ist bei der Prana-Heilung viel ausgiebiger als beim Reiki oder beim Therapeutischen Berühren – und dennoch ist es leicht zu erlernen. Bei den heute üblichen Reiki-Anwendungen wie beim Therapeutischen Berühren kanalisiert der Praktizierende Energie in den Körper des Patienten, und es gibt einen gewissen rudimentären gezielten Einsatz der Energie auf Bereiche, wo der Patient Beschwerden hat oder wo der Praktizierende eine energetische Störung spürt. Bei der Prana-Heilung hingegen gibt es für jedes spezielle Gesundheitsproblem eine spezifische Abfolge des Reinigens und Energetisierens bestimmter Körperteile und Chakras, sodass das Prana für eine maximale Heilwirkung angewandt wird.

Zwar beruht die Prana-Heilung auf einigen Lehren, die sowohl der Akupunktur wie dem Qi Gong zu Grunde liegen, doch sie ist leichter zu erlernen und anzuwenden. Wie die Akupunktur arbeitet die Prana-Heilung mit den Meridianen, aber im Unterschied zur Akupunktur konzentriert sich die Prana-Heilung nur auf die größten Meridiane, an denen die Hauptchakras liegen. Hunderte anderer, kleinerer Meridiane ziehen sich kreuz und quer durch den Körper, aber indem die Prana-Heiler konzentrierte Energie auf die großen Meridiane, die die anderen speisen, einwirken lassen, können sie wirkungsvollere Ergebnisse in viel kürzerer Zeit erzielen. Und natürlich müssen Prana-Heiler nicht wie Akupunkteure jahrelang die Lage und den Verlauf dieser kleineren Meridiane studieren und lernen, welche Organe und Körperteile sie energetisieren.

Es gibt zahlreiche Qi-Gong-Schulen und damit vielerlei Qi-Gong-Heilungstechniken. Qi-Gong-Routinen oder »Sets« von Körper- und Atemübungen wurden vor Jahrhunderten von chinesischen Mönchen entwickelt, die damit ihre spirituelle Entwicklung und das Training in den Kampfsportarten ergänzen und auch die physische Heilung erleichtern wollten. Am deutlichsten unterscheiden sich Qi Gong und Prana-Heilung in ihrer jeweiligen Philosophie der Energieerzeugung und in der Zeit, die man benötigt, um die Praxis zu beherrschen. Qi Gong beruht auf der internen Erzeugung von Energie, das heißt, die Schüler erlernen Techniken, mit deren Hilfe sie Energie in ihrem Körper aufbauen und speichern. Dann nutzen sie diesen Energieüberschuss für Meditation, spirituelle Entwicklung, Kämpfen und Heilen. Die Prana-Heilung dagegen basiert auf einem System der externen Energieerzeugung. Den Schülern werden wirkungsvolle Techniken beigebracht, die es ihnen ermöglichen, Energie von außerhalb in den Körper hineinzuziehen und dann zur Heilung auf Bereiche von Energiemangel zu projizieren. Damit brauchen Prana-Heiler keine Sorge zu haben, dass sich ihre Energiebatterie »erschöpft«. Prana-Heiler müssen auch nicht jahrelang komplexe physische Übungen und Atemtechniken erlernen und praktizieren, um das interne Energieniveau aufzubauen, das für eine effektive Heilung benötigt wird.

Schließlich fehlen fast allen anderen energiemedizinischen Systemen zwei Grundelemente der Prana-Heilung: die methodische Anwendung farbiger Pranas, die den Heilungsprozess konzentrieren und beschleunigen, und die Energiehygiene, das heißt Regeln und Praktiken, mit deren Hilfe der Praktizierende eine energetische Verschmutzung vermeidet und dafür sorgt, dass sein persönlicher Energietank stets rein und gefüllt bleibt.

Ihre energetische Anatomie

Nach der Lehre der Prana-Heilung beruhen Krankheiten und gesundheitliche Probleme auf Störungen des Prana-Flusses. Diese Energie fließt durch ein Netz von Kraftzentren, Gängen und Energiefeldern, das den physischen Körper durchdringt und energetische Anatomie genannt wird. Ihre energetische Anatomie, auch Ihr Energiekörper oder einfach Ihre Aura genannt, ist eine dreidimensionale Prana-Wolke, die im Innern Ihres physischen Körpers beginnt, in alle Richtungen nach außen ausstrahlt und Ihren Körper umhüllt. Die energetische Anatomie hat fünf Grundkomponenten:

1. Die Chakras, die Kraftzentren oder Transformatoren des Körpers, die Prana aufnehmen und verteilen.

2. Die Meridiane, die Energiekanäle des Körpers, die Prana zu und aus den Chakras sowie den benachbarten Organen und Körperteilen übertragen.

3. Die innere Aura, eine innere Prana-Hülle, die im Innern des Körpers beginnt und sich bei einem gesunden Erwachsenen etwa zehn bis fünfzehn Zentimeter außerhalb des Körpers erstreckt.

4. Die äußere Aura, eine äußere Prana-Hülle, die ebenfalls im Innern des Körpers beginnt und sich bei einem gesunden Erwachsenen rund

einen Meter über die innere Aura hinaus erstreckt. Die äußere Aura enthält die Energie des Körpers.

5. Die Gesundheitsaura, eine Ansammlung von etwa 60 bis 70 Zentimeter langen Strahlen, die von den Poren des Körpers ausgehen. Bei einem gesunden Menschen sind diese Gesundheitsstrahlen gerade und klar definiert, während sie bei einem Kranken schlaff herabhängen und teilweise ineinander verschlungen sind.

Diese drei Auren liegen konzentrisch ineinander, etwa wie die Schalen einer Zwiebel (Abbildung 1.1).

Ihre energetische Anatomie hat vier Hauptfunktionen:

1. Prana im physischen Körper zu absorbieren, zu verteilen und ihn damit zu energetisieren;
2. dem physischen Körper als Form oder Schablone zu dienen;
3. die richtige Regulierung des Pranas im physischen Körper durch die Chakras zu steuern;
4. primär durch die Gesundheitsstrahlen und -aura dem physischen Körper als Schutzschild gegen energetische Verschmutzung zu dienen.

Sehen wir uns die Komponenten der energetischen Aura nun genauer an.

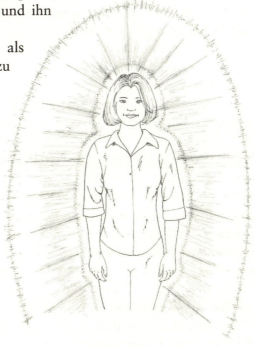

Abbildung 1.1

Chakras

Ihre energetische Anatomie besitzt drei Arten von Chakras: Hauptchakras, die einen Durchmesser von acht bis zehn Zentimetern haben, Nebenchakras, die einen Durchmesser von zweieinhalb bis fünf Zentimetern haben, und Minichakras mit einem Durchmesser von weniger als zweieinhalb Zentimetern. (Achtung: Alle Maße beziehen sich auf einen gesunden Erwachsenen.)

Es gibt 11 Hauptchakras, und drei davon – das Herzchakra, das Solarplexuschakra und das Milzchakra – haben einen vorderen und einen rückwärtigen Aspekt. Zusammen mit dem vorderen und rückwärtigen Herzchakra, dem vorderen und rückwärtigen Solarplexuschakra und dem vorderen und rückwärtigen Milzchakra arbeiten Sie also mit insgesamt 14 von diesen Hauptkraftzentren. (Sehen Sie sich dazu auch Abbildung 1.2a, Abbildung 1.2b und Tab. 1.I an.) Die Hauptchakras sind, vom Kopf über die Vorderseite des Körpers durch die Beine nach unten und wieder am Rücken hoch: das Kronen- oder Scheitelchakra, das Stirnchakra, das Ajnachakra (zwischen den Brauen), das Halschakra, das vordere Herzchakra, das vordere Solarplexuschakra, das vordere Milzchakra, das Nabelchakra, das Sexualchakra, das Grund- oder Wurzelchakra, das Meng-Mein-Chakra (oder Nierenchakra), das rückwärtige Milzchakra, das rückwärtige Solarplexuschakra und das rückwärtige Herzchakra.

Die Neben- und Minichakras sind über den ganzen Körper verteilt und sitzen im Kiefer, in den Händen, Füßen, Armen und Beinen. Aber da sich die wichtigsten Gesundheitsprobleme über die Hauptchakras allein behandeln lassen, befasst sich dieses Buch nicht ausführlich mit den Neben- und Minichakras (allerdings wird im 13. Kapitel bei mehreren Heilmethoden kurz auf sie Bezug genommen). Hier eine kurze Beschreibung der einzelnen Hauptchakras:

Das Kronenchakra sitzt oben auf dem Schädel und energetisiert und steuert das Gehirn und die Zirbeldrüse. Es ist außerdem einer der wichtigsten Zugangspunkte für das Prana in den Körper, weil das über das Kronenchakra eindringende Prana den ganzen Körper energetisiert.

Das Stirnchakra sitzt in der Mitte der Stirn und energetisiert und steuert das Nervensystem.

Das Ajnachakra sitzt zwischen den Augenbrauen und energetisiert und steuert die Hypophyse und das endokrine System. Von Bedeutung ist das Ajnachakra auch als Sitz unserer Willenskraft und der Prozesse des bewussten Denkens.

Das Halschakra sitzt am Adamsapfel und steuert Hals, Luftröhre, Kehlkopf, Speiseröhre, Schilddrüse und lymphatisches System. Das Halschakra ist auch mit dem Sexualchakra verbunden, da es das obere Kreativitätszentrum ist, während das Sexualchakra das untere Kreativitätszentrum ist.

Tabelle 1.I: Die elf Hauptchakras

Chakra	Sitz	Funktionen, entsprechende Organe	Krankheiten
1. Krone	Scheitel des Kopfes	Gehirn und Zirbeldrüse	physische wie psychische Krankheiten in Verbindung mit Gehirn und Zirbeldrüse
2. Stirn	Stirnmitte am Haaransatz	Nervensystem und Zirbeldrüse	Gedächtnisverlust, Lähmung, Epilepsie
3. Ajna	zwischen den Augenbrauen	Hypophyse und endokrine Drüsen; steuert die anderen Hauptchakras	Krebs, Allergie, Asthma und Krankheiten in Verbindung mit den endokrinen Drüsen
4. Hals	Kehlkopf	Hals, Kehlkopf und Schilddrüse	alle Erkrankungen des Halsbereichs, z. B. Kropf oder auch Asthma
5. Herz a) vorderes Herz	Brustmitte am Brustbein	Herz, Thymusdrüse und Kreislauf	Herz- und Kreislaufbeschwerden
b) rückwärtiges Herz	an der Wirbelsäule gegenüber dem vorderen Herzchakra	Lunge und, in geringerem Maße, Herz	Lungenprobleme
6. Solarplexus		Dient als Energiezentrale und steuert die Erwärmung und Abkühlung des Körpers	
a) vorderer Solarplexus	Im Bereich des Solarplexus, der Höhlung unter dem Brustbein	Bauchspeicheldrüse, Leber, Dünn- und Dickdarm, Blinddarm, Magen	(vorderer und rückwärtiger Solarplexus:) hohe Cholesterinwerte, Diabetes, Magengeschwüre, Hepatitis, Rheuma, Herzbeschwerden und andere Krankheiten in Verbindung mit diesen Organen
b) rückwärtiger Solarplexus	an der Wirbelsäule gegenüber dem vorderen Solarplexuschakra		

Chakra	Sitz	Funktionen, entsprechende Organe	Krankheiten
7. Milz a) vordere Milz	linker Teil des Unterleibs zwischen vorderem Solarplexuschakra und Nabel; an der linken unteren Rippe	Milz Haupteintrittspunkt für Luftprana; energetisiert andere Hauptchakras und den gesamten Körper	(vordere und rückwärtige Milz:) geringe Vitalität, schwacher Körper und Blutbeschwerden; Störungen des Autoimmunsystems
b) rückwärtige Milz	am Rücken direkt gegenüber dem vorderen Milzchakra	wie vordere Milz	
8. Nabel	Nabel	Dünn- und Dickdarm	Verstopfung, Gebärschwierigkeiten, Blinddarmentzündung, geringe Vitalität und andere Krankheiten in Verbindung zum Darmtrakt
9. Meng-Mein	Rückseite des Nabels	Nieren, Adrenalindrüsen; energetisiert andere innere Organe; Blutdruck	Nierenprobleme, geringe Vitalität, hoher Blutdruck und Rückenprobleme
10. Sexualchakra	hinter dem Schambein	Geschlechtsorgane, Blase und Beine; unteres oder physisches Kreativitätszentrum	Sexualitäts- und Blasenprobleme
11. Wurzelchakra	Basis der Wirbelsäule	Adrenalindrüsen und Geschlechtsorgane; energetisiet den physischen Körper – Knochen, Muskeln, Blut und innere Organe; beeinflusst allgemeine Vitalität, Körperwärme und das Wachstum von Säuglingen und Kindern; Zentrum des Überlebenstriebs	Krebs, Leukämie, geringe Vitalität, Allergie, Asthma, Sexualbeschwerden, Rückenprobleme, Blutkrankheiten, Wachstumsprobleme

Das Herzchakra befindet sich in der Brustmitte und hat zwei Aspekte: das vordere und das rückwärtige Herzchakra. Das vordere Herzchakra sitzt direkt hinter dem Brustbein. Das rückwärtige Herzchakra sitzt an der Wirbelsäule, zwischen den Schulterblättern und direkt gegenüber dem vorderen Herzchakra. Das Herzchakra steuert Herz, Lunge und Thymusdrüse.

Auch das Solarplexuschakra hat einen vorderen und einen rückwärtigen Aspekt. Das vordere Solarplexuschakra sitzt in dem weichen Bereich genau unter dem Brustbein und steuert Magen, Bauchspeicheldrüse, Darm und Zwerchfell. Das rückwärtige Solarplexuschakra sitzt an der Wirbelsäule direkt gegenüber dem vorderen Solarplexuschakra. Die Solarplexuschakras sind Sitz all unserer Emotionen. Das vordere Solarplexuschakra steuert die Emotionen, denen wir Ausdruck verleihen – zum Beispiel den Zorn, den Sie herauslassen. Das rückwärtige Solarplexuschakra steuert unsere unterdrückten Emotionen – zum Beispiel Ängste, die Sie nicht äußern. Wegen seiner Verbundenheit mit den Emotionen und seiner Nähe zum Herzen hat das vordere Solarplexuschakra auch eine energetische und gesundheitsrelevante Verbindung zum Herzchakra und zum physischen Herzen.

Das Milzchakra hat wie das Herz- und das Solarplexuschakra einen vorderen und einen rückwärtigen Aspekt. Das vordere Milzchakra sitzt neben der linken untersten Rippe, der freien Rippe. Das rückwärtige Milzchakra sitzt am Rücken direkt gegenüber dem vorderen Milzchakra. Das Milzchakra ist wichtig, da es Prana hereinzieht, assimiliert und an alle anderen Chakras verteilt.

Das Nabelchakra sitzt am Nabel und ist eines der Hauptkraftzentren des Körpers. Es steuert Dünn- und Dickdarm und beeinflusst den Gebärvorgang. In vielen östlichen Schulen, besonders jenen, die auf taoistische Lehren zurückgehen, wird den Praktizierenden beigebracht, sich während der Meditation auf das Nabelchakra zu konzentrieren, um Energie aufzubauen.

Das Meng-Mein-Chakra, das »Tor des Lebens«, sitzt am Rücken zwischen den Nieren, direkt gegenüber dem Nabelchakra. Es ist ein wichtiges Kraftzentrum, da es als Pumpstation für Energie aus dem Wurzelchakra dient. Es steuert die Nieren, die Adrenalindrüsen und den oberen Harntrakt sowie den Blutdruck.

Das Sexualchakra sitzt hinter dem Schambein – bei Männern hinter der Basis des Penis, bei Frauen hinter dem G-Punkt. Das Sexual-

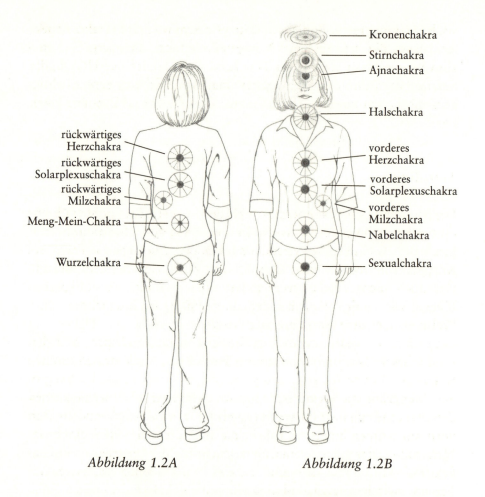

Abbildung 1.2A *Abbildung 1.2B*

chakra steuert die Organe im Beckenbereich: Prostata (bei Männern), Uterus und Eierstöcke (bei Frauen) sowie die Geschlechtsorgane.

Das Wurzelchakra sitzt an der Basis der Wirbelsäule, am Steißbein. Es steuert Knochen, Muskeln, weiches Gewebe und Blutproduktion sowie die Adrenalindrüsen. Außerdem steuert es die allgemeine Vitalität und das Energieniveau des Körpers.

Einige Yoga-Arten sowie manche Energie- oder Meditationsschulen, die sich mit der spirituellen Entwicklung befassen, erwähnen nur sieben Chakras. Dies sind meist: das Wurzel- oder Grundchakra, das Milzchakra, das Nabelchakra, das Herzchakra, das Halschakra, das Brauenchakra und das Kronenchakra. Ein System von sieben Chakras mag für die rein spirituelle Entwicklung effektiv sein, aber für die physische Heilung reicht es nicht aus, da es einige wichtige Chakras außer Acht lässt, die entscheidende Körperteile steuern und energetisieren – zum Beispiel das vordere und das rückwärtige Solarplexuschakra, das Sexualchakra und das Meng-Mein-Chakra. Außerdem berücksichtigt es nicht die vorderen und rückwärtigen Aspekte von Herz- und Milzchakra.

Meridiane

Die Meridiane sind die Energiekanäle des Körpers. Bestimmte indische esoterische Schulen, etwa Ayurveda und Yoga, bezeichnen diese Energiekanäle als Nadis. Die Meridiane transportieren zwar das Prana des Körpers, sind jedoch nicht identisch mit dem Nervensystem und folgen auch nicht den Nervenbahnen oder anderen physiologischen Wegen, wie sie die westliche Medizin kennt – zum Beispiel dem Blutkreislauf oder dem lymphatischen System.

Der Körper besitzt mehrere große und hunderte kleinere Meridiane. In diesem Buch konzentrieren wir uns nur auf die beiden größten Kanäle, und zwar aus zwei Gründen: Erstens steuern diese beiden großen Meridiane die kleineren, und zweitens sitzen entlang diesen beiden Hauptmeridianen unsere Hauptchakras. Ein Hauptmeridian läuft vorn am Körper hinab, vom Scheitel oben auf dem Kopf durch das Herzchakra, das vordere Solarplexuschakra, das Nabelchakra und das Sexualchakra, und endet am Perineum oder Damm (dem weichen Bereich zwischen After und Geschlechtsteilen). In chinesischen Schulen wird dieser Meridian Konzeptions- oder Dienergefäß genannt. Der entsprechende Hauptmeridian am Rücken verläuft vom Perineum nach oben durch das Wurzelchakra, das Meng-Mein-Chakra, das rückwärtige Solarplexuschakra, das rückwärtige Herzchakra bis zum Kronenchakra. In chinesischen Schulen heißt er Lenker- oder Gouverneursgefäß. Wer schon einmal etwas über chinesische oder taoistische Schulen gelesen oder deren Übungen praktiziert hat, ist vielleicht mit diesen beiden Kanälen vertraut, denn zusammen stellen sie den so genannten »mikrokosmischen Orbit« oder »kleinen himmlischen Kreis« dar. Viele taoistische Schulen kennen eine Meditation, die die Praktizierenden unterweist, ihr Prana durch diese beiden großen Meridiane zirkulieren zu lassen.

Auren

Was die drei Auren unseres Körpers – die äußere, die innere und die Gesundheitsaura – betrifft, so befasst sich die Prana-Heilung am meisten mit der inneren Aura. Die innere Aura besteht aus dem Prana, das von den Chakras und den Meridianen ausgestrahlt wird. Daher üben Sie die Techniken der Energiemanipulation des Scanning (Energiestörungen aufspüren), des Sweeping (durch Reinigen einen Energiestau beseitigen) und des Energetisierens (Bereiche mit Pranamangel auffüllen) auf die innere Aura aus. Mit diesen Techniken befassen sich die Kapitel 5 bis 9.

Nun wollen wir uns die Lebenskraft, die unsere energetische Anatomie antreibt, das Prana, einmal genauer ansehen.

Prana

Es gibt drei Hauptquellen des Pranas: die Luft, aus der wir Luft-Prana beziehen, die Erde, die uns Erd-Prana liefert, und die Sonne, von der wir Sonnen-Prana aufnehmen. Allen Lebewesen wohnt die Fähigkeit inne, Prana aufzunehmen und zu nutzen, um sich am Leben zu erhalten. Das tun wir unbewusst. So nehmen wir etwa Sonnen-Prana auf, indem wir uns dem Sonnenlicht aussetzen. Luft-Prana beziehen wir über die Atmung. Und wir absorbieren Erd-Prana durch unsere Füße, wenn wir herumgehen. (Wir nehmen Prana auch aus der Nahrung auf, die wir essen, aber das Essen ist nur eine indirekte Möglichkeit, Prana zu empfangen, das letztlich aus der Luft, der Erde und der Sonne stammt.)

Es lassen sich aber andere, stärkere und bewusste Methoden anwenden, damit wir sowohl eine größere Quantität wie eine höhere Qualität dieser Lebenskraft erhalten. Diese stärkeren Techniken zur Prana-Erzeugung sind der Schlüssel für die effektive Selbstheilung. Mit der Energieerzeugung befassen sich ausführlich die Kapitel 8 und 12, aber die Tabelle 1.II vermittelt Ihnen schon einmal einen Überblick über einige dieser Techniken.

Jedes Prana ist zwar Energie, aber es gibt doch Unterschiede in der Qualität des Pranas, je nachdem, aus welcher Quelle es kommt. Sonnen-Prana beispielsweise ist feiner als Erd-Prana – es hat eine höhere Frequenz und besteht aus kleineren, feineren Teilchen. Während sich jedes Prana zur physischen Heilung verwenden lässt, hängt seine Eignung für bestimmte Zwecke von seinem Feinheitsgrad ab. Höherfrequentes Prana zum Beispiel dient der spirituellen Entwicklung und der Heilung empfindlicher Bereiche, während niederfrequentes Prana zur Erhöhung der physischen Kraft und zur Heilung von nicht so empfindlichen Bereichen verwendet wird.

Prana ist ausgesprochen stark und elastisch, doch es ist auch sehr empfindlich. Prana lässt sich zur Linderung schwerer Gesundheitsprobleme nutzen. Es kann sogar über große Entfernungen hinweg projiziert werden, ohne dass es seine Stärke und Wirksamkeit verliert. Aber Ihr Prana kann auch durch viele Faktoren vermindert oder geschwächt werden, etwa durch Ihre Überzeugungen, Emotionen, Ein-

Tabelle 1.II: Techniken der Prana-Erzeugung

	Niederes Level	Mittleres Level	Hohes Level
	Unbewusste Technik; absorbiert minimales oder lebensnotwendiges Prana	Bewusstere Technik; absorbiert mehr Prana	Konzentrierte, gezielte bewusste Technik; absorbiert größere Mengen Prana
Sonnen-Prana	Sich in die Sonne stellen	Klares, sauberes Wasser trinken, das 24 Stunden in der Sonne stand	Das Kronenchakra durch die Meditation über die zwei Herzen (siehe 11. Kap.) öffnen, um enorme Mengen von Sonnenprana einzuziehen
Luft-Prana	Saubere Luft einatmen	Prana-Atmung	Wasserpumpentechnik: Prana durch verschiedene Quellenchakras mit Hilfe der Pranaatmung im richtigen Rhythmus und bei richtigem Halten einziehen; durch die Hand projizieren; tibetische Yoga-Übungen und Mentalphysische Übungen
Erd-Prana	Herumgehen	Barfuß auf sauberem Boden herumgehen	Rooting-Praktiken: über Chakras an Fußsohlen Erdprana aufnehmen; tibetische Yogaübungen

Was angehende Ärzte auf der Universität über Energie lernen

In den vier Jahren meines Medizinstudiums besuchte ich im zweiten Jahr einen etwa einwöchigen Kurs in Biochemie, der sich mit der Energie des Körpers befasste. Dabei konzentrierten wir uns vor allem auf den so genannten Krebszyklus, einen molekularen Prozess, bei dem die Zellen Energie aus Nahrung produzieren und absorbieren.

Uns Ärzten wird beigebracht, dass wir, wenn ein Patient über Müdigkeit oder geringe Energie klagt, Tests absolvieren sollten, um Krankheiten wie Schilddrüsenunterfunktion, Diabetes, Anämie und Ähnliches auszuschließen. Falls die Tests einen negativen Befund liefern und sich der Patient weiter beklagt, dann gibt es zwei Standarddiagnosen: Depression oder Stress.

Die Diagnose einer depressions- oder stressbedingten Müdigkeit kann natürlich in manchen Fällen stimmen. Und wir Ärzte sollten immer die vollständigste Testreihe durchführen, um ernste Probleme auszuschließen. Dennoch lässt der traditionelle westliche Lehrplan im Fach Medizin nicht zu, dass die Depression oder der Stress auf eine tiefere energetische Ursache hin geprüft wird und dass es dafür eine entsprechende Heilung geben könne.

Die Begriffe komplementäre und Energiemedizin sind zwar inzwischen an einigen medizinischen Fakultäten und Schwesternschulen eingeführt worden, aber die Lehrpläne befassen sich noch immer viel zu wenig mit der Gesamtenergie des Körpers und praktisch überhaupt nicht mit einer Heilenergie, die wahrzunehmen, zu verstärken und zu steuern wir erlernen können, um unsere Gesundheit und die unserer Patienten zu verbessern.

Eric B. Robins

stellungen, Behinderungen und traumatischen Erinnerungen, durch das, was Sie essen, die Menschen, mit denen Sie Umgang haben, den Ort, an dem, und die Art und Weise, wie Sie arbeiten und leben, das, was Sie sagen und denken, sowie durch die Art und Weise, wie Sie auf den allgemeinen Stress in Ihrem Leben reagieren.

Im Allgemeinen ist Ihr Gesundheitszustand an Ihren Vorrat an Prana gebunden. Ist Ihr Prana rein und reichlich vorhanden, sind Sie körperlich und geistig gesund. Wenn Ihr Prana hingegen schwach oder schmutzig ist, haben Sie normalerweise irgendein Gesundheitsproblem.

Wir wollen nun ein Experiment durchführen, mit dessen Hilfe Sie Ihr Prana spüren können.

ÜBUNG 1.A: *Nehmen Sie Ihre persönliche energetische Anatomie wahr – Handsensibilisierungs-Übung 1*

Die einfachste und schnellste Möglichkeit, das Prana und Ihre energetische Anatomie zu verstehen und festzustellen, wie einfach sich mit beidem arbeiten lässt, besteht darin, dass Sie lernen, Ihre persönliche Energie zu spüren. Bei dieser Übung werden Sie Ihre Handchakras in der Mitte der Handflächen (Abbildung 1.3) sensibilisieren, um die Energie zwischen ihnen zu spüren. Sie können sitzen oder stehen, während Sie diese Übung ausführen.

1. Drücken Sie Ihre Zunge gegen Ihre Mundhöhle gleich hinter dem harten Gaumen (dem harten Grat hinter Ihrer oberen Zahnreihe). Halten Sie sie dort während der gesamten Übung. Dies verbindet die beiden Hauptenergiekanäle, die an der Vorder- und Rückseite Ihres Körpers verlaufen und an denen Ihre Hauptchakras sitzen. Es erhöht auch Ihre Sensibilität für Energie.
2. Holen Sie viermal langsam und tief Atem, wobei Sie Ihre Lunge füllen und wieder leeren. Atmen Sie durch die Nase ein und aus. Dadurch klärt und beruhigt sich der Geist, und der Körper entspannt sich.
3. Handgelenke drehen: Strecken Sie die Arme vor sich in Schulterhöhe aus. Drehen Sie die Hände an den Handgelenken 10-mal in beide Richtungen; beschreiben Sie mit den Händen kleine Kreise aus dem Handgelenk heraus, und zwar 10-mal im Uhrzeigersinn und 10-mal gegen den Uhrzeigersinn.

4. Handöffner: Öffnen und schließen Sie die Hände energisch 10-mal.
5. Ellbogen, Finger schütteln: Lassen Sie zunächst Ihre Arme an den Seiten baumeln. Bringen Sie nun die Fäuste zu den Schultern hoch, als ob Sie eine Hantel mit den Händen stemmen würden. Die Handrücken sollten von Ihnen weg zeigen. Lassen Sie die Arme aus dieser Position nach unten sausen, und öffnen Sie rasch die Finger, wenn Sie unten angelangt sind, als ob Sie die imaginäre Hantel fallen ließen. Wiederholen Sie das Ganze rasch 10-mal. Achten Sie darauf, dass Sie Ihre Ellbogen nicht überdehnen (sie über ihren natürlichen Bewegungsspielraum hinaus beugen) und die Gelenke nicht durchschütteln. Diese Bewegung sollte nicht wehtun.

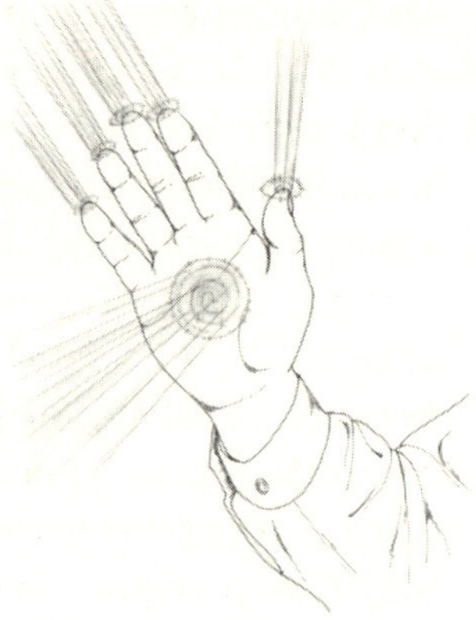

Abbildung 1.3

6. Strecken Sie die Hände aus, wobei die Handflächen in einem Abstand von etwa 7 Zentimetern zueinander zeigen sollten. Spreizen Sie die Finger. Drücken Sie nun ein paar Sekunden lang den Daumen der rechten Hand leicht in die Mitte der linken Handfläche. Wiederholen Sie die Bewegung mit der anderen Hand, und drücken Sie den linken Daumen in die rechte Handfläche.
7. Halten Sie nun die Ellenbogen eng an den Körper, wobei die Unterarme parallel zum Boden nach vorn ausgestreckt sind. Halten Sie die Hände entspannt, wobei die Handflächen einander

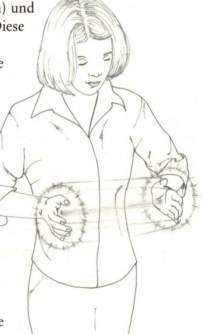

Abbildung 1.4

im Abstand von etwa 7 Zentimetern zugewandt sind, als ob Sie in die Hände klatschen wollten. Schließen Sie die Augen. Während Sie die Hände ein paar Zentimeter auseinander halten, atmen Sie langsam

und konzentrieren sich leicht auf die Mitte der Handflächen. Tun Sie dies etwa 30 Sekunden lang (Abbildung 1.4).
8. Verändern Sie die Haltung Ihrer Hände, Handgelenke und Ellbogen nicht und bewegen Sie dann die Arme ein paar Zentimeter ein- und auswärts, wobei Sie die Hände einander nähern und dann wieder voneinander entfernen. Tun Sie so, als ob Sie in ganz langsamer Zeitlupe in die Hände klatschen würden, ohne dass sich die Hände berühren. Nähern Sie die Handflächen bis auf zwei, drei Zentimeter einander, entfernen Sie sie dann wieder langsam voneinander etwa 30 Zentimeter weit, und führen Sie sie dann wieder nah aneinander. Wiederholen Sie dies etwa 30 Sekunden lang. Nach ganz kurzer Zeit werden Sie einen gewissen Widerstand zwischen den Handflächen spüren, als ob Sie einen Luftballon halten würden. Oder Ihre Handflächen fangen an zu kribbeln, zu jucken oder warm zu werden. Wenn Sie den Widerstand, die Wärme oder das Kribbeln in den Händen fühlen, spüren Sie Ihre Energie, Ihr Prana, die Lebenskraft, die die Körper aller Lebewesen umgibt und durchdringt.

Es macht nichts, wenn Sie diese Energie nicht gleich beim ersten Versuch spüren. Wenn Sie in den Handflächen keine Wärme oder kein Kribbeln bemerken, nachdem Sie diese Übung einmal abgeschlossen haben, halten Sie ein paar Augenblicke inne, holen ein paarmal tief Luft, konzentrieren sich auf die Handflächen und fangen mit der Übung noch einmal von vorn an. Sie werden die Energie schon bald spüren.

Selbst wenn Sie die Energie nicht sofort spüren, entspannen Sie sich: Sie werden dennoch heilen können

Wir erklären unseren Schülern häufig, dass diejenigen, die die Energie nicht sofort spüren, dennoch erreichen können, dass dieses System bei ihnen funktioniert. Vor allem werden Sie dennoch in der Lage sein, Heilungen zu bewirken. Als ich (Meister Co) mit der Prana-Heilung begann, war ich technisch-rationalistisch, skeptisch eingestellt (von meiner Ausbildung und meinem Background als Ingenieur her) und auch voreingenommen von meiner streng religiösen Erziehung her, die von Energieheilung nicht viel hielt. Trotz täglichen Übens vermochte ich die Energie fast zweieinhalb Jahre lang nicht zu spüren. Und doch blieb ich bei diesem System, da ich dennoch in der Lage war, bemerkenswerte Heilerfolge zu erzielen. Dass ich restlos von der Wirksamkeit der Prana-Heilung überzeugt wurde, geschah, als ich meine Frau Daphne von mehreren komplizierten Brüchen an der rechten Hüfte heilte. Daphne war fast viereinhalb Meter tief gefallen, und der Orthopäde, der ihr einen Streckverband anlegte, erklärte, sie würde frühestens nach dreieinhalb Monaten die ersten Gehversuche unternehmen können. Ich begann damit, dreimal täglich die Prana-Heilung anzuwenden, und bei anschließenden Visiten des Orthopäden stellte sich heraus, dass ihre Hüfte rasch heilte. Schließlich war sie in nur fünf Wochen – also nach einem Drittel der Zeit, die ihr Arzt als Minimum veranschlagt hatte – wieder auf den Beinen und konnte buchstäblich rennen. Etwa zur gleichen Zeit behob ich die chronische Verstopfung meiner Mutter in nur wenigen Minuten, half mehreren Patienten dabei, dass ihre Geschwülste um mindestens 75 Prozent zurückgingen, und hatte einen Patienten, dessen Leberkrebs ein Jahr lang keine Symptome mehr zeigte. Dies sind zwar dramatische Ergebnisse, aber es sind doch nur ein paar von den Heilungen, die ich zu erzielen vermochte, bevor ich vollständig sensibilisiert war und das Prana spüren konnte. Als Übungsleiter habe ich im Laufe der letzten zehn Jahre bei vielen Schülern erlebt, dass sie die Energie nicht sofort spürten und dennoch in der Lage waren, ihre Mitschüler von verschiedenen Beschwerden, Schmerzen und Leiden zu befreien.

Ganz entscheidend also ist, dass die Prana-Heilung letztlich nicht davon abhängt, ob der Praktizierende energetische Störungen zu spüren vermag. Wenn Sie schon bei den im 13. Kapitel behandelten Heilmethoden angelangt sind und noch immer nicht das Prana spüren können, sind Sie dennoch in der Lage zu heilen, indem Sie sich einfach an die Schritt-für-Schritt-Anweisungen halten. Jede spezielle Heilmethode ist ein experimentell überprüftes »Rezept«, mit dem die mit einem speziellen Gesundheitsproblem verbundenen Störungen des energetischen Gleichgewichts angesprochen werden sollen. Und es ist nicht notwendig, dass Sie die Energie spüren können, damit die Methode bei Ihnen funktioniert.

Wenn Sie die Übungen in diesem Buch nacheinander durcharbeiten und das Prana nicht spüren können, entspannen Sie sich einfach, und fahren Sie mit dem Programm und Ihrer Praxis fort. Früher oder später werden Sie die Energie spüren. Im Laufe der letzten zehn Jahre haben sich die Lehrmethoden der Prana-Heilung stark verbessert. Inzwischen kann die überwiegende Mehrheit der Schüler die Energie am Ende des ersten Kurses spüren, und 95 Prozent können ihre Energie innerhalb von zwei Wochen spüren, wenn sie die Handsensibilisierung täglich praktizieren. Wir haben dieses Buch nach diesen neuen Techniken und Technologien konzipiert, also bleiben Sie einfach bei Ihrer Praxis, und Sie werden das Prana spüren.

Der wissenschaftliche Nachweis einer energetischen Schablone und der Fähigkeit zur Selbstheilung

Während die Mainstreammedizin langsam – und oft ausgesprochen widerwillig – die Prinzipien der Energiemedizin akzeptiert, haben einige Medizinforscher Experimente durchgeführt, die ihre Grundlehren bestätigen. Dr. Robert Becker, Orthopäde an der New York University, stellte einige interessante Untersuchungen zur Regenerationsfähigkeit einfacher, gering entwickelter Lebensformen an, die die Vorstellung von einer energetischen Schablone oder Form überzeugend belegen. Becker zitiert die Arbeit des Schweizer Naturwissenschaftlers Abraham Trembley, der mehrere Hydraarten (kleine, röhrenförmige Süßwasserpolypen) entdeckte, die sich regenerieren, wenn sie in Stücke geschnitten werden, sofern das Stück einen Abschnitt des zentralen »Stängels« oder Körpers enthält. Becker verweist auch ausführlich auf die Experimente von Lazzaro Spallanzini, einem italienischen Priester, der nachwies, dass bei einem Salamander eine abgeschnittene Gliedmaße oder der Schwanz wieder nachwuchs. Becker weist darauf hin, wenn sowohl der Schwanz und ein Bein des Salamanders entfernt werden, könne man einige Schwanzzellen an die Stelle der abgetrennten Gliedmaße verpflanzen, und sie würden sich zu einer Gliedmaße entwickeln. Vor diesen Experimenten hatte man geglaubt, diese Schwanzzellen hätten sich differenziert – das heißt, ihr genetischer Code wäre darauf programmiert, dass sie sich zu einem Schwanz entwickeln müssen. Aber die Experimente zeigen, dass die Schwanzzellen des Salamanders sich entdifferenzieren (allgemeine Zellen werden) und sich dann in Zellen umdifferenzieren können, die für einen anderen Zweck codiert sind (sich also zu einer Gliedmaße entwickeln). Im Salamanderkörper weiß eine Kraft oder ein Bewusstsein in seinen Zellen irgendwie, dass es eine Gliedmaße bilden soll, selbst wenn die Zellen, die an die Stelle der abgetrennten Gliedmaße verpflanzt wurden, bereits darauf programmiert worden waren, sich zu einem Schwanz zu entwickeln. Nach dem traditionellen naturwissenschaftlichen Denken gilt dies als unmöglich. Becker vergleicht dies mit einem Haufen Ziegelsteine, die sich spontan zu einem Wolkenkratzer neu zusammensetzen, samt Stahlträgern, Fenstern und Dach!

Becker zitiert weitere Beispiele der Regeneration. Ein Wassermolch kann in etwa 40 Tagen ein neues Auge regenerieren, samt einem Sehnerv. Goldfische und Salamander können Rückenmarksfasern regenerieren. Auch Menschen besitzen eine gewisse Regenerationsfähigkeit. Die menschliche Leber kann einen aufgrund einer Verletzung verlorenen Teil ihrer Masse ersetzen, nämlich durch kompensatorische Hypertrophie, wie die Medizinwissenschaft dies nennt – die Fähigkeit von Zellen, ihre Teilungsrate zu erhöhen und das verlorene Gewebe zu ersetzen. Und die Beschädigung oder Funktionsstörung einer Niere führt häufig zur Vergrößerung der anderen.

Becker stellt zwar fest, dass die Regeneration immer schwieriger werde, je höher man auf der Leiter der Evolution gelange, aber die Implikationen seiner Arbeit sind dennoch von Bedeutung:

1. Jedes Leben kann sich selbst heilen.
2. Es gibt eine Fähigkeit zur Selbstregeneration.
3. Es gibt eine Kraft zur Selbstgeneration und eine Intelligenz, die sie steuern kann.
4. Es gibt eine größere energetische Schablone, die die Entwicklung und Differenzierung der Zellen steuert.

Grundlegende Energiegesetze der Selbstheilung

Und dies sind die Grundprinzipien der Verwendung des Pranas bei der Selbstheilung. Diese einfachen Gesetze unterstützen die Energie und die Heiltätigkeit, die in diesem Buch beschrieben werden.

1. Wenn die Energie richtig durch den Körper fließt, befinden Sie sich in einem Zustand der Gesundheit. Dies ist die grundlegendste Wahrheit über das Prana, den Körper, den Geist und unsere Gesundheit. Wenn die Aura rein ist, die Meridiane klar und die Chakras ausgewogen sind und richtig funktionieren, befindet sich der Körper in einem Zustand der physischen und mentalen Gesundheit.
2. Wenn es im Körper eine energetische Störung gibt, wird ein Krankheitszustand erzeugt. Dies ist die logische Konsequenz aus der ersten Regel. Wird die Energie des Körpers in irgendeiner Weise gestört und daran gehindert, glatt durch die Meridiane sowie zu und aus den Chakras und zu und aus den Organen zu fließen, haben wir es mit einem Gesundheitsproblem zu tun (oder stehen kurz davor; siehe unten, Prinzip 5). Es gibt zwei Arten energetischer Störungen: den Stau, das heißt eine Ansammlung von überschüssigem oder schmutzigem Prana, und den Mangel, das heißt ein Defizit von Prana. Diese energetischen Störungen können entweder allgemeiner Natur (in der gesamten Aura auftretend) oder lokaler Natur sein (in einem speziellen Bereich, Chakra oder Meridian auftretend). Damit der Körper in einen Zustand der Gesundheit zurückkehren kann, müssen diese energetischen Störungen korrigiert werden.
3. Sie können den Prana-Vorrat des Körpers spüren, erhöhen und steuern, um Ihre Gesundheit zu verbessern – wenn Sie die richtige Ausbildung genossen haben. Das Prana ist eine lebendige Kraft – es hat Bewusstsein. Es kann aufgebaut und bewusst gesteuert werden. In der Qi-Gong-Praxis gibt es eine Formel: »Das Chi folgt dem Yi.« Das Chi ist, wie wir bereits erklärt haben, ein Synonym für die universale Lebenskraft. Yi wiederum bezeichnet den Geist, das Bewusstsein oder die Absicht. Somit lässt sich obige Formel etwa so übersetzen: »Die Energie folgt dem Bewusstsein« – das Prana gelangt dorthin, wohin es nach Ihrer Absicht gelangen soll. Dieses Buch

vermittelt Ihnen das richtige Training, damit Sie einen Überschuss von Prana aufbauen und steuern können, um Ihre Gesundheit zu verbessern.

4. Der Körper bewegt sich stets in Richtung der Homöostase. Dieses Wort kommt aus dem Griechischen und bedeutet einen Zustand der Stabilität oder des Gleichgewichts zwischen verschiedenen, aber wechselseitig voneinander abhängenden Gruppen oder Elementen eines Organismus. Alle Systeme in der Natur bewegen sich auf ein Gleichgewicht zu. Auch der Körper strebt einen ausgewogenen Energiehaushalt an. Warum? Weil dieser Zustand des Gleichgewichts oder der Gesundheit unser natürlicher Zustand ist. Unser Körper strebt natürlicherweise nach Gesundheit.

5. Krankheiten manifestieren sich im Energiekörper, bevor sie sich im physischen Körper manifestieren. Der Energiekörper ist die Schablone oder Form für den physischen Körper – er umgibt und durchdringt den physischen Körper. Somit treten Gesundheitsprobleme zuerst als Unregelmäßigkeiten oder Störungen im Energiekörper auf, bevor sie Symptome oder ausgewachsene Gesundheitsprobleme im physischen Körper werden. Indem Sie Probleme auf der energetischen Ebene behandeln, heilen Sie den physischen Körper. Außerdem verhindern Sie mit Hilfe regelmäßiger Energie erzeugender Übungen und vorsorglicher Maßnahmen zur Reinhaltung des Energiekörpers, dass physische Beschwerden auftreten, und sorgen dafür, dass sich ihre Auswirkungen erheblich abschwächen, falls sie sich tatsächlich physisch manifestieren.

6. Die Heilung setzt im Energiekörper ein, bevor sie sich im physischen Körper bemerkbar macht. Dies ist eine logische Konsequenz aus dem fünften Prinzip. Wenn eine Energieheilung auf die Aura angewandt wird, kann dies oft sehr rasche und dramatisch positive Folgen im physischen Körper haben. Aber die Heilung kann sich im physischen Körper auch leicht verzögern. Die Dauer dieser Verzögerung hängt von bestimmten Faktoren ab, etwa von der Erfahrung und dem Können des Heilers, von der Komplexität und der Schwere des Gesundheitsproblems sowie vom aktuellen Energielevel der leidenden Person.

7. Die tiefere Ursache der energetischen Störungen, die viele physische Beschwerden bewirken, ist häufig in negativen Gedanken und Emotionen zu suchen, die sich im Körper ansammeln. Gedanken, Emotionen, Überzeugungen und Erinnerungen enthalten nichts als Ener-

gie, die unbewusst im physischen Körper gespeichert wird. (Woher wissen Sie denn, wann Sie nervös, zornig oder ängstlich sind? Nicht durch ein intellektuelles Wissen, sondern nur, indem Sie eine physische Manifestation in Ihrem Körper spüren – zum Beispiel Magenkrämpfe, einen steifen Hals, eine beschleunigte Herzfrequenz, einen plötzlichen Harndrang, starke Transpiration usw.) Negative Emotionen verursachen an sich keine Probleme, sondern unser Widerstand, sie zu empfinden und ihre Energie auf konstruktive Weise freizusetzen. Wenn Sie es vermeiden, negative Emotionen und Überzeugungen zu empfinden, zieht sich Ihre Körpermuskulatur physisch zusammen und hält an ihnen fest. Werden diese negativen Emotionen, einengenden Überzeugungen und traumatischen Erinnerungen über längere Zeit im Körper festgehalten, bilden sie Blockaden und energetische Störungen, die zu physischen Gesundheitsproblemen führen. Gewiss, Ihre Gesundheit kann auch durch äußere Faktoren wie Bakterien und Viren ebenso wie durch falsche Lebensentscheidungen, schlechte Gewohnheiten und Unfälle negativ beeinflusst werden. Aber viele Gesundheitsprobleme resultieren doch aus einer energetischen Störung, die letztlich dadurch verursacht wird, dass das Unbewusste eine negative Emotion oder eine einengende Anschauung im Körper festhält.

Die sechs Schritte zur Selbstheilung

Dieses Buch ermöglicht die Selbstheilung in sechs Schritten, die Ihnen dabei behilflich sind, Ihre Aura ins Gleichgewicht zu bringen, Ihre Energie insgesamt aufzubauen und bestimmte Gesundheitsprobleme mit speziellen energetischen Heilmethoden zu beheben. Wenn Sie diese Schritte absolvieren, sollten Sie ihre Einfachheit nicht mit mangelnder Raffinesse oder Wirksamkeit verwechseln. Genauso, wie das binäre System der Computerkommunikation, also eine Reihe von Nullen und Einsen, scheinbar einfach, in Wahrheit aber ungeheuer genial und komplex ist, sind diese sechs Schritte zur Selbstheilung leicht zu erlernen und anzuwenden, weil sie aus vielen starken Energieheilungssystemen und -techniken destilliert worden sind. Sie bekommen es nur mit den wesentlichen Heilpraktiken und -techniken zu tun, die

Sie mit minimaler Vorbereitung und maximaler Wirksamkeit anwenden können. Wir wollen, dass Sie Ihre Zeit damit verbringen, sich selbst rasch und richtig zu heilen, statt endlos lange Theorien zu studieren. Diese sechs Schritte sind:

1. Das Reinigen von negativen Emotionen und einengenden Überzeugungen. Dazu gehören mehrere Techniken, mit denen negative Emotionen, Ängste, traumatische Erinnerungen, Phobien und einengende Überzeugungen aus dem Körper entfernt werden, wo sie den Fluss des Pranas blockieren. Sie müssen beseitigt werden, damit das energetische Gleichgewicht des Körpers wiederhergestellt wird.
2. Prana-Atmung. Die Prana-Atmung ist eine optimale Atemtechnik, die die physiologische und energetische Gesundheit fördert, nämlich den Kreislauf verbessert, die Belastung Ihres Herzens reduziert, das Immunsystem stärkt und vor allem die Fähigkeit steigert, größere Mengen von Prana einzuziehen, die für die allgemeine Energetisierung und die spezielle Selbstheilung verwendet werden können.
3. Energiemanipulation. Es gibt drei ganz spezifische Techniken der Prana-Heilung: das Scanning, eine Methode, bei der Sie mit Hilfe Ihrer Hände Störungen des energetischen Gleichgewichts erspüren, das Sweeping, eine Technik, mit der durch manuelles Reinigen schmutziges oder gestautes Prana beseitigt wird, und das Energetisieren, ein Prozess, bei dem Prana eingezogen und Bereiche mit Pranamangel aufgefüllt werden.
4. Energiehygiene. Mit dieser Form der Hygiene halten Sie Ihren Energiekörper so rein und aufgeladen wie möglich, und zwar durch emotionale Steuerung, eine bestimmte Ernährung, spezielle physische Übungen, Atempraktiken, Meditation, eine energetisch saubere Umgebung zu Hause und am Arbeitsplatz und die angemessene Verwendung von Salz als Reinigungsmittel.
5. Meditation. Die Meditation hilft Ihnen, Ihren Geist und Ihren Körper zu beruhigen und Ihren Strom von heilender, reinigender Energie zu erhöhen. Dieses Buch enthält zwei Meditationen: eine Achtsamkeitsmeditation und die »Meditation über die zwei Herzen« von Großmeister Choa, eine kraftvolle Meditation über Frieden und Güte.
6. Energie erzeugende Übungen. Zwei starke Übungsprogramme, die modifizierten Tibetischen Yoga-Übungen und die modifizierten

Mentalphysischen Übungen, ermöglichen es Ihnen, große Mengen hochwertigen Pranas einzuziehen und zu erzeugen.

Im nächsten Kapitel werden Sie mehr über die emotionale Grundursache vieler Gesundheitsprobleme erfahren und wie die Bemühungen Ihres Geistes, Sie zu schützen, diese Probleme zuweilen verschärfen.

2

Die wahre Natur Ihres Geistes – wie er Sie schützt und wie er Sie verletzt

Ein 37-jähriger Mann, der seit 17 Jahren unter chronischer Prostatitis litt, einer Entzündung der Prostatadrüse, konsultierte mich. Seine Symptome waren häufiger Harndrang, Schmerzen im Unterleib und in den Hoden sowie ein gelegentliches Brennen beim Urinieren. Zudem fühlte er sich äußerst unwohl. Urologische Studien haben ergeben, dass die Prostatitis in 92 Prozent der Fälle nicht mit einer Infektion verbunden ist – das heißt, die Prostata ist zwar entzündet, aber Tests verweisen nicht auf ein medizinisches Problem. Wir Ärzte sprechen hier von einer »Funktionsstörung«.

Ich erklärte dem Patienten, dass wir häufig negative Emotionen im Körper speichern und dass diese echte physische Probleme verursachen können, etwa Funktionsstörungen wie die Prostatitis. Im Laufe des Gesprächs erzählte er mir, seine Mutter habe ihn misshandelt, als er heranwuchs, und er habe deswegen einen ungeheuren Zorn empfunden, ihn aber jahrelang »zurückgehalten«.

Ich erklärte ihm, dass sein Widerstand gegen das Empfinden dieser negativen Gefühle im Laufe der Jahre wahrscheinlich dazu beigetragen habe, seine Gesundheit zu schwächen. Wir arbeiteten eine Sitzung lang zusammen, wobei wir direkte Reinigungsmethoden anwandten, um seinen aufgestauten Zorn anzusprechen. Kurz darauf war er zum ersten Mal nach fast zwei Jahrzehnten frei von Symptomen. Nach weiteren Sitzungen blieb er symptomfrei.

ERIC B. ROBINS

Bei seinem Arzt beklagt sich ein Patient etwa über Kopfschmerzen, Schlaflosigkeit, Rückenschmerzen, ein vages Unwohlsein im Magen-Darm-Bereich oder ein Blasenproblem. Als gründlicher Wissenschaftler notiert der Arzt sich die Symptome des Patienten und führt eine Untersuchung durch. Dann stellt er eine so genannte »Differentialdiagnose« über das Spektrum der möglichen Gründe für die Symptome, die vom einfachsten und unproblematischen Unwohlsein bis zur schwersten und lebensbedrohlichen Erkrankung reichen. Diese Diagnose beruht auf den Erfahrungen des Arztes beim Beobachten dieser Symptome, ihrer Häufigkeit, ihrem Ort und ihrer Schwere ebenso wie auf der Krankengeschichte des Patienten. So könnte die Differentialdiagnose für Kopfschmerzen einen Sinuskopfschmerz, eine durch falsche Sitzhaltung am Schreibtisch verursachte Muskelspannung, Migräne und sogar einen Hirntumor ergeben. Eine Differentialdiagnose für Unterleibsbeschwerden könnte auf eine Verdauungsstörung, eine schwache Lebensmittelvergiftung, ein Reizkolon, ein Geschwür oder die Frühstadien von Magenkrebs hindeuten.

Dann verordnet der Arzt ein paar diagnostische Tests, um die Möglichkeit einer ernsten Krankheit zu überprüfen.

Mehrere Tage später teilt der Arzt dem Patienten die Ergebnisse ytelefonisch mit – er hat gute Nachrichten. »Ihre Tests sind alle negativ – Ihnen fehlt nichts«, sagt der Arzt. Der Patient ist zwar erleichtert, dass es kein ernstes Problem gibt, aber dann will er doch wissen: »Warum habe ich dann immer noch diese Symptome, wenn mir nichts fehlt?«

»Nun, wir wissen es wirklich nicht«, erwidert der Arzt und versucht dann erneut, den Patienten zu beruhigen, indem er ihm versichert, dass dieser Zustand, für den es zwar keine offenkundige Ursache gebe, nichts Ernstes sei. Und er fährt fort: »Wenn Sie sich wegen Ihrer Symptome nicht wohl fühlen, dann können wir Ihnen etwas geben, damit es Ihnen besser geht.« Das bedeutet gewöhnlich: ein verschreibungspflichtiges Medikament – zum Beispiel starke Kopfschmerztabletten, ein Muskelentspannungsmittel gegen Rücken- oder Nackenspannungen oder einen Magensäurehemmer bei Verdauungsstörungen. Diese Medikamente können die Symptome lindern – oder auch nicht.

Somit verlässt der Patient oft die Sprechstunde, ohne das Problem und seine Ursache wirklich zu verstehen oder zu wissen, was dagegen getan werden kann. Er nimmt eine Medizin ein, die die Symptome in den Griff bekommen soll.

Siebzig Prozent aller Besuche beim Hausarzt laufen so ab, dass Patienten sich bei schwer zu diagnostizierenden Problemen behandeln lassen wollen, so genannten Funktionsstörungen, die eigentlich Beschwerden sind, welche echte, feststellbare Symptome hervorrufen, aber für die es keine medizinisch erkennbare Ursache gibt: keine Viren, keine Bakterien, kein Tumoren, keine strukturelle Abnormität. Funktionsstörungen umfassen Probleme wie Reizkolon und viele andere Arten von Magen-Darm-Beschwerden, Kopf- und Rückenschmerzen, häufigen Harndrang, Unterleibsbeschwerden bei Frauen und so weiter. Diese Probleme bezeichnet man als »funktional«, weil eine Funktion des Körpers gestört ist, ohne dass man eine pathologische Ursache dafür erkennt. Doch auch wenn es für die Symptome keinen erkennbaren Grund gibt, leiden Menschen mit Funktionsstörungen echte Schmerzen und fühlen sich nicht wohl. Schreckliche Kopfschmerzen hindern sie daran, ein normales Leben zu führen; chronische Magen-Darm-Beschwerden können ihnen den Genuss vieler Lebensmittel verleiden; schmerzhafte Rückenbeschwerden können sie ans Bett fesseln; der überwältigende und zuweilen peinliche Drang, auf die Toilette zu gehen, kann sich zu den unpassendsten Zeiten einstellen.

Obwohl sie bereitwillig Medikamente verschreiben, um diese Symptome in den Griff zu bekommen, glauben viele Ärzte, dass Menschen mit Funktionsstörungen entweder ihre Beschwerden übertreiben (Hypochondrie) oder gestresst, deprimiert oder ängstlich sind. Mit anderen Worten: Diese Ärzte glauben, solche Beschwerden existieren »alle im Kopf des Patienten«.

Funktionsstörungen und viele Gesundheitsprobleme sind tatsächlich in unserem Kopf, weil unser »Kopf« – oder richtiger: unser Geist – eigentlich in unserem ganzen Körper sitzt. Unser Geist ist von unserem Körper nicht zu trennen, und wenn wir ein Gesundheitsproblem in unserem Kopf/Geist haben, dann haben wir auch eins in unserem Körper. Dies ist das Wesen der Geist-Körper-Verbindung, die auf ein anderes, tieferes Verständnis einer Störung verweist, die »im Kopf eines Patienten« existiert.

Die Geist-Körper-Verbindung

Es gibt sicher genügend Beweise dafür, dass wir die Verbindung zwischen Geist und Körper intuitiv akzeptieren. So sagen wir beispielsweise: »Du machst dich noch krank mit deinen Sorgen«, oder: »Ich war so gestresst, dass ich nicht schlafen konnte« – beides verweist auf den Glauben, dass der Geist eine physische Wirkung auf den Körper erzeugen kann. Selbst der Arzt, der ein Medikament verschreibt, von dem er weiß, dass es nur die Symptome eines Leidens lindert, das seiner Meinung nach durch Stress verursacht wird, akzeptiert es, dass dieser Mensch sich irgendwie für krank hält.

Die medizinische Forschung liefert wissenschaftlich gesicherte Beweise dafür, dass diese Geist-Körper-Verbindung nicht nur intuitiv, sondern physiologisch ist. Die überzeugendsten Beweise hat vielleicht Dr. Candace Pert vorgelegt, eine Psychoneuroimmunologin, die die Auswirkungen des Geistes und der Emotionen auf die Gesundheit untersucht hat. Dr. Perts Arbeit konzentriert sich auf Biochemikalien, so genannte »Neuropeptide«, die als »Botenmoleküle« die Signale oder Befehle vom Gehirn an jede Zelle im Körper übermitteln. Dr. Pert fand heraus, dass diese Neuropeptide wie Schlüssel in bestimmte »Schlösser« in den Zellen passen, in die so genannten Rezeptoren. Diese Rezeptoren bedecken die Oberfläche aller Körperzellen und sind auch im Immunsystem, im endokrinen System und jenen Körperteilen, die vom vegetativen oder autonomen Nervensystem (ANS) gesteuert werden. Das ANS regelt viele Funktionen in unserem Körper, die sich unwillkürlich vollziehen, wie etwa den Pulsschlag, die Atmung, das Schwitzen, die Verdauung, den Blutstrom und anderes. Die Neuropeptide tragen dazu bei, dass diese automatischen Körperprozesse reibungslos ablaufen. Sie befördern Botschaften, die den Zellen in der Lunge mitteilen, ein- und auszuatmen, den Zellen in den Adrenalindrüsen, Adrenalin auszuschütten, und so weiter.

Diese Neuropeptide, fand Dr. Pert heraus, übermitteln auch Befehle für unsere Emotionen. Wenn also jemand glücklich, traurig oder zornig ist, transportiert ein bestimmtes Neuropeptid dieses besondere Gefühl durch den ganzen Körper. Während das definitive Experiment, das streng wissenschaftlich nachweisen würde, welches Neuropeptid welche Emotion transportiert, noch aussteht, wagt Dr. Pert dennoch die Behauptung, diese Neuropeptide seien die »biochemischen Korrelate von Emotionen«. Dr. Pert erklärt auch, dass dieses System von Botenmolekülen und Rezeptoren ein »psychosomatisches Kommunikationsnetz« darstelle, das die physiologische Verbindung zwischen dem Geist, den Emotionen und dem Körper sei. Botenmoleküle seien im Grunde »Chakrasaft«, sagt sie. »Die Chemikalien, die Emotionen vermitteln, und die Rezeptoren für diese Chemikalien befinden sich in jeder Körperzelle.«

Somit liefert also die moderne Medizin den wissenschaftlichen Beweis für das, was wir intuitiv wissen: dass der Geist im ganzen Körper sitzt.

Der unbewusste Geist

Aber wir haben nicht nur einen Geist, der im ganzen Körper sitzt. Eigentlich haben wir zwei Geister oder, wenn Ihnen das lieber ist, zwei Teile eines Geistes: den bewussten und den unbewussten Geist. Und Letzterer ist es, auf den wir uns im Hinblick auf unsere Gesundheit primär konzentrieren.

Der bewusste Geist ist unser Wille, unser Hier-und-jetzt-Bewusstsein. Er ist der Teil des Geistes, den wir dazu verwenden, um uns Ziele zu setzen und rationale Urteile zu fällen. Wenn Sie im Laufe des Buches angewiesen werden, zu Beginn verschiedener Übungen »Ihre Absicht einzusetzen«, dann wissen Sie, dass Sie Ihren bewussten Geist einsetzen sollten.

Der unbewusste Geist ist außerhalb unseres Bewusstseins angesiedelt. Er geht seinen mentalen Pflichten ohne unseren Willen nach. Erstens regelt er alle unsere nichtbewussten Körperfunktionen. Der unbewusste Geist steuert automatisch unseren Herzschlag, unseren Blutstrom, unsere Atmung, unsere Hirnfunktionen, unsere endokrinen Ausscheidungen und alle anderen organischen Operationen unseres Körpers, die sich unmöglich bewusst steuern ließen. Zweitens speichert der unbewusste Geist unsere – individuellen wie kollektiven – Emotionen, Erinnerungen, Verhaltensweisen und unser Wissen. Diese mentalen Archive enthalten unsere persönliche Geschichte, die aus all unseren Kenntnissen, Erfahrungen und Einflüssen besteht – seien sie gut oder böse, positiv oder negativ, ganz gleich, ob sie in unserem Leben wiederholt auftraten oder in ein paar flüchtigen, aber vielleicht traumatischen Sekunden. Sie enthalten auch unsere kollektive Geschichte, die aus den Erinnerungen, Verhaltensweisen und Kenntnissen besteht, die wir als Menschen mit anderen Menschen gemeinsam haben. Einige psychologische Schulen nennen dies unser »kollektives Unbewusstes«. Drittens steuert der unbewusste Geist das Fließen des Pranas in unserem ganzen Körper. Er absorbiert, assimiliert und verteilt das Prana im gesamten Energiekörper, der den physischen Körper umgibt und durchdringt. Viertens, und das ist für unsere Überlegungen zu Gesundheit und Krankheit vielleicht am wichtigsten, ist der unbewusste Geist bestrebt, uns vor Schaden, Gefahr und Schmerz zu schützen.

Wie der unbewusste Geist uns »schützt«

Der Mensch hat sich im Laufe von hunderttausenden von Jahren entwickelt, und wir haben gewisse Überreste vom Wesen unserer prähistorischen Ahnen bewahrt. Einige dieser Überreste sind physischer Natur – zum Beispiel hat der Blinddarm heute keine biologische Funktion, und dennoch haben wir ihn noch immer. Die meisten dieser Überreste sind jedoch mentale oder emotionale Anweisungen, die untrennbar mit unserem unbewussten Geist verbunden sind – allen voran die primäre Anweisung: uns zu schützen und unser Überleben zu sichern. Dieser Instinkt ist ein mentales Relikt aus prähistorischen Zeiten, als unsere Vorfahren tagtäglich ums Überleben kämpfen mussten. Dieser Schutz- oder Überlebensimpuls ist evident in unserem angeborenen Trieb, uns fortzupflanzen, sowie in unserem Lebenswillen. Er manifestiert sich auch in Reaktionen, die dazu beitragen, unser emotionales und psychisches Überleben zu sichern, in Bewältigungsmechanismen, die uns dabei helfen, negative Emotionen, traumatische Erinnerungen und schädliche oder einengende Überzeugungen zu »überleben«.

Doch ironischerweise kann die emotionale oder psychische Hauptüberlebensstrategie des unbewussten Geistes eine wesentliche Ursache für Gesundheitsprobleme sein: Das Unterdrücken von schädlichen Gedanken, Überzeugungen, Gefühlen oder Emotionen verhindert, dass sie uns bewusst werden, damit wir den ursprünglich empfundenen Schmerz nicht erneut durchmachen müssen. Ein bekanntes Beispiel: Fast jeder wächst mit der klaren Maxime auf, dass es nicht okay ist, bestimmte Emotionen wie Zorn zu empfinden oder zu äußern. Wenn

Sie als Kind Ihren Zorn oder Ihre Frustration hinausgeschrien haben, haben Ihre genervten Eltern Sie vielleicht angeschrien, still zu sein; ein Lehrer hat Sie vielleicht in der Ecke stehen lassen, oder Ihre Klassenkameraden mögen Sie gehänselt haben. Wiederholen sich diese Vorfälle im Laufe der Zeit, lernen wir – das heißt, unser unbewusster Geist wird programmiert –, unseren Zorn zu unterdrücken, weil wir nicht angeschrien, bestraft oder gehänselt werden wollen, denn das bereitete uns Schmerzen. Der unbewusste Geist unterdrückt oft auch unsere traumatische Erinnerung an die ursprünglichen Vorfälle, die zur Programmierung führten – in diesem Fall die Erlebnisse mit den Eltern, Lehrern oder Klassenkameraden –, weil auch diese Erinnerungen uns Schmerzen bereiten würden.

Der unbewusste Geist meint es zwar gut, wenn er uns vor diesen Schmerzen »schützt«, aber diese Unterdrückung erzeugt das, was der Neurophysiker und Forscher Dr. Paul Goodwin eine »funktionale Grenze« genannt hat, die dann entsteht, wenn irgendeine emotionale Störung, die von der Muskulatur des Körpers festgehalten oder unterdrückt wird, eine energetische Störung erzeugt, die das glatte Fließen des Pranas behindert. Ohne einen angemessenen Energievorrat versagt der Körperteil mit der funktionalen Grenze irgendwann – er erfährt entweder einen Energiestau oder einen Energiemangel –, und dann kann eine Krankheit oder ein Gesundheitsproblem entstehen.

Die drei häufigsten unbewussten emotionalen Überlebensstrategien sind: sich dagegen wehren, negative Emotionen zu empfinden, »verklemmen« und einengende Überzeugungen bilden.

Sich gegen das Empfinden negativer Emotionen wehren

Der bekannte Psychologe Gay Hendricks glaubt, dass »alle negativen Emotionen sanfte, kurzlebige Wellen« seien. Doch viele Menschen können die Intensität und Langlebigkeit ihrer Ängste bestätigen: mit ihren Sorgen um den Arbeitsplatz oder das Geld; ihrem seit der Kindheit gehegten Zorn gegen Eltern und Geschwister; ihrer Unsicherheit hinsichtlich ihres Aussehens; ihrer Phobie davor, in der Öffentlichkeit eine Rede zu halten, die ihnen die Kehle zuschnürt. Sind das nichts weiter als schwache Impulse von mentaler Energie, die rasch kommen und gehen? Nein, dies sind genau die negativen Emotionen, bei denen sich in diesen Menschen alles verkrampft.

Aber Hendricks Definition geht noch weiter: »Alle negativen Emotionen sind sanfte, kurzlebige Wellen, wenn wir uns nicht dagegen wehren, sie zu empfinden.« Erst unsere Unfähigkeit, negative Emotionen in unserem Körper – und nicht die negative Emotion an sich – zu akzeptieren und zu empfinden, erzeugt die funktionalen Grenzen, die das glatte Fließen des Pranas behindern.

Den Widerstand gegen negative Emotionen nennt man auch Verdrängung. Wie gehen wir zum Beispiel mit Angst um? In unserer Gesellschaft wird es nicht akzeptiert, dass jemand Angst empfindet und zum Ausdruck bringt, insbesondere bei Männern nicht. Dies ist eine weit reichende kulturelle Programmierung. Sie verhindert allerdings nicht, dass wir tatsächlich Angst vor Höhe, vor Spinnen, Reden in der Öffentlichkeit, Tod, dem Verlust des Arbeitsplatzes oder hunderten anderen Dingen haben. Schließlich ist es ganz menschlich, Angst zu haben. Und dennoch verachten wir häufig jemanden, der zugibt, Angst zu haben, weil das mit Weichheit, Schwäche oder Überempfindlichkeit gleichgesetzt wird. In einer Gesellschaft, in der wir keine Angst zeigen dürfen, lernen wir praktisch ständig – von Eltern, Lehrern, Trainern, Gleichrangigen und verschiedenen Autoritätspersonen –, niemals Angst zu empfinden und zum Ausdruck zu bringen (und indem wir dies lernen, werden wir programmiert). Der Überlebensinstinkt unseres unbewussten Geistes schaltet sich ein, um uns davor zu »schützen«, Angst zu empfinden. Und damit verdrängt er alle Ängste und Phobien, die wir vielleicht tief in unserem Körper sitzen haben, weit vom Bewusstsein entfernt. Und sobald diese Ängste verdrängt und unterdrückt sind, können sie funktionale Grenzen erzeugen, die das Fließen des Pranas behindern und zu Gesundheitsproblemen führen können.

Dabei spüren wir doch die Auswirkungen von Angst in unserem Körper, etwa als Herzrasen, Mundtrockenheit und Magenkrampf, aber erst dann, wenn die negative Emotion eine derartige Intensität erreicht hat, dass sie unsere unbewussten Abwehrhaltungen durchbricht. Sobald wir die physischen Auswirkungen einer negativen Emotion in unserem Körper spüren, hat die Emotion unseren unbewussten Überlebensmechanismus außer Kraft gesetzt und eine energetische Störung erzeugt. Und dann kann ein physisches Gesundheitsproblem unmittelbar bevorstehen.

»Verklemmen«

Wenn Sie in Ihrer Kindheit oder Jugend etwas Traumatisches erlebt haben – zum Beispiel wenn Sie körperlich misshandelt wurden oder in einem vom Krieg zerrissenen Land aufwuchsen –, werden die Erinnerungen daran in Ihrem unbewussten Geist und damit in Ihrem ganzen Körper gespeichert. Um zu verhindern, dass diese Erinnerungen in Ihrem bewussten Geist auftauchen, wo sie noch einmal durchlebt würden, handelt Ihr unbewusster Geist nach seiner primären Anweisung, Sie zu schützen. Er versucht häufig, gegenüber der Erinnerung »zu verklemmen«: Er zieht oder schnürt die glatten Muskeln oder inneren Organe, wo die Erinnerung gespeichert ist, fest zusammen. Dieses Verklemmen oder Verspannen ist eine spezielle Art von Widerstand dagegen, negative Emotionen zu empfinden. Hier einige Beispiele, wie das Verklemmen funktionale Grenzen erzeugt, die das richtige Fließen des Pranas verhindern und letztlich zu Gesundheitsproblemen führen können:

Wenn Ihr unbewusster Geist die weichen Muskeln der Luftwege der Lunge einklemmt, kann daraus Asthma entstehen.

Wenn Ihr unbewusster Geist die weichen Muskeln der Blase einklemmt, kann daraus häufiger Harndrang entstehen.

Wenn Ihr unbewusster Geist die weichen Muskeln der Blutgefäße einklemmt, kann daraus Bluthochdruck entstehen. Klemmt es spezielle Blutgefäße zum Gehirn ein, kann dies zu Migräne führen.

Wenn Ihr unbewusster Geist die weichen Muskeln des Darmtrakts einklemmt, kann daraus ein Reizkolon entstehen, das Unterleibsschmerzen, Blähungen, Durchfall oder Verstopfung erzeugt.

(Beachten Sie, dass all diese Beschwerden funktionale Störungen sind. Daher sind diese bei den meisten medizinischen Tests so schwer festzustellen. Sie haben eher eine emotionale und energetische als eine anatomische Ursache.)

Allerdings klemmt der unbewusste Geist nicht nur die weichen Muskeln ein, über die wir keine bewusste Kontrolle haben. Er kann auch die größeren, quer gestreiften Muskeln einklemmen und in ihnen funktionale Grenzen erzeugen – die größeren, strukturellen Muskeln, die wir tatsächlich willentlich kontrollieren können, wie Dr. John Sarno, Professor für physikalische Medizin an der New York University, nachgewiesen hat.

In die Praxis von Dr. Sarno kommen Patienten mit den schlimmsten chronischen Schmerzen: Menschen, die seit 20 oder 30 Jahren von Schmerzen in Nacken, Schultern, Rücken oder Beinen total geschwächt sind; Menschen, die sich schon vielen Operationen und Epiduralanästhesien (Injektionen ins Rückenmark) unterzogen haben. Kernspintomographien weisen bei ihnen eine schwere anatomische Abnormität nach, etwa einen Bandscheibenvorfall, eine spinale Arthritis oder eine Rückenmarkskanalverengung. Fast alle Patienten von Dr. Sarno haben von einem anderen Arzt erfahren, diese anatomische Abnormalität würde ihre Schmerzen verursachen.

Doch diese Gruppe von 20 000 Patienten, die Dr. Sarno seit 25 Jahren untersucht, weist eine beachtliche Heilungsrate von 88 Prozent auf. Bei weiteren zehn Prozent dieser Patienten hat sich der Zustand erheblich verbessert. Diese bemerkenswerten Ergebnisse hat Dr. Sarno ohne Operation oder andere traditionelle Behandlungsmethoden erzielt. Stattdessen basiert sein Behandlungsplan auf zwei radikalen Prämissen: Erstens lehnt er den Ursache-Wirkungs-Zusammenhang zwischen anatomischen Defekten und Schmerzen ab, wie ihn die traditionelle Medizin unterstellt, und zweitens behandelt er die Schmerzen als auf Emotionen basierende Anspannung, die durch das Einklemmen der quer gestreiften Muskulatur verursacht wird, ein Problem, das er »Tension Myofascial Syndrome« (TMS) nennt.

Sarno befasste sich eingehend mit der medizinischen Literatur über chronische Schmerzen und stieß auf zahlreiche Studien, denen zufolge eine Kernspintomographie bei 100 Menschen mittleren Alters ohne Rückenschmerzen ergibt, dass 40 oder 50 von ihnen einen Bandscheibenvorfall haben, ohne davon zu wissen. Andere Studien wiesen nach, dass Menschen, bei denen eine Kernspintomographie tatsächlich signifikante anatomische Abnormitäten nachwies, wie Bandscheibenvorfälle, spinale Arthritis oder Rückenmarkskanalverengungen, in Zukunft nicht häufiger Schmerzen im Muskelskelettbereich hätten als Menschen, deren Kernspintomographie-Ergebnisse ohne Befund waren.

Aus diesen Studien entwickelte Dr. Sarno seine Theorie: Die unmittelbare Ursache von strukturellen Schmerzen besteht darin, dass Muskeln Nerven einklemmen und die Blutzufuhr zu dem betroffenen Bereich einschränken, und das führt zu lokaler Hypoxie oder Sauerstoffmangel. Letztlich aber ist dies darauf zurückzuführen, dass der Patient nicht fähig ist, negative Emotionen, vor allem Zorn, zu regeln und mit ihnen zu leben, denn diese im Körper festgehaltenen negativen Emotionen sind die Ursache dafür, dass die Muskeln einklemmen.

Sarno behauptet, es sei eine generell akzeptierte gesellschaftliche Norm, dass Menschen ihre negativen Emotionen, besonders Zorn, unterdrücken. Steigt Zorn in uns auf, wie das bei jedem Menschen hin und wieder vorkommt, erklärt der unbewusste Geist, der uns in einer Welt, in der solche Emotionen als unangemessen gelten, zu schützen und beim Überleben zu helfen versucht: »Es ist nicht okay, diesen Zorn zu empfinden.« So »schützt« uns der unbewusste Geist, indem er dafür sorgt, dass bestimmte Muskeln einklemmen und Schmerzen erzeugen, um unsere Aufmerksamkeit von unserem Zorn abzulenken.

Sarnos Behandlung besteht darin, dass er seine Patienten zu zwei Vorträgen einlädt. Seine Hauptbotschaften lauten, dass gerade nicht ein Bandscheibenvorfall oder ein Knochensporn die Schmerzen verursacht und dass für die Heilung eine ganz andere Anschauung, wie der Schmerz zu heilen sei, erforderlich ist. Sarno weist seine Patienten an, damit aufzuhören, ihren Rücken zu verhätscheln und Tabletten zu nehmen, wenn sie Schmerzen haben. Vielmehr sollten sie sich fragen, worüber sie zornig sind. Außerdem, und das ist vielleicht am wichtigsten, erklärt Sarno ihnen, dass sie ihren Zorn gar nicht loswerden müssen, um schmerzfrei zu werden, sondern nur ihren Widerstand dagegen, den Zorn zu empfinden.

Einengende Überzeugungen

Wenn Sie als Kind erlebt haben, dass Ihre Eltern in ihrem Leben nicht wirklich glücklich waren und dass es zu Hause die ganze Zeit viel Streit und Geschrei gab, welche Überzeugungen konnten Sie dann Ihrer Meinung nach über die Ehe entwickeln?

Wenn Sie als kleines Mädchen unbedingt Tänzerin werden wollten, doch noch etwas unbeholfen waren und der Lehrer erklärte, Sie hätten »wirklich nicht den Körper einer Tänzerin«, welche Überzeugungen konnten Sie dann Ihrer Meinung nach hinsichtlich Ihres Selbstwertgefühls entwickeln?

Wenn Sie als Kind ständig Zeugnisse mit sechs Einsen und einer Zwei nach Hause brachten, doch Ihr Vater schalt Sie nur aus, weil Sie nicht lauter Einsen hatten, was halten Sie dann Ihrer Meinung nach von Ihren künftigen Leistungen?

All das sind Beispiele dafür, wie wir einengende Überzeugungen entwickeln.

Einengende Überzeugungen sind mentale Urteile, die wir über uns selbst fällen, über die Art und Weise, wie es in der Welt zugeht oder wie wir uns in ihr anderen gegenüber verhalten. Sie beruhen auf fehlerhaften, unvollständigen oder falsch verstandenen Informationen, die wir normalerweise in den Entwicklungsjahren unserer Kindheit erhalten haben. Diese Informationen können von primären Autoritätspersonen (Eltern, Lehrern, Klerus) oder Gleichrangigen (Klassenkameraden, Freunden) oder indirekt aus anderen Quellen in der Welt (Büchern, Fernsehen, Filmen, Werbung) stammen. Diese Informationen können auf einer gewissen Ebene wahr sein. Vielleicht war die Ehe Ihrer Eltern nicht sehr gut und liebevoll, oder Sie hatten wirklich nicht die Begabung, Tänzerin zu werden. Diese Informationen mögen sogar gut gemeint sein. Ihr Vater mag ja aufrichtig geglaubt haben, er wolle Sie dazu motivieren, sich nur mit Ihrer besten Leistung zufrieden zu geben. Dem Geist eines Kindes fehlt jedoch die Fähigkeit, diese Botschaften differenziert zu verstehen, sodass sich diese ungefilterten Botschaften auf Ihren unbewussten Geist auswirken und Sie dazu bewegen, unwahre Annahmen über sich selbst und die Welt zu bilden. Diese groben Verallgemeinerungen werden zu einengenden Überzeugungen, die in gewisser Hinsicht die hartnäckigsten unbewussten Programmierungen sind, die sich am schwersten beseitigen oder umgehen lassen.

Einengende Überzeugungen erzeugen Gesundheitsprobleme in erster Linie durch die negativen Emotionen, den Stress und die Frustration, die sie auslösen, wenn Sie im Laufe Ihres Lebens versuchen, ihnen zuwiderzuhandeln. Die obigen Beispiele weiterführend lässt sich demonstrieren, wie einengende Überzeugungen negative Emotionen erzeugen, die zu Gesundheitsproblemen führen:

- Wenn Sie in Ihrer Kindheit und Jugend aufgrund eines wenig befriedigenden häuslichen Lebens die einengende Überzeugung entwickelt haben, dass »niemand in der Ehe glücklich sein kann«, dann können Sie durchaus während Ihres ganzen Erwachsenenlebens ständig Beziehungsprobleme haben. Sie geraten an jemanden, der nicht zu Ihnen passt. Oder Sie gehen vielleicht eine Reihe von unglücklichen Beziehungen oder Ehen ein. Sie werden zornig, verbittert und nachtragend, außer Stande, Liebe zu geben oder zu empfangen.
- Wenn Sie keine erfolgreiche Tänzerin werden konnten und deshalb die einengende Überzeugung entwickelt haben, dass Sie »zu nichts taugen«, werden Sie vielleicht viele Entscheidungen in Ihrem Leben durch

diese Überzeugung filtern. Sie werden auf vielen Gebieten weniger leisten, als Sie könnten, und sich mit Jobs, Beziehungen und Situationen zufrieden geben, von denen Sie wissen, dass sie nicht die besten für Sie sind. Sie mögen chronische Selbstzweifel entwickeln und bei jeder Gelegenheit frustriert sein, weil es Ihnen an Selbstvertrauen fehlt, sich um das zu bemühen, was Sie wirklich wollen, und weil Sie unfähig sind, mit dem, was Sie erreicht haben, zufrieden zu sein.

- Vielleicht ließen Sie Vorhaltungen, die Ihnen Ihr Vater wegen Ihrer guten, aber nicht perfekten Zeugnisse gemacht hat, die Überzeugung entwickeln: »Ich muss in allem, was ich tue, perfekt sein«. Dann werden Sie vielleicht mit unrealistischen Erwartungen durchs Leben gehen und immer von sich und anderen erwarten, ohne Fehl und Tadel zu sein. In einer unvollkommenen Welt mit unvollkommenen Menschen und unvollkommenen Leistungen ist dies genau die Formel für ein Leben voller Enttäuschungen, Zorn und Unglücklichsein.

Der unbewusste Geist ist zwar neutral, aber Sie können »ihn auf Ihre Seite bringen«

Der unbewusste Geist ist neutral – er ist weder »auf Ihrer Seite« noch »gegen Sie«. Man sagt oft, der unbewusste Geist würde wie ein Computer funktionieren und genau das tun, was die Informationen erfordern, die in ihn geladen wurden. Die meisten seiner Programme sind nützlich oder haben zumindest einen positiven oder praktischen Aspekt. So ist es beispielsweise gut, dass Sie nicht bewusst daran denken müssen, Ihre Atmung zu steuern. Einige Programme haben sowohl positive wie negative Implikationen. So ist es zum Beispiel auch gut, dass wir in einer lebensbedrohlichen Situation nicht mit unserem bewussten Denken alle körperlichen Veränderungen aktivieren müssen, die nötig sind, damit wir uns retten. Aber wie wir sahen, kann dieser Schutzimpuls des unbewussten Geistes zu weit gehen und Probleme verursachen. Schließlich haben wir alle auch noch viele andere Programme, die wir im Laufe unseres Lebens sowie unter dem Einfluss von Eltern, Schulen, Gleichrangigen, den Medien und einigen

Autoritätspersonen erlernt oder entwickelt haben und eingeprägt bekamen. Einige dieser für uns einzigartigen Programme sind tief in uns verborgen und können, wie wir gesehen haben, die eigentliche Ursache vieler physischer und emotionaler Leiden sein.

Aber hier kommt die gute Nachricht: Sie können den unbewussten Geist umprogrammieren. Selbst wenn Ihr unbewusster Geist vielleicht Programme geschaffen hat, die Ihnen persönliche Konflikte, Beziehungsschwierigkeiten oder Gesundheitsprobleme verursachen, können diese Programme verändert oder umgangen werden – Sie können Ihr Unbewusstes »auf Ihre Seite« bringen. Sie können die negativen Emotionen, traumatischen Erinnerungen und einengenden Überzeugungen, die Beweise für ein schädliches Programmiertsein sind und viele Gesundheitsprobleme verursachen, ausräumen, indem Sie lernen, mit Ihrem Unbewussten auf die richtige Weise zu kommunizieren. Im 3. Kapitel werden Sie zwei dieser überaus wirksamen Kommunikationstechniken erlernen.

Zusammenfassung der energetischen und emotionalen Ursachen von Gesundheitsproblemen

Fassen wir noch einmal die im 1. und 2. Kapitel dargelegten energetischen und emotionalen Ursachen von Gesundheitsproblemen zusammen:

1. Wir haben eine energetische Anatomie, einen Energiekörper, der den physischen Körper umgibt und durchdringt. Dieser Energiekörper fungiert auch als Form oder Schablone für den physischen Körper.
2. Der unbewusste Geist ist der Zentralspeicher unserer Gedanken, Gefühle, Überzeugungen, Emotionen und Erinnerungen – der positiven wie der negativen.
3. Der unbewusste Geist ist über ein neurobiochemisches Botensystem im gesamten physischen Körper angesiedelt. Auf dieser physiologischen Ebene erteilt der unbewusste Geist den Körperteilen, die unsere automatischen, unserem Willen entzogenen Funktionen ausfüh-

ren, Befehle; er übermittelt auch unsere Gedanken, Gefühle, Überzeugungen, Emotionen und Erinnerungen an alle Körperteile.
4. Der unbewusste Geist ist auch über den Energiekörper im gesamten physischen Körper angesiedelt. Auf dieser energetischen Ebene reguliert und steuert der unbewusste Geist das Fließen des Pranas durch den Körper.
5. Unser unbewusster Geist verhält sich etwa wie ein »neutraler Computer«. Er agiert gemäß den Daten oder Programmen, die in ihn eingegeben werden. Wir haben Programme, die mit unserem unbewussten Geist fest verdrahtet sind, und wir haben Programme, die wir im Laufe unseres Lebens erlernt oder übernommen haben. Diese Programme können für uns nützlich oder schädlich sein, aber negative oder schädliche Programme lassen sich ändern oder umgehen. Der unbewusste Geist kann umprogrammiert werden, indem wir lernen, wie wir richtig mit ihm kommunizieren.
6. Der unbewusste Geist überträgt auf den physischen Körper negative Emotionen wie Angst oder Zorn, Erinnerungen an persönliche Traumata, einengende Überzeugungen über unsere Unsicherheiten und unser persönliches Selbstwertgefühl sowie die Alltagssorgen und -ängste. Das tut er nicht aus Bösartigkeit, sondern vielmehr aus dem Wunsch heraus, uns davor zu »schützen«, dass die mit diesen Emotionen und Ereignissen verbundenen Schmerzen uns wieder bewusst gemacht werden, sodass wir sie erneut durchleben müssen.
7. Wenn wir uns dagegen wehren, diese negativen Emotionen, traumatischen Erinnerungen und einengenden Überzeugungen zu empfinden, kann dies energetische Störungen hervorrufen, so genannte funktionale Grenzen, die das für unsere Gesundheit wichtige glatte Fließen des Pranas behindern. Diese energetischen Störungen sind wie Felsblöcke in einem Bach. Stromaufwärts staut sich das Wasser und tritt über die Ufer – stromabwärts reduziert sich das Fließen auf ein Sickern. In Ihrer energetischen Anatomie entsprechen diesen Störungen Energiestaus und -mängel.
8. Der physische Körper reagiert auf die energetische Störung mit mehr Spannung, Widerstand und Überdehnung in den Muskeln, wodurch der Teufelskreis von Widerstand und energetischer Störung in Gang gehalten wird.
9. Die Intensität der energetischen Störung – eines Staus oder eines Mangels oder einer Kombination von beidem – nimmt zu, bis schließlich ein physisches Gesundheitsproblem auftritt.

Im nächsten Kapitel werden Sie den ersten der sechs Schritte zur Heilung erlernen: die Beseitigung negativer Emotionen und einengender Überzeugungen durch eine Reihe von Techniken, die speziell die energetischen, unbewussten und emotionalen Ursprünge von Gesundheitsproblemen ansprechen sollen.

Zweiter Teil

DIE SECHS SCHRITTE ZUR SELBSTHEILUNG

1. Schritt: Die Beseitigung von negativen Emotionen und einengenden Anschauungen (3. Kapitel)
2. Schritt: Prana-Atmung (4. Kapitel)
3. Schritt: Energiemanipulation (5. bis 9. Kapitel)
4. Schritt: Energetische Hygiene (10. Kapitel)
5. Schritt: Meditation (11. Kapitel)
6. Schritt: Energieerzeugungs-Übungen (12. Kapitel)

3

Alles rein! – Die Beseitigung von Energieblockaden, die auf Emotionen basieren

Aus dem Krankenblatt einer meiner Patientinnen ging hervor, dass sie Hilfe bei zahlreichen Problemen suchte – bei Verstopfung, Schlaflosigkeit, Asthma, Migräne und hohem Blutdruck. All diese Probleme gingen mit Spannungen in ihrer weichen Körpermuskulatur einher: im Magen-Darm-Trakt, in der Lunge und in den Blutgefäßen. Während wir miteinander sprachen, wurde mir klar, dass sie in ihrem Leben sehr viel Stress hatte. Sie musste sich um ihre alte, kranke Mutter kümmern – sie musste für sie kochen, sie füttern, baden und ihr Medikamente verabreichen. Sie hatte auch einen allzu abhängigen und anspruchsvollen Mann. Als ich diese Patientin fragte, wie sie sich bei diesen zeitlichen und kräfteraubenden Belastungen fühle, erwiderte sie müde: »Ich weiß es nicht.« Sie erklärte mir, sie habe sich schon als junges Mädchen bewusst dafür entschieden, derartige Emotionen zu unterdrücken und nicht aufkommen zu lassen und ganz sicher niemandem zu erzählen, wie sie sich fühle. Sie berichtete mir, ihr Mann habe keine Ahnung von dem, was sie für ihre Mutter tue, noch sei er sich bewusst, wie sehr sie seine anspruchsvolle Art störe. Als ich mit ihr arbeitete, um ihr dabei zu helfen, sich ihrer Gefühle bewusst zu werden, und ihr klar machte, dass es okay sei, wenn sie spüre, was sie wirklich in ihrem Körper empfinde, schien sie erstaunt zu sein. Aber im nächsten Augenblick akzeptierte sie dies. In diesem Bruchteil einer Sekunde, als ihr bewusst wurde, wie ihr Geist wirklich funktionierte, und als sie ihre negativen Emotionen positiv akzeptierte, kam es zu einem unglaublichen physiologischen Umschwung in ihrem Körper. Später erzählte sie mir, als sie am selben Tag einen Termin bei ihrem Internisten hatte, habe ihr Blutdruck 146/78 betragen. In ihrem ganzen Erwachsenenleben habe ihr Blutdruck nie unter 170/95 gelegen. Erst das Bewusstwerden ihrer negativen Emotionen ermöglichte es ihr, diesen physiologischen Umschwung herbeizuführen und damit auch ein bedeutendes Absinken ihres Blutdrucks.

ERIC B. ROBINS

Wenn Sie jemals versucht haben, mit Hilfe Ihres bewussten Verstandes Ängste, Sorgen oder einengende Anschauungen zu überwinden, haben Sie wahrscheinlich einen von drei Tricks angewandt: die Verleugnung oder Unterdrückung, indem Sie Ihre Gefühle aus Ihrem Bewusstsein verdrängten; die Ablenkung, indem Sie Ihre negativen Gedanken durch positive Gedanken ersetzt haben; oder die Zerstreuung, indem Sie in eine zwanghafte Tätigkeit verfielen, sodass Sie die negativen Emotionen nicht mehr wahrnahmen. Und wenn Sie tatsächlich eines dieser beliebten Hilfsmittel probiert haben, dann werden Sie wahrscheinlich auch entdeckt haben, dass es Ihnen eine Zeit lang dabei half, sich besser zu fühlen, aber die negative Emotion oder Anschauung nicht für immer beseitigte. Wie Sie im 2. Kapitel erfahren haben, verleiht das Verleugnen oder Unterdrücken einer negativen Emotion ihr nur noch mehr Kraft, da Ihr unbewusster Geist die Gefühle noch tiefer vergräbt. Wenn Sie Ihre Aufmerksamkeit durch Wiederholung positiver Beteuerungen ablenken, mag Ihnen das ermöglichen, schwache Ängste vorübergehend zu überwinden. Im Hinblick auf tief sitzende Sorgen und fest verwurzelte Anschauungen allerdings ist das so, als würden Sie eine alte Oberfläche mit frischer Farbe übermalen, ohne sie zuerst abgeschliffen und grundiert zu haben – die Farbe wird nicht lange halten. Wenn Sie sich zerstreuen, indem Sie Drogen nehmen, Trinken, Spielen, unersättlich Sex haben, ein Workaholic werden oder sich auf ein Hobby stürzen, umgehen Sie nur das Problem – es wird nicht verschwinden, wenn Sie sich einfach vor ihm verstecken. Verleugnung, Ablenkung und Zerstreuung stellen keine nachhaltigen Lösungen dar, da sie Versuche sind, ein unbewusstes Problem bewusst zu verleugnen. Wenn Sie bewusst versuchen, Ihre unbewussten Emotionen und Anschauungen wegzudrücken, kämpfen Sie gegen sich selbst. Dies erhöht nur den Widerstand.

Wenn Sie lernen, mit Ihrem unbewussten Geist richtig zu kommunizieren, und das heißt, Ihre negativen Emotionen, einengenden Anschauungen und traumatischen Erinnerungen zu akzeptieren und zu empfinden, können Sie sie ein für alle Mal loswerden – Sie können negative Programmierungen verändern oder umgehen –, ebenso wie die mentalen und physischen Gesundheitsprobleme, die sie verursachen. Dies ist der erste der sechs Schritte der Selbstheilung: negative Emotionen und einengende Anschauungen beseitigen.

Direktes und indirektes Beseitigen

Es gibt zwei grundlegende Methoden des Beseitigens: eine direkte und eine indirekte Methode. Die direkte Methode soll speziell emotionale und energetische Blockaden ausräumen. Die indirekte Methode bietet eine ganze Reihe energetischer oder gesunder Vorteile, und einer davon ist das Beseitigen negativer Emotionen.

Zu den direkten Methoden gehören die beiden in diesem Kapitel vorgestellten einfachen Übungen: die Selbstwahrnehmung, eine kognitive Technik, die Ihnen dabei hilft, emotionale Störungen konstruktiv zu akzeptieren und zu spüren, und das höhere Denken, eine rasch zu erlernende Methode, eine objektive Perspektive hinsichtlich negativer Verhaltensweisen und Gewohnheiten einzunehmen. Wie dies zuerst Gay Hendricks, Ph. D., in seinem Buch *At the Speed of Life: A New Approach to Personal Change Through Body-Centered Therapy* erläutert hat, bestehen die direkten Methoden in erster Linie darin, dass Sie ein Problem eine Zeit lang ohne jedes Urteil betrachten. Indem Sie dem Gedanken oder der Emotion Ihre neutrale Aufmerksamkeit widmen, verlieren sie ihre Macht – die Blockade leidet unter »Energiehunger«, löst sich schließlich auf, und Ihre negative Programmierung wird effektiv neutralisiert oder umgangen.

Zu den indirekten Methoden zählen die Prana-Atmung (4. Kapitel), die Energiemanipulationstechniken des Scanning, Sweeping und Energetisierens (5. bis 9. Kapitel), die energetische Hygiene (10. Kapitel) und die Meditation (11. Kapitel). Jede dieser indirekten Methoden beseitigt negative Emotionen auf eine etwas andere Weise, wie Sie in den genannten Kapiteln sehen werden.

Sowohl die direkten wie die indirekten Methoden beseitigen wirksam negative Emotionen und einengende Anschauungen, auch wenn sie dies auf unterschiedliche Weise bewerkstelligen. Das Beseitigen mit einer direkten Methode erfolgt gewöhnlich dramatischer und plötzlicher; indirekte Methoden hingegen sind meist subtiler und allmählich wirkender. Dies sind jedoch keine festen Regeln. Die Prana-Atmung beispielsweise ist eine relativ passive, simple Technik, die in Ihrer Energie und Gesundheit schrittweise positive Veränderungen herbeiführt, aber eindrucksvolle Ergebnisse erzielen kann. Viele Menschen erleben eine abrupte, rasche emotionale Reinigung, wenn sie allein ihre Atemmuster ändern. Ein weiteres Beispiel: Die Selbstwahrnehmung kann plötzliche Einsichten in Ihre Emotionen, Motivationen und Verhaltensweisen bewirken, die zu einem verblüffend schnellen Ausräumen von Komplexen führen. Die Selbstwahrnehmung kann allerdings auch in einem eher mäßigen Tempo funktionieren und positive Veränderungen in Verhalten, Energie und Gesundheit über einen längeren Zeitraum fördern. Oder sie kann so allmählich wirken, dass Sie sich eines Tages einfach bewusst sind, dass irgendeine Situation oder ein Reiz, die oder den Sie früher als störend empfunden haben, Ihnen nichts mehr ausmacht.

All dies bedeutet keineswegs, dass direkte Methoden in irgendeiner Weise mehr oder weniger effektiv als indirekte Methoden wären. Das heißt nichts weiter, als dass das Beseitigen von Blockaden bei jedem Menschen auf unterschiedliche Weise und unterschiedlich schnell erfolgt. Die Geschwindigkeit der Klärung hängt von der Komplexität des Gesundheitsproblems ab, wie lange Sie es schon haben, wie tief verwurzelt die Grundstörung ist, wie Ihnen die Techniken liegen und wie häufig und intensiv Sie sie anwenden.

Ihr Ziel: Integration

Ihr Ziel bei der Reinigungsarbeit, unabhängig davon, ob Sie eine direkte oder eine indirekte Methode anwenden, sollte darin bestehen, echte, lang anhaltende positive Veränderungen herbeizuführen, sodass Sie die physischen Symptome in Ihrem Körper nicht mehr spüren. Dies ist ein Zustand der vollständigen Integration, ein Gesundheitszustand, bei dem negative Emotionen und einengende Anschauungen ebenso wie die Energieblockaden, die sie erzeugt haben, verschwunden sind. Geist und Körper arbeiten zusammen, Sie haben alle negativen Programme, die Sie jemals erworben haben, überwunden, und das Prana fließt glatt und reichlich.

Die wahre Integration vollzieht sich nur auf der Ebene des unbewussten Geistes, da in ihm, wie wir bereits gesehen haben, die negativen Emotionen und einengenden Anschauungen angesiedelt sind. Allerdings fällt es uns schwer, mit unserem unbewussten Geist in engen Kontakt zu kommen, um diese Störungen zu beseitigen. Reinigung und Integration erfordern eine Dissoziation von Bewusstem und Unbewusstem, eine Trennung zwischen Ihrem bewussten Geist (und seinem Eigensinn und rationalen Denken) und Ihrem unbewussten Geist (und seinen Emotionen, Anschauungen und Erinnerungen). Die Dissoziaton vermittelt uns einen Einblick in das Wirken des unbewussten Geistes. Hier ein Beispiel für diesen Einblick: Haben Sie auch schon einmal festgestellt, wie leicht es ist, einem Freund oder Bekannten einen Rat zu erteilen, selbst hinsichtlich eines besonders schwierigen oder anspruchsvollen Problems? Vielleicht steht er gerade vor einer wirklich harten Entscheidung: ob er den Arbeitsplatz wechseln, sich scheiden lassen oder was er mit seinem Kind machen soll, das ernste Schulprobleme hat. Doch die meisten von uns können die Situation nüchtern analysieren und oft rasch eine Lösung vorschlagen. Wenn es allerdings unser Problem wäre, wenn wir in der gleichen Lage wären, könnten wir ungeheuer viel Zeit damit verbringen, das Problem zu analysieren, die Vor- und Nachteile von allen Seiten betrachten, die Details erforschen und Angehörige, Freunde, Berater und vielleicht sogar Profis um ihre Meinung befragen. Und selbst nachdem wir alles genau untersucht und Meinungen und Ratschläge eingeholt haben, könnten wir noch immer zögern und die Entscheidung hinausschieben oder gar unterlassen. Warum? Weil wir dem Ganzen zu nahe stehen, weil für uns zu viel vom Ergebnis abhängt, als dass wir objektiv sein könnten. Wir denken an die unweigerlichen Konsequenzen, für welchen Kurs wir uns auch immer entscheiden. Aber wenn es sich um die Entscheidung von jemand anderem handelt und wir selbst nicht vom Ausgang betroffen sind, können wir uns leichter davon distanzieren und viel rascher eine Entscheidung treffen.

Und genau diese Objektivität benötigen Sie, um negative Emotionen und einengende Anschauungen zu beseitigen. Die richtige Wahrnehmung ist der Schlüssel, um diese Objektivität zu erlangen.

Wahrnehmung

Im Westen neigen wir dazu, die Wahrnehmung mit einem der fünf Sinne zu verbinden. Aber die Wahrnehmung, die Sie entwickeln müssen, um negative Emotionen auszuräumen, hat mit der Fähigkeit, Dinge zu sehen oder zu hören, nichts zu tun – vielmehr gleicht sie eher dem, was die Zen-Literatur Achtsamkeit nennt: einen anhaltenden, wachsamen Zustand der Sensibilität, in dem Sie offen und empfänglich sind für Empfindungen, die in Ihnen aufsteigen.

Diese Art der Wahrnehmung lässt sich nur dadurch erreichen, dass Sie das bewusste Denken und das aktive Wahrnehmen loslassen. Andernfalls setzt sich der bewusste Geist über den unbewussten Geist hinweg und unterdrückt diesen erhöhten inneren Sinn. Wahrnehmung ähnelt der Selbsthypnose, die eigentlich nichts weiter ist als ein Zustand, in dem Sie Ihr Verhältnis zu Ihrem unbewussten Geist verbessern. Wenn jemand zum Beispiel die Selbsthypnose vollzieht, ermöglicht er es dem Geist und dem Körper, sich zu entspannen, und kommt mehr in Kontakt mit Impulsen aus seinem unbewussten Geist. Wahrnehmung ist auch wertfrei, das heißt, wenn Sie Ihre Wahrnehmung einer negativen Emotion oder Anschauung zuwenden, geben Sie in Gedanken weder sich selbst noch jemand anderem die Schuld daran und schreiben ihr auch weder eine gute noch eine schlechte Eigenschaft zu. Wenn Sie beispielsweise mit Hilfe der Selbstwahrnehmung ein zwanghaftes Bedürfnis, perfekt zu sein, beseitigen, ein Bedürfnis, das Menschen oft dazu bringt, gegenüber anderen und sich selbst überkritisch zu sein, könnten Sie plötzlich noch einmal den Schmerz, den Sie empfunden hatten, als Sie von Ihren Eltern wegen kleiner Vergehen hart getadelt wurden, oder das überwältigende Gefühl des Versagens nacherleben, das Sie überkam, als Sie nicht in die Theatergruppe Ihrer Schule aufgenommen wurden. Wenn diese Emotionen wieder auftauchen – und das werden sie, denn sonst könnten Sie sie nicht ausräumen –, dann nehmen Sie einfach von ihnen Notiz, ohne auf sie zu reagieren. Das heißt, wenn diese Erlebnisse wieder hochkommen, machen Sie Ihren Eltern wegen ihrer Kritik keinen Vorwurf und vergehen nicht vor Scham, wie Sie sie mit dreizehn empfunden hatten. Trainieren Sie sich darauf, sich diese Emotionen einfach bewusst zu machen.

Uns Menschen im Westen fällt es schwer, die Wahrnehmung zu akzeptieren, weil wir in einer Gesellschaft leben, die die Aggressivität und das Handeln schätzt. Wir haben eine »Sitz nicht einfach da, sondern tu etwas«-Einstellung gegenüber unseren Problemen. Wir spotten über die scheinbare Passivität von Achtsamkeit und Wahrnehmung, die für eine »Tu einfach nichts, sondern sitz bloß da«-Einstellung zu stehen scheinen. Doch wenn Sie die Wahrnehmung in diesen direkten Reinigungstechniken praktizieren, wird Ihnen aufgehen, wie nachhaltig sie zu heilen vermag.

Zwei direkte Reinigungstechniken

Direkte Reinigungstechniken stellen eine einfache Möglichkeit dar, mit Ihrem unbewussten Geist oder Ihrem inneren Selbst formell zu kommunizieren. Der Schlüssel zur effektiven Kommunikation ist das Wissen, dass sie verbal oder nicht verbal sein kann. Ihr »innerer Kritiker«, diese strenge kleine Stimme in Ihrem Geist, die Ihnen wegen eines kleinen Fehlers Vorhaltungen macht, kommuniziert gewöhnlich mit Worten. Aber andere Teile Ihres inneren Selbst »sprechen« zu Ihnen durch Bilder. Sie können auch einen Eindruck, ein Gefühl oder ein physisches Stechen bekommen, wenn Sie die direkten Reinigungstechniken praktizieren. Anhand des oben zitierten Beispiels eines übertriebenen Drangs nach Perfektion lässt sich sichtbar machen, wie sich verschiedene Gefühle in Ihnen manifestieren könnten. Wenn Sie Ihre Selbstwahrnehmung dem Problem zuwenden, könnten Sie die Stimme Ihres Vaters hören, wie er Sie wegen Ihrer Unzulänglichkeiten kritisierte – und zwar genau in seinem Tonfall und mit den Worten, die er gebrauchte. Oder Sie könnten spüren, wie sich Ihr Magen verkrampft, wenn der Zorn und die Angst, die Sie damals empfanden, wieder aufbrechen. Vielleicht sehen Sie ein Bild vor sich, wie Sie als kleines Mädchen an dem Tag, an dem Sie nicht in die Theatergruppe aufgenommen wurden, niedergeschlagen nach Hause gehen, und Sie spüren, wie Ihre Schultern tatsächlich zusammensacken, während Sie diese Gefühle des Versagens noch einmal erleben. Oder vielleicht hören Sie eine kleine Stimme – vielleicht Ihren Vater, den Leiter der Theatergruppe oder sogar sich selbst –, die zu Ihnen sagt: »Du taugst nichts.«

Selbstwahrnehmung

Wenn Sie die Wahrnehmung praktizieren, richten Sie Ihre Aufmerksamkeit locker auf die Gefühle in Ihrem Körper, die eine besondere Emotion oder Anschauung, ein bestimmter Gedanke oder ein spezielles Trauma erzeugt. Wahrnehmung ist das Gegenteil von Widerstand. Sie kämpfen nicht gegen die Emotion an. Sie versuchen nicht, sich einzureden, dass sie nicht da sei. Sie akzeptieren und empfinden sie auf eine objektive, konstruktive Weise. Wenn zum Beispiel Ihr innerer Kritiker – mit Ihrer eigenen Stimme oder der einer Autoritätsperson – Sie auszuschelten beginnt und Sie spüren, wie sich Ihr Magen als Reaktion darauf verkrampft, richten Sie einfach locker Ihre Wahrnehmung auf dieses Gefühl. Sie »diskutieren« nicht bewusst mit der Stimme, und Sie lenken Ihre Aufmerksamkeit nicht von dem Unwohlsein in Ihrem Magen weg, um dieses zu lindern. Sie versuchen auch nicht bewusst, Ihren Magen zu entspannen. Sie halten einfach diese Anspannung aus und stellen fest, dass sie da ist und dass Sie sich ihrer bewusst sind. Im Prinzip sagen Sie sich: »Dieses Gefühl in meinem Magen ist weder gut noch schlecht. So sind nun einmal einfach die Dinge genau in diesem Augenblick.« Und dann halten Sie das Gefühl aus, solange Sie können. Vor allem ist echte Wahrnehmung wertfrei.

Negative Emotionen zu spüren heißt nicht, dass Ihnen jedes Mal die Tränen kommen, wenn Sie eine Situation erleben, die Ihnen Angst macht. Noch müssen Sie sich der Emotion so intensiv hingeben, dass Sie von ihrer Intensität gelähmt oder in Verzweiflung, Depressionen oder Selbstmitleid gestürzt werden. Sie lassen es einfach zu, dass Sie Ihre Gefühle und die Empfindungen, die sie in Ihrem Körper auslösen, ohne Urteil oder Schuldzuweisung spüren.

Ein paar Anmerkungen zum Praktizieren der folgenden Übungen zur Selbstwahrnehmung und zum höheren Denken

- Die richtige zeitliche Länge dieser Sitzungen beträgt 15 bis 20 Minuten. Eine längere Sitzung kann Sie ermüden. Sie können stets später darauf zurückkommen und es noch einmal probieren.
- Es ist hilfreich, sich vor der Anwendung dieser Techniken vorzubereiten. Durchdenken Sie Ihre Selbstbefragung – formulieren Sie vielleicht sogar ein paar Fragen im Voraus. Aber versuchen Sie den

Ablauf der Sitzung nicht vorwegzunehmen – das lässt zu viel bewusstes Denken in einen idealerweise spontanen Dialog mit Ihrem inneren Selbst oder Unbewussten einfließen. Sie sollten genug über sich und Ihren Geist und Körper wissen, um ein Gefühl für einige mögliche Ursachen des Problems und für die allgemeine Richtung des Dialogs zu haben.

- Bleiben Sie flexibel und spontan. Ihre Sitzung kann am Ende in eine ganz andere Richtung gehen als in die, an die Sie im Voraus dachten. Bei der Selbstwahrnehmungsübung (3.A) überlassen Sie sich dem Fluss Ihrer Eindrücke. Bei der Übung zum höheren Denken (3.B) stellen Sie nach jeder Antwort weitere sanfte, aber bohrende Fragen, bis Sie an die Wurzel des Problems gelangen. Wenn Sie überhaupt keine Antwort bekommen oder die Sitzung einfach ergebnislos endet, spricht dies wahrscheinlich für eine tief verwurzelte negative Emotion oder einengende Anschauung. Hier zwei Vorschläge, falls Sie nicht weiterkommen:
- Kombinieren Sie direkte Reinigungstechniken mit der Prana-Atmung (4. Kapitel), und praktizieren Sie anschließend Energiemanipulationstechniken, insbesondere spezielle Stressabbaumaßnahmen, die darauf ausgerichtet sind, einen Stau im vorderen und rückwärtigen Solarplexuschakra zu beseitigen (9. und 13. Kapitel).
- Versuchen Sie es eine Zeit lang mit der Achtsamkeitsmeditation (11. Kapitel) und anschließend wieder mit diesen Reinigungstechniken.

Falls keiner dieser Vorschläge nach einer gewissen Zeit etwas hilft, sollten Sie vielleicht an eine traditionellere Therapie bei einem Therapeuten denken, der Erfahrungen mit der Lösung von Problemen hat, die sich physisch manifestieren und auf einer Emotion beruhen. Oder Sie konsultieren jemanden, der auf Hypnose oder Bioenergetik spezialisiert ist.

Doch nun wollen wir uns den Übungen zuwenden.

ÜBUNG 3.A: *Negative Emotionen und einengende Anschauungen mit Selbstwahrnehmung ausräumen*

Diese Technik ist am effektivsten, wenn Sie sich die Zeit nehmen können, sie in aller Ruhe und ohne Unterbrechung zu praktizieren. Wir stellen hier den gesamten Ablauf dar. Wenn Sie sich wohler dabei füh-

Vertrauen Sie Ihren Gefühlen und Eindrücken während der Übung dieser Techniken

Vor ein paar Jahren arbeitete ich mit einer Frau, die zu mir wegen chronischer Blasenschmerzen und häufigem Harndrang überwiesen worden war. Alle traditionellen Behandlungen waren erfolglos gewesen. Als wir die Selbstwahrnehmungstechnik anwandten, stellten wir fest, dass sie sich an einen tief verwurzelten Zorn klammerte, aber wir konnten einfach nicht die Grundursache ermitteln, den auslösenden Vorfall in ihrer Vergangenheit.

Nach drei Sitzungen, in denen sie rundweg verneinte, dass sie während der Wahrnehmungsübungen irgendwelche Erkenntnisse gehabt habe, beschloss sie, es aufzugeben. »Doc«, sagte sie, als sie sich erhob, um zu gehen, »ich bin auf nichts gekommen. Ich glaube nicht, dass es funktioniert.« Ich fragte sie: »Sind Sie sicher, dass überhaupt nichts hochgekommen ist? Kein Bild, keine Empfindung, die Ihren Zorn erklären könnten?« – »Nein, nichts«, erwiderte sie, »außer diesem immer wieder auftauchenden Bild, wie meine Mutter mich schlägt und in den Schrank einsperrt ...«

Das war eindeutig die Grundursache, nach der wir gesucht hatten. Aber dieser Frau vertraute dem Bild nicht, das ihr Unbewusstes ihr präsentiert hatte. Sie war sich nicht bewusst, dass ihr Unbewusstes mit ihr auf diese Weise kommunizierte, und sie fühlte sich nicht wohl dabei, die Wahrheit dieser zugegebenermaßen sehr schwierigen Erinnerung zu akzeptieren und zu empfinden.

Hören Sie auf Ihren Körper und akzeptieren Sie die Gefühle, Eindrücke und Bilder, die er Ihnen präsentiert.

Eric B. Robins

len, können Sie Teile davon abkürzen – zum Beispiel die Entspannungsphase. Doch bis Sie damit vertraut sind, sollten Sie Schritt für Schritt vorgehen. Sie können die Anweisungen auch auf Band sprechen, sodass Sie nicht bei jedem Schritt im Buch nachlesen müssen. So können Sie sich richtig entspannen.

1. Setzen Sie sich auf einen bequemen Stuhl. Sie sollten entspannt sein, das Zimmer kann abgedunkelt sein. Allerdings sollten Sie nicht so entspannt sein und im Zimmer darf es nicht so dunkel sein, dass Sie einschlafen.
2. Schließen Sie die Augen. Atmen Sie achtmal ein und aus, um sich noch mehr zu entspannen. Atmen Sie langsam und tief.
3. Der Kontakt mit Ihrem unbewussten Geist lässt sich leichter herstellen, wenn Ihr Geist entspannt ist, und der lässt sich leichter entspannen, wenn Ihr Körper entspannt ist. Beginnen Sie also damit, Ihren Körper zu entspannen, und zwar einen Teil nach dem anderen. Sie können sich von den Zehen bis zum Kopf hoch- oder vom Kopf bis zu den Zehen hinabarbeiten. Seien Sie sich einfach jedes Teils ein paar Sekunden lang bewusst und sagen Sie sich im Stillen: »Mein (Körperteil) ist nun völlig entspannt.« Atmen Sie einmal in den Körperteil ein, atmen Sie aus und lassen dann los. Während Sie atmen, können Sie sich vorstellen, wie Sie Entspannung in den betreffenden Bereich einatmen und Spannung aus diesem Bereich ausatmen. Hier eine Abfolge einer physischen Entspannung, die Sie vielleicht einmal probieren sollten:

1. Rechter Fuß samt Zehen	12. Oberer Rücken
2. Rechter Unterschenkel, rechtes Knie	13. Rechte Hand
3. Rechter Oberschenkel	14. Rechtes Handgelenk und Unterarm
4. Linker Fuß samt Zehen	15. Rechter Ellbogen und rechter Oberarm
5. linker Unterschenkel, linkes Knie	16. Linke Hand
6. Linker Oberschenkel	17. Linkes Handgelenk und linker Unterarm
7. Hüfte, Becken und Gesäß	18. Linker Ellbogen und linker Oberarm
8. Unterleib	19. Nacken und Hals
9. Brust	20. Kiefer
10. Unterer Rücken	21. Gesicht
11. Wirbelsäule	22. Kopf

Selbstwahrnehmungsbehandlung bei funktionaler Kolitis

Ein Patient wurde an mich mit einem nichturologischen Problem überwiesen: Darmkrämpfe, die sein Arzt als Kolitis, eine Funktionsstörung, diagnostiziert hatte. Obwohl er ein Antispasmodikum nahm, um seine schmerzhaften Krämpfe unter Kontrolle zu bringen, wollte dieser Mann die eigentliche Ursache seines Problems herausfinden. Ich ließ ihn die Augen schließen und führte ihn durch eine fortschreitende Entspannung seines Körpers. Dann erklärte ich ihm, er solle allen Gedanken, Geräuschen, Bildern oder körperlichen Gefühlen trauen, die sich einstellen könnten, während wir ein inneres Scanning seines Körpers durchführten. Während er sich auf seinen Dickdarm konzentrieren sollte, forderte ich ihn auf, sich an das letzte Mal zu erinnern, da er die Krämpfe gehabt hatte. Als er das tat, fragte ich ihn: »Welche Gefühle haben Sie da erlebt?« Sofort erwiderte er: »Zorn!« Sie hätten zu Hause Gäste zum Abendessen dagehabt, und er sei der Meinung gewesen, seine Frau habe einige unpassende Dinge gesagt, sodass er vor ihren Gästen »schlecht dagestanden« habe. »Ich war unheimlich sauer auf sie und ärgerte mich darüber, mit einem Menschen wie ihr verheiratet zu sein«, fuhr er fort. »Ich habe ein ungutes Gefühl wegen meiner Ehe und jede Menge Zorn, und ich weiß nicht, was ich dagegen tun soll.«

Ich fragte ihn, was er getan habe, wenn er diesen Zorn empfunden habe, und er sagte, er habe dann eins von zwei Dingen getan: Entweder habe er die Gefühle unterdrückt, da es »in einer Ehe doch nicht so zugehen soll«, oder er habe zu viel gegessen, um seine Gefühle zu verschleiern. Ich erklärte ihm, die meisten Menschen seien der Meinung, sie hätten nur zwei Möglichkeiten, mit ihrem Zorn umzugehen: ihn körperlich auszuleben – den Menschen, der die vermeintliche Quelle des Zorns ist, anzuschreien oder anzugreifen – oder die Emotion tief in den Körper hineinzustopfen. Dann wies ich darauf hin, dass es noch eine dritte, konstruktivere Möglichkeit gebe: objektive Wahrnehmung auf die Emotion zu richten und zuzulassen, die Wahrheit des

Gefühls zu empfinden. Also saßen wir da, und er ließ seinem Zorn über seine Frau, die so »blöd« war, freien Lauf. Zum ersten Mal in seinem Leben akzeptierte er seinen Zorn und öffnete sich ihm. Und es war kein Zufall, dass er auch anfing, sich viel ruhiger und friedlicher zu fühlen. Kurz nach dieser Sitzung verschwand seine Kolitis.

Er lernte auch, die Selbstwahrnehmungstechnik gegen die chronischen Schmerzen im unteren Rückenbereich einzusetzen. Jedes Mal, wenn er spürte, wie die Rückenschmerzen ausbrachen, versetzte er sich in einen entspannten Zustand und richtete die objektive Wahrnehmung auf seinen Rücken. Während er still und bewusst dasaß, ließ er sich einen Gedanken durch den Kopf gehen, etwa: »Ich frage mich, worüber ich zornig, ängstlich oder besorgt bin.« Als ihm eine Erklärung einfiel, öffnete er sich ihr und ließ es zu, diese Gefühle zu empfinden. Als er diese Übung wiederholte, vergingen seine Rückenschmerzen. Inzwischen sind mehrere Jahre vergangen, seit seine Rückenschmerzen oder die Kolitis wieder aufgetreten sind. Jedes Mal, wenn er einen Anfall nahen fühlt, praktiziert er die Wahrnehmungsübung, nimmt Kontakt zu dem auf, worüber er zornig ist, und lässt es zu, dass er seinen Zorn empfindet.

Eric B. Robins

4. Stellen Sie in diesem ruhigen Zustand fest, was Sie gerade fühlen und wo Sie dies in Ihrem Körper fühlen. Atmen Sie sacht und ruhig. Richten Sie Ihre Wahrnehmung auf Ihren gesamten Körper. Versuchen Sie nicht, Ihre Wahrnehmung gezielt auf einen Teil zu lenken. Sollte sie zu einem bestimmten Reich hingezogen werden, dann ist das in Ordnung. Aber gehen Sie nicht von dem Gedanken aus, dass Sie sich Ihres linken Fußes oder Ihres Kopfes bewusst sein wollen. Betrachten Sie dies als ein inneres Scanning, ein Abtasten Ihres gesamten Körpers. Merken Sie sich im Geist alle Empfindungen oder Eindrücke, die sich einstellen, wenn Sie sich Ihres Körpers bewusst werden. Verwenden Sie auf dieses allgemeine Scanning etwa 5 Minuten.

5. Wenn Sie einen speziellen Schmerz oder ein bestimmtes Leiden

haben, richten Sie nun Ihre Wahrnehmung auf diesen bestimmten Bereich oder Schmerz. Wenn Sie Kopfschmerzen haben, empfinden Sie all die verschiedenen Gefühle, die Sie bei Kopfschmerzen haben. Wenn Sie Unterleibs- oder Rückenbeschwerden oder sogar irgendwelche emotionalen Schmerzen haben, richten Sie Ihre Wahrnehmung dorthin. Verlagern Sie allmählich Ihre Wahrnehmung tiefer in den Bereich oder die Beschwerden.

6. Seien Sie ruhig, und stellen Sie fest, was Sie fühlen. Bleiben Sie entspannt, und seien Sie sich aller zusätzlichen Gefühle oder Empfindungen bewusst, die sich einstellen. Vertrauen Sie immer der Wahrheit dessen, was Sie fühlen oder spüren. Seien Sie wertfrei. Stellen Sie keine Vermutungen oder Schlussfolgerungen darüber an, warum Sie gerade gewisse Dinge fühlen oder spüren.

7. Wenn Sie auf Widerstand stoßen oder das Gefühl haben, dass die Emotion oder der Schmerz stärker wird, oder wenn Sie noch mehr Angst empfinden, dann kommuniziert Ihr unbewusster Geist gerade mit Ihnen. Sie vertiefen sich gerade in einen Bereich, vor dem er Sie schützt. Ihr Unbewusstes hat dort irgendeine negative Emotion begraben. Richten Sie weiterhin Ihre Wahrnehmung dorthin, wenn dies nicht zu unangenehm ist. Bleiben Sie bei der Empfindung – seien Sie sich ihrer wirklich bewusst. Atmen Sie weiterhin glatt und tief. (Achtung: Wenn die Empfindung oder Emotion zu irgendeiner Zeit zu intensiv oder zu unangenehm wird, öffnen Sie die Augen und beenden Sie die Sitzung. Sie können es später erneut versuchen.)

8. Wenn Sie sich auf eine negative Emotion oder Anschauung konzentrieren und dabei bleiben können, sollten Sie nach kurzer Zeit merken, wie sie vergeht oder an Intensität abnimmt. Sie sollten nun irgendeine Erleichterung verspüren. Die Emotion oder Anschauung kann vollkommen ausgeräumt sein, oder die Erleichterung ist nur vorübergehend. Vielleicht kehrt sie wieder, wenn Sie die Sitzung beenden. Aber wenn Sie Ihre nächste Selbstwahrnehmungssitzung beginnen, werden Sie mehr wissen. Dann arbeiten Sie erneut an diesem Bereich und gehen daraus mit einer länger anhaltenden Erleichterung hervor. Und so weiter, bis Sie in der Lage sind, die negative Emotion vergehen zu lassen und aus Ihrem Energiekörper zu beseitigen.

9. Um die Sitzung zu beenden, danken Sie Ihrem unbewussten Geist für seine Hilfe, öffnen die Augen und strecken sich langsam, bevor Sie aufstehen und herumgehen.

Höheres Denken

Die folgende Geschichte veranschaulicht das Prinzip des höheren Denkens. Zwei Männer saßen eines Tages am Ufer eines Flusses und angelten. Plötzlich vernahmen sie aus dem Wasser einige Schreie. Sie schauten flussaufwärts und sahen, wie eine Frau gegen die rasche Strömung ankämpfte. Einer der Männer sprang ins Wasser, um sie zu retten. Die Strömung war stark, und auch er wurde beinahe flussabwärts gezogen. Aber mit großer Mühe gelang es ihm, die Frau zu packen und ans Ufer zu ziehen. Sie atmete nicht mehr, aber schließlich konnte er sie wiederbeleben. Inzwischen hatte der Mann von seinem Handy aus mit der Feuerwehr telefoniert, und als ein Krankenwagen kam, brachten sie die Frau dorthin. Da die Männer erschöpft waren, beschlossen sie, mit dem Angeln aufzuhören. Als sie gerade ihre Angeln einpackten, vernahmen sie erneut Schreie aus dem Wasser. Sie sahen, wie zwei Teenager vom Fluss mitgerissen und von der Strömung gegen spitze Felsen getrieben wurden. Der andere Mann sprang in den Fluss, und unter heldenhaftem Einsatz gelang es ihm, die beiden in Sicherheit zu bringen. Diesmal hatte der andere Mann einen Krankenwagen herbeigerufen. Fast im selben Augenblick, als der Krankenwagen eintraf, waren weitere Schreie aus dem Wasser zu vernehmen, und die Angler sahen, wie zwei Menschen in der Strömung kämpften. Der erste Mann sprang hinein, rettete die beiden und zog sie ans Ufer, wo sie zu einem dritten Krankenwagen gebracht wurden. Das wiederholte sich noch mehrmals: Menschen kämpften gegen die Strömung des Flusses an, und die Angler wechselten einander ab, um sie herauszuziehen. Was die beiden Männer nicht sahen – sie dachten auch nicht daran, danach Ausschau zu halten –, war ein Wahnsinniger, der einige hundert Meter flussaufwärts Menschen von einer Brücke warf.

Hätten die beiden Angler das Problem, dass Menschen im Fluss zu ertrinken drohten, auf eine andere, effektivere Weise angehen können? Sie hätten weiterhin die Menschen retten können, sobald sie bereits im Fluss waren, indem sie vielleicht schneller schwammen und rascher arbeiteten. Damit wären sie auf der unmittelbaren Ebene des Problems aktiv gewesen – eine erschöpfende und letztlich erfolglose Methode. Oder sie hätten ein Seil über den Fluss spannen können, damit die Menschen danach greifen könnten, wenn sie flussabwärts gerissen wurden. Damit hätten sie sich mit ein wenig mehr Kreativität und auf einer etwas höheren Ebene betätigt. Auf diese Weise hätten sie mehr Menschen mit größerer Effizienz und weniger Mühe retten können, aber zweifellos würden einige Menschen dennoch ertrinken. Oder sie hätten auf einer viel höheren Ebene aktiv werden können, an der Quelle des Problems, indem sie den Wahnsinnigen auf der Brücke gleich daran gehindert hätten, Menschen in den Fluss zu werfen.

Diese Geschichte veranschaulicht die Grundprämisse des höheren Denkens: Wenn Sie ein Problem auf einer höheren Ebene – weiter flussaufwärts sozusagen – angehen, gelangen Sie rascher, effektiver und nachhaltiger zu seiner Lösung.

Das höhere Denken ist eine fortgeschrittenere Form der Selbstwahrnehmung, die Ihnen dabei hilft, negative Emotionen, Traumata und einengende Anschauungen auszuräumen, indem Sie Ihren unbewussten Geist in einen Dialog verwickeln und dann mit Hilfe der wertfreien Wahrnehmung die Emotionen, Traumata oder Anschauungen aufdecken, die in Ihrem Körper gefangen sind. Beim höheren Denken gibt es sieben Schritte:

1. Entspannen Sie sich physisch und mental.
2. Richten Sie Ihre wertfreie Wahrnehmung auf das Problem.
3. Führen Sie ein Selbstgespräch, wobei Sie diese vier Ausgangsfragen stellen:
    »Warum tritt (dieses Problem) auf?«
    »Wofür steht (dieses Problem)?«
    »Warum geschieht dies?« Oder anders formuliert: »Zu welchem höheren Zweck habe ich (dieses Problem)?«
    »Welche Anschauung müsste ich haben, um (dieses Problem) zu erzeugen?«
4. Richten Sie eine leichte, wertfreie Wahrnehmung auf den betroffenen Bereich, um zu sehen, welche negativen Emotionen, traumatischen Erinnerungen oder einengenden Anschauungen dort begraben sein könnten, die Sie nicht spüren wollten.
5. Richten Sie die wertfreie Wahrnehmung auf die aufgedeckte Emotion oder das Trauma.
6. Spüren Sie das Gefühl oder die Wahrheit der Emotion.
7. Lassen Sie sie los.

Das Kernstück dieser Technik ist das Selbstgespräch. Im Idealfall sollte es ein frei fließendes Geben und Nehmen zwischen Ihrem bewussten und Ihrem unbewussten Geist sein. In diesem Sinne ist es ein

Gespräch, das für jeden Menschen und sein(e) Problem(e) ganz spezifisch ist, und daher lässt sich kein »Standarddrehbuch« erstellen, das jeder Mensch verwenden kann. Die hier vorgeschlagenen Ausgangsfragen allerdings eignen sich nach unserer Meinung am besten, um dieses Gespräch anzuregen. Die effektivste Methode besteht einfach darin, dass Sie die Technik üben, um damit vertraut zu werden, wie Sie Fragen stellen und wie Ihr unbewusster Geist reagiert (zum Beispiel in Form einer inneren Stimme, eines körperlichen Gefühls, eines plötzlich auftauchenden Bildes). Beginnen Sie das Gespräch mit einer oder mehreren von diesen Ausgangsfragen – oder einer selbst formulierten Frage, die Sie aus diesen Fragen erstellen –, und akzeptieren Sie die Antworten, die Sie bekommen. Dann stellen Sie weiterführende Fragen, die Sie der negativen Emotion, der traumatischen Erinnerung oder der einengenden Anschauung näher bringen, die vielleicht in Ihrem Körper festgehalten wird.

ÜBUNG 3.B: *Negative Emotionen und einengende Anschauungen mit höherem Denken ausräumen*

Nachdem Sie mehr damit vertraut sind, mit Ihrem Unbewussten zu arbeiten – also verstehen, wie es mit Ihnen auf verschiedene Weise kommuniziert –, können Sie sich jederzeit mit dem höheren Denken befassen: bei der Arbeit, zu Hause oder während Sie mit dem Auto unterwegs sind oder auf einen Termin warten. Wenn Sie es allerdings zum ersten Mal praktizieren, sollten Sie sich eine Zeit und einen Ort aussuchen, zu der und an dem Sie ruhig und ungestört sein können, sodass Sie völlig entspannt sind. Gehen Sie Schritt für Schritt vor.

1. Beginnen Sie mit den gleichen ersten drei Schritten wie bei Übung 3.A: Setzen Sie sich auf einen bequemen Stuhl, atmen Sie tief, entspannen Sie Ihren Körper, und zwar einen Teil nach dem anderen.
2. Während Sie entspannt und bequem mit geschlossenen Augen dasitzen, richten Sie Ihre Wahrnehmung auf Ihre Gesundheitsprobleme und die Symptome. (In diesem Beispiel ist es eine Kolitis.) Seien Sie sich der Symptome in dem Bereich des Körpers, in dem das Problem auftritt, leicht bewusst. Richten Sie Ihre Wahrnehmung auf Ihren Magen und Unterleib. Bewahren Sie sich Ihre Objektivität. Versuchen Sie nicht, Angst zu empfinden. Fällen Sie keine Werturteile.

Machen Sie sich keine Vorwürfe wegen dieses Problems, werden Sie nicht zornig auf sich selbst, und reden Sie sich nicht ein, dies sei eine Art von grundlegender Schwäche Ihrer physischen oder emotionalen Veranlagung. Nehmen Sie einfach die Symptome oder diesen Körperteil objektiv wahr. Wenn Sie Krämpfe oder Blähungen oder irgendwelche anderen Symptome bekommen, während Sie diese Übung ausführen, spüren und akzeptieren Sie sie einfach, genau wie Sie dies bei der Selbstwahrnehmung in Übung 3.A taten. Aber verweilen Sie nicht bei irgendeinem Unwohlsein – lassen Sie es einfach zusammen mit anderen Gefühlen existieren. Lassen Sie sich Zeit, wenn Sie dies tun, und atmen Sie weiterhin tief ein und aus.

3. Formulieren Sie nun in Gedanken eine Frage. Verwenden Sie eine der Ausgangsfragen oder eine eigene Frage, die Sie aus den Ausgangsfragen entwickelt haben. Bei dem hier verwendeten Beispiel könnten Sie etwa so beginnen: »Ich frage mich, warum mein Magen-Darm-Bereich Krämpfe bekommt. Wofür mag dieses Problem stehen?« Halten Sie die Frage ein paar Sekunden bewusst fest, dann entspannen Sie sich, lassen sie los, kehren zu Ihrem Wahrnehmungszustand zurück und warten auf eine Antwort. Bewahren Sie eine gelassene Erwartungshaltung – verlangen Sie nicht zu viel von Ihrem unbewussten Geist. Denken Sie daran, dass die Antwort verbal, visuell, taktil oder symbolisch sein kann. Wie auch immer sich die Antworten manifestieren – trauen Sie ihnen.

4. Die Antwort auf eine Frage veranlasst Sie, eine weitere Frage zu stellen, und so weiter, bis Sie zur höchsten Ebene der Ursache Ihres Problems gelangen. Nehmen wir an, Sie erhalten folgende erste Antwort: »Die glatten Muskeln in meinem Darm verkrampfen.« Danken Sie Ihrem unbewussten Geist für die Antwort und fahren Sie dann mit dem Dialog fort. Ihre nächste Frage könnte lauten: »Warum verkrampft er denn?« Daraufhin könnte die Antwort lauten: »Vielleicht hält er eine Emotion oder ein Trauma fest, der oder dem ich mich nicht stellen will oder kann.« Da Sie Ihre wertfreie Aufmerksamkeit auf den Darm richten, könnten Sie als Nächstes fragen: »Welche Emotionen oder Traumata halte ich denn fest? Ist es Zorn? Angst? Zorn auf was oder wen? Angst vor was oder wem?« Sie könnten auch herauszufinden versuchen, ob Sie im Zusammenhang mit dem Problem irgendwelche einengenden Anschauungen haben, sodass Sie zu einem angemessenen Zeitpunkt (und dies wäre einer) fragen könnten: »Welche Art von einengenden Anschauun-

gen müsste ich denn haben, um dieses Problem oder diese Umstände hervorzurufen, die die heilende Energie blockieren?«

5. Von diesem Punkt an werden die Antworten der emotionalen Grundursache näher kommen – bleiben Sie also aufmerksam und bewusst. Vielleicht bekommen Sie schnell und überraschend eine Antwort, oder Sie müssen vielleicht noch tiefer nachfassen und zusätzliche Fragen stellen. Es ist auch möglich, dass Ihr unbewusster Geist Sie jetzt noch stärker beschützen will und sich verkrampft, sodass zu diesem Zeitpunkt keine Antwort erfolgt oder sich Ihre physischen Symptome leicht verschlimmern. Eine Verschlimmerung körperlicher Symptome ist fast immer ein Zeichen dafür, dass Sie sich einem Bereich nähern, von dem aus Ihr unbewusster Geist Sie »beschützt«. Wenn Ihr Geist plötzlich blockiert, ist dies ebenfalls gewöhnlich ein Anzeichen dafür, dass Sie der Grundursache näher kommen.

6. Wenn Sie die Antwort bekommen, danken Sie Ihrem unbewussten Geist und richten dann eine leichte, wertfreie Wahrnehmung eine Zeit lang auf die gerade aufgedeckten Emotionen, Traumata oder Erinnerungen, wie Sie dies schon bei der Selbstwahrnehmungsübung gelernt haben. Bleiben Sie ruhig, und nehmen Sie wahr, was Sie fühlen. Bleiben Sie entspannt und achtsam. Trauen Sie stets der Wahrheit dessen, was Sie fühlen oder spüren. Empfinden Sie das Gefühl oder die Wahrheit dieser Emotionen, Traumata oder Erinnerungen, aber bewerten Sie sie nicht. Lassen Sie sie dann los. Innerhalb kurzer Zeit werden Sie feststellen, dass sie vorübergehen oder an Intensität nachlassen. Wie dies bei der Selbstwahrnehmungsübung der Fall war, werden die physischen Symptome oder Emotionen vielleicht später wieder auftreten, und Sie werden weitere Sitzungen benötigen. Doch bei jeder Sitzung sollten Sie spüren, wie die physischen Symptome nachlassen und die Intensität der Emotionen abnimmt.

7. Falls Sie noch zusätzliche Fragen stellen müssen, fassen Sie so lange nach, bis Sie eine Antwort erhalten oder bis Sie müde werden. Wenn Sie das Gefühl haben, dass Sie »zumachen« oder müde werden, bevor Sie die Antworten erhalten, die Sie benötigen, oder bevor 15 oder 20 Minuten vergangen sind, danken Sie Ihrem unbewussten Geist für seine Hilfe.

8. Öffnen Sie die Augen, und beenden Sie die Sitzung. Strecken Sie sich langsam, bevor Sie aufstehen und herumgehen.

Die westliche Medizin ist kein höheres Denken

Die Geschichte von dem Wahnsinnigen, der Menschen in den Fluss wirft, veranschaulicht auch, wie die Schulmedizin vorgeht und warum es ihr oft Schwierigkeiten bereitet, die innerste Ursache chronischer, funktionaler oder auf Emotionen basierender Leiden anzugehen. Die

> **Höheres Denken für einen »inneren Kritiker«**
>
> Ich arbeitete einmal mit einem Mann, der einen sehr hartnäckigen »inneren Kritiker« hatte, eine innere Stimme, die ihn ständig herabsetzte und Dinge sagte wie »Du bist nicht gut genug«, »Du wirst nie Erfolg haben« und so weiter. Während wir das höhere Denken anwandten, stellten wir eine Reihe von Fragen, um mit diesem Kritiker in Kontakt zu kommen und herauszufinden, was für »höhere Absichten« er für ihn hatte.
> Nachdem ich ihn durch die fortschreitende Entspannung geführt und ihm dabei geholfen hatte, seine objektive Wahrnehmung leicht und ohne Vorwurf auf die Stimme zu richten, ließ ich den Mann seinen Kritiker fragen, was ihm für ihn vorschwebe. Plötzlich verspürte der Mann eine Anspannung in seiner Brust, und dann überkam ihn blitzartig eine Erinnerung an seine Kindheit, die fünfzig Jahre her war, als er ein dreister, unausstehlicher, arroganter Junge und wegen seines Verhaltens ziemlich unbeliebt gewesen war. Dann hatte der Mann eine abrupte Erkenntnis: Der »Zweck« der Stimme bestand darin, ihn bescheiden zu machen, damit er nicht mehr in sein altes Verhalten zurückfiel. Als wir diesem »Kritiker« vorschlugen, dass es vielleicht an der Zeit sei, liebevoller und hilfreich zu sein, weil kaum die Gefahr bestehe, dass der Mann in sein arrogantes Kindheitsverhalten zurückfiel, holte der Mann plötzlich tief Luft und spürte, wie die Anspannung in seiner Brust verschwand. In diesem Augenblick verließ ihn sein innerer Kritiker. Seit neun Jahren ist er nicht wiedergekommen.
> Eric B. Robins

allopathische Medizin behandelt Gesundheitsprobleme auf der Ebene, auf der sie gerade auftreten – sie behandelt die Symptome. Erinnern Sie sich noch an den Arzt im vorigen Kapitel, der zwar eine Reihe von Tests durchführte, aber nicht herausfand, was mit seinem Patienten nicht stimmte? Also zog er die Schlussfolgerung, dass er kaum etwas anderes tun könne, als Medikamente zu verschreiben, um die Symptome zu lindern. Sein Behandlungsplan entspricht dem Verhalten der Angler, die Menschen aus dem Fluss ziehen, nachdem sie schon hineingeworfen worden sind. Dieser Arzt hielt nicht flussaufwärts nach der höheren Ursache Ausschau. Und die meisten Ärzte sind auch nicht dafür ausgebildet, um flussaufwärts nach einer höheren emotionalen Ursache von Leiden zu suchen. Viele Gesundheitsprobleme – und insbesondere funktionale, wiederkehrende oder chronische Gesundheitsprobleme, die sich gegen die üblichen medizinischen Eingriffe als widerstandsfähig erweisen – lassen sich nur dann richtig behandeln, wenn man erfolgreich nach der höheren Ursache Ausschau hält. Diese Ursache ist letzten Endes energetischer und häufig emotionaler Natur.

Bestimmte Reinigungstechniken werden bei Ihnen besser funktionieren als andere

Nachdem Sie die verschiedenen direkten wie indirekten Techniken der Reinigung und des Beseitigens praktiziert haben, werden Sie wahrscheinlich feststellen, dass bei Ihnen bestimmte Techniken besser funktionieren als andere. Oder Sie entdecken vielleicht, dass eine Technik bei einem bestimmten Problem gut funktioniert, eine andere hingegen bei einem anderen Problem besser wirkt. Vielleicht stellen Sie beispielsweise fest, nachdem Sie im 4. Kapitel mehr über die Prana-Atmung erfahren haben, dass die Prana-Atmung allein beim Ausräumen negativer Emotionen und Problemen, die mit Stress zusammenhängen, sehr wirksam ist, während das höhere Denken beim Ansprechen tiefer sitzender einengender Anschauungen oder Phobien hilfreicher ist. Am Anfang des nächsten Kapitels werden Sie die Geschichte einer Frau lesen, die ihre durch häusliche Probleme verursachte Ängstlichkeit einfach durch Prana-Atmung überwand. Eine sechzigjährige Frau hingegen, die seit Jahren und Kopfschmerzen, Übelkeit, quälenden Blasenschmerzen und Schlaflosigkeit litt, die auf der einengenden Anschauung beruhten, sie dürfe sich nicht weigern, leichtsinnigen Familienangehörigen Geld zu geben – und das bei ihrem eigenen bescheidenen Einkommen –, diese Frau benötigte die Selbstwahrnehmung und das höhere Denken, um zu der tief sitzenden Wurzel ihres Problems zu gelangen. (Sie war als Kind wiederholt von ihrem Vater geschlagen worden, wenn sie Nein sagte, und war daher in dem Glauben aufgewachsen, sie dürfe zu niemandem Nein sagen.)

Sie werden vielleicht auch feststellen, dass die Energiemanipulationstechniken in den Kapiteln 5 bis 9 rasch wirkende Hilfe beim Abbau von Stress bieten, aber dass Sie ergänzend die Selbstwahrnehmung praktizieren müssen, um die Grundursache Ihrer Stressreaktionen aufzudecken. Experimentieren Sie doch ein wenig, und bleiben Sie dann bei dem, was bei Ihnen funktioniert. Versuchen Sie nicht, die ganze Palette der Techniken zu beherrschen und alle auf jede Situation anzuwenden. Ihr Ziel ist es ja, mehr Energie zu haben und gesünder zu sein. Sie müssen keine Übungen praktizieren, die keine optimalen Ergebnisse liefern.

Die tägliche 6-Schritte-Übungsroutine

Von nun an werden wir am Ende jedes Kapitels eine tägliche 6-Schritte-Übungsroutine empfehlen, die Vorschläge enthält, wie Sie Ihre Praxis der Techniken strukturieren können. Jede Routine umfasst Ihre Arbeit bis zu diesem Punkt und baut auf der Routine aus den vorhergehenden Kapiteln auf. Versuchen Sie am Anfang, wenn Sie die Grundlagen erlernen, täglich mindestens 15 bis 20 Minuten zu üben. Wenn Sie fortgeschritten sind und mehr Techniken lernen, wird Ihre Praxis individueller, je nachdem, welche Bedürfnisse Sie haben, wie talentiert Sie sind und wie viel Zeit Sie zur Verfügung haben. Dann werden Ihnen viele Übungen zur Verfügung stehen, aus denen Sie Ihr eigenes Programm zusammenstellen können. Es liegt auf der Hand, dass Sie sich umso schneller entwickeln werden, je mehr Sie üben, aber denken Sie nun nicht, dass Sie jeden Tag stundenlang trainieren müssen, um etwas Gutes für Ihre Gesundheit und Ihren Energiehaushalt zu tun. Eine maßvolle, regelmäßige Praxis von etwa 30 Minuten pro Tag wird ausgezeichnete Ergebnisse liefern.

Direkte Reinigungstechniken. Praktizieren Sie die direkten Reinigungstechniken – Selbstwahrnehmung und höheres Denken, Übungen 3.A und 3.B – bei Bedarf nach diesen Richtlinien:

- Jede kann täglich oder sogar mehrmals täglich praktiziert werden, bis ein Problem ausgeräumt ist und Sie in Ihrem Körper nicht mehr die negative Emotion oder einengende Anschauung spüren.
- Jede Sitzung sollte 10 bis 20 Minuten lang sein, je nachdem, wie lange Sie Ihre Aufmerksamkeit und Wahrnehmung produktiv und ohne Anstrengung halten können.
- Wenn Sie müde sind oder sich unwohl fühlen, bevor 10 Minuten vorbei sind, beenden Sie einfach die Sitzung und versuchen es später oder am nächsten Tag noch einmal.
- Selbst wenn Sie keine Probleme haben, die eine Reinigungsarbeit erfordern, lohnt es sich, die direkten Reinigungstechniken zu praktizieren, damit Sie verstehen, wie Ihr unbewusster Geist mit Ihnen kommuniziert.

Im nächsten Kapitel lernen Sie den zweiten der sechs Schritte kennen, die Prana-Atmung. Es ist die einfachste – doch vielleicht auch die wirksamste – Technik in diesem Buch.

4

Holen Sie tief Luft – die Prana-Atmung

Vor ein paar Jahren machte ich eine schwere Zeit durch. Die Reaktion meines Körpers auf diesen Stress war mein erster Angstanfall, nach dem ich völlig durcheinander und verängstigt war. Merkwürdigerweise schien mein Körper, sobald er einmal mit Angst auf den Stress reagiert hatte, jedes Mal, wenn ich Stress bekam, diese Reaktion zu wiederholen. Sie war mir so fremd, dass ich sofort meinen Arzt aufsuchte, der mich an einen Psychiater überwies, der mir zwei starke Psychopharmaka (Paxil und Ativan) verschrieb – eine Kombination, die ich bald absetzen musste, da sie mich bei der Arbeit und zu Hause stark beeinträchtigte. Ich begann auch, einmal in der Woche zu einem Therapeuten zu gehen, und das half mir zwar, aber diese Anfälle hörten dennoch nicht auf. Ich kannte Dr. Robins durch meine berufliche Tätigkeit und vertraute ihm an, wie verängstigt ich sei. Er schlug mir vor, es mit einer Atemtechnik namens Prana-Atmung zu probieren, und die half mir sofort. Ich war so froh, dass dieses Heilmittel so einfach und nichtinvasiv war. Ich konnte diese Übungen zu jeder Zeit machen. Ich hörte auf, Medikamente zu nehmen, sparte mir die 150 Dollar pro Woche für meinen Therapeuten und lernte zu atmen. Es hört sich so einfach an, und das ist es auch!

M. R., LOS ANGELES

Nehmen wir einmal an, Ihre Atmung sei völlig normal. Sie atmen in jeder Minute im Durchschnitt zwölfmal Luft in Ihre 50 bis 80 Millionen Alveolen (die winzigen Bläschen in der Lunge, die Sauerstoff aufnehmen) ein und wieder aus. Nehmen wir ferner an, dass Ihre Atmung nicht durch Probleme wie Allergien oder Asthma behindert ist und dass Sie nicht rauchen. Kurz – Sie atmen allen Sauerstoff ein, den Sie brauchen, um am Leben zu bleiben. Sie fühlen sich wohl, und soweit Sie wissen, ist Ihre Atmung in Ordnung. Wenn jemand Sie fragen würde, wie es um Ihre Atmung bestellt sei, würden Sie ihm wahrscheinlich antworten, sie sei normal. Sie wäre tatsächlich normal.

Aber eine normale Atmung ist gerade »gut genug«. Dies ist weder die beste noch die gesündeste Art und Weise, wie Sie atmen können.

Während die normale Atmung ausreicht, um die Grundmenge an Energie zu erzeugen, die uns am Leben erhält, genügt sie nicht, um die Quantität und Qualität von Prana zu liefern, die wir benötigen, um unsere Gesundheit entscheidend zu verbessern. Dazu müssen Sie die Prana-Atmung erlernen, den zweiten der sechs Schritte zur Selbstheilung. Die Prana-Atmung lässt sich in wenigen Minuten erlernen. Nach einigen Tagen können Sie sie beherrschen – ihre Vorteile für die Gesundheit spüren Sie fast augenblicklich.

Die Arten der Atmung

Stellen Sie sich vor, dass Ihre Lunge in drei Teile eingeteilt ist.

Die Schlüsselbeinatmung ist die Atmung im oberen Drittel der Lunge, nicht tiefer (Abbildung 4.1). Hier werden beim Einatmen das Schlüsselbein und die Schultern angehoben, während der übrige Oberkörper bewegungslos bleibt. Dies ist die flachste Form der Atmung. Dabei gelangt Sauerstoff nur ins obere Drittel Ihrer Lunge.

Viele Frauen, besonders die, die Kinder haben, betreiben die Schlüsselbeinatmung. Schwangeren fällt es nämlich schwer, tief zu atmen, und nach den neun Monaten flacher Atmung verschwindet die schlechte Gewohnheit, hoch und flach zu atmen, nicht mehr, selbst nach der Geburt nicht. Aber auch viele Männer atmen so, besonders übergewichtige. Männer mit einem »Rettungsring« haben eine krumme Haltung, die eine tiefe Atmung behindert, und haben einfach nie gelernt,

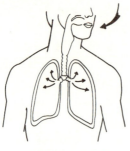
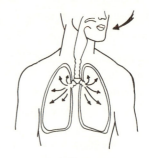

Abbildung 4.1   *Abbildung 4.2*

den Atem tiefer in ihre Lunge hineinzuziehen. Ja, viele Menschen haben sich das Rauchen zum Teil wegen des befriedigenden Gefühls angewöhnt, das sich einstellt, wenn der Sauerstoff – sogar mehr als der Rauch – beim Einatmen tiefer in die Lunge gesogen wird. Die Prana-Atmung kann eine wirkungsvolle Möglichkeit sein, mit dem Rauchen aufzuhören.

Durch die Zwischenrippenatmung gelangt die Luft beim Einatmen in das obere Drittel der Lunge, wie bei der Schlüsselbeinatmung, und dann weiter in den mittleren Teil (Abbildung 4.2). Dabei werden das Schlüsselbein, die Schultern und der Brustkorb hochgezogen und dann die Brustwände und Rippen ausgedehnt. Zwar atmen viele Menschen auf diese Weise ein, doch am häufigsten erlebt man die Zwischenrippenatmung bei Sportlern während eines Wettkampfs. Wenn Sie sehen, wie sich bei einem Basketball- oder Tennisspieler oder sonst einem Sportler, der viel Luft benötigt, die Brust hebt, dann ist das eine übertriebene Form der Zwischenrippenatmung.

Bei der Zwerchfellatmung werden beim Einatmen die oberen zwei Drittel der Lunge und dann das untere Drittel mit Luft gefüllt (Abbildung 4.3). Wir nennen dies auch Bauch- oder Prana-Atmung. Bauchatmung heißt natürlich nicht, dass Luft beim Atmen in den Bauch eindringt, denn das ist anatomisch unmöglich. Es bedeutet einfach, dass Sie beim Atmen die Bauchmuskeln unter dem Brustkorb nach vorn und seitlich ausdehnen, damit sich das Zwerchfell entspannen und sacht nach unten bewegen kann. Während sich das Zwerchfell senkt, ziehen Sie die Luft tiefer durch die oberen zwei Drittel der Lunge ins untere Drittel hinein. Die Prana-Atmung ist eine vollständige Atmung.

Allen Lebewesen wohnt die Fähigkeit inne, während der Atmung Prana aufzunehmen. Selbst beim flachen Atmen wird etwas Luft in alle

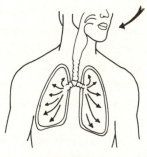

Abbildung 4.3

drei Abschnitte der Lunge gesogen. Ein radiologischer Test namens Lungenventilationsszintigraphie verfolgt den Weg der Luft, wenn sie in die Lunge eingeatmet wird, und enthüllt, dass sogar Menschen, die flach atmen, eine Portion Luft in den tieferen Teil der Lunge einatmen. Doch bei der Prana-Atmung wird ein größerer Teil der eingeatmeten Luft tief in die Lunge gesogen. Eine vollständige Atmung ist für die Gesundheit und den Energiehaushalt erheblich vorteilhafter als die flache Atmung.

Warum wir nicht richtig atmen

Warum aber atmen wir nicht richtig? Warum praktizieren wir nicht automatisch und unbewusst die Bauchatmung, ohne sie trainiert zu haben? Dies sind die Hauptgründe:

- Haltungskonditionierung. Von früh an bringt man uns bei, eine Haltung einzunehmen, die der Bauchatmung nicht dienlich ist. In der Schule wird den Kindern gesagt, sie sollen »gerade dastehen«. Beim Militär befiehlt man den Rekruten: »Brust raus, Bauch rein!« Und moderne Fitness- und Schönheitsideale betonen eine aufrechte Haltung, einen flachen Bauch und ein nach hinten gekrümmtes unteres Rückgrat. All dies fördert eine Haltung, die das tiefe Atmen erschwert.
- Wir halten negative Emotionen und Spannungen in den Muskeln von Brust und Bauch fest. Waren Sie jemals so verängstigt, zornig oder gestresst, dass Sie das Gefühl hatten, nicht mehr atmen zu können? Wie Sie im 2. Kapitel erfahren haben, setzen wir unseren Stress und

unsere negativen Emotionen häufig körperlich um – der unbewusste Geist fängt sie im Körper ein. Dies kann zwar in jedem Teil unserer Muskulatur auftreten, doch Brust und Bauch sind die primären Bereiche des Angespanntseins, und besonders anfällig ist der Zwerchfellmuskel. Im Zwerchfell festgehaltene Spannung manifestiert sich als Krampf oder Kontraktion, und das erschwert es, das Zwerchfell abzusenken, um tief Atem zu holen.
- Unkenntnis. Viele Menschen wissen einfach nicht, dass sie tiefer und effektiver atmen könnten und dass tiefes Atmen gesünder ist. Wir sind darauf konditioniert, flach und hoch zu atmen, und wissen nicht, wie vollständig und nachhaltig wir atmen könnten.

Die Bauchatmung ist eigentlich die normale Atmung. Wenn Sie daran zweifeln, beobachten Sie einmal ein Baby, das in seinem Bettchen schläft. Während es atmet, bewegt sich sein Bauch langsam und rhythmisch auf und ab – seine Brust, sein Schlüsselbein oder seine Schultern dagegen bewegen sich nicht. Erst wenn wir älter und körperlich reifer werden, behindern gesellschaftliche Konditionierung, Stress und Anspannung unsere wahrhaft natürliche Atmung.

Die Bauch- oder Prana-Atmung ist nicht nur normal, sondern wurde lange Zeit in alten spirituellen Traditionen als Schlüssel zu Gesundheit und persönlicher Energie angesehen. Denken Sie an viele traditionelle Buddhastatuen, die den Buddha mit einem weichen, runden, vorstehenden Bauch versehen. Nach heutigen Fitness- und Schönheitsmaßstäben, die Schlankheit und eine ausgeprägte Muskulatur betonen, ist der Buddha entsetzlich ungesund, aber für spirituelle und Energiemeister war der Bauch ein Zentrum von Stärke. Ein Mensch mit einem Bauch wie dem des Buddha konnte tief und stark atmen und damit ungeheure Energie erzeugen, die seine persönliche Gesundheit oder seine spirituelle Erleuchtung verstärkte. Diese Buddhastatuen stellen einen Menschen dar, der wusste, wie er richtig atmen musste, einen Menschen mit großer Energie und Vitalität.

Die Vorteile der Prana-Atmung

Die Prana-Atmung hat erstaunliche physiologische und energetische Vorteile. Und dies sind die primären physiologischen Vorteile:

- ein besseres Funktionieren Ihres Systems zur Beseitigung von Abbaustoffen
- ein besseres Funktionieren Ihres Herz-Kreislauf-Systems
- ein stärkeres und geschmeidigeres Zwerchfell – gut für Ihren ganzen Körper und den Geist.

Die primären energetischen Vorteile sind:

- eine erhöhte Fähigkeit zur Erzeugung hochwertigen Pranas
- eine indirekte Reinigung von negativen Emotionen, Traumata und einengenden Anschauungen
- eine Vergrößerung Ihres spirituellen Kanals. (Ihr spiritueller Kanal verbindet Ihr Kronenchakra mit Ihrem höheren Selbst oder Ihrer Seele. Er ist auch das primäre Ventil, durch das schmutziges Prana aus dem Energiekörper entfernt und frisches Prana in ihn hineingezogen wird. Schmutziges Prana kontaminiert jedoch nicht nur Ihren gesamten Energiekörper, sondern verengt auch den Durchmesser Ihres spirituellen Kanals, es verstopft dieses Ventil. Bei der Prana-Atmung wird eine große Menge hochwertigen Pranas hineingezogen, das dieses Ventil reinigt und Ihren spirituellen Kanal vergrößert.)

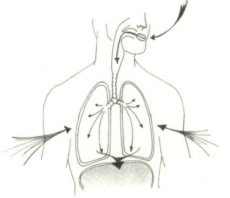
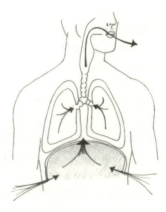

Abbildung 4.4

Damit Sie besser verstehen, wie die Prana-Atmung diese Vorteile bewirkt, wollen wir uns zunächst einmal die innere Topografie Ihres Brustkorbs genauer ansehen, wobei wir uns auf das Zwerchfell konzentrieren.

Das Zwerchfell ist eine muskulöse Scheidewand zwischen Ihrer Brusthöhle und Ihrer Bauchhöhle (Abbildung 4.4). Es ist unten an den Rippen befestigt und erstreckt sich nach hinten und leicht abwärts bis zu den Lendenwirbeln, es ist ziemlich flexibel, aber auch einer der zähesten und stärksten Muskeln des Körpers. Das Zwerchfell dient als Trennung zwischen Ihrem Herz-Lungen-System und Ihrem Verdauungssystem – es ist der Boden für Ihr Herz und Ihre Lunge und das Dach für Ihren Magen, Ihren Darm, Ihre Milz, Leber, Bauchspeicheldrüse und die Nieren. Wie Sie in Abbildung 4.4 sehen können, gibt es nicht viel Platz in Ihrer Brust und in Ihrem Bauch – in beiden sind Ihre Organe dicht gedrängt untergebracht. Wenn sich daher Ihr Zwerchfell bewegt, dann bewegt es auch Ihre inneren Organe, wobei es ihnen quasi eine innere Massage verabreicht. Das ist etwas Gutes! Die Zwerchfellbewegung regt den Blut- und Lymphstrom in, durch und aus diesen Organen in der Brust- und Bauchhöhle an.

Die Lymphe, ein wichtiger Teil Ihres Immunsystems, ist eine hellgelbe flüssige Komponente des Blutes, die dem Plasma ähnelt. Sie enthält weiße, aber keine roten Zellen. Während das Blut im Körper zirkuliert, trennt sich die Lymphe vom Blut und tritt aus den winzigen Blutkapillaren aus, um die Körpergewebe zu baden, wobei sie Bakterien, Abfallprodukte, Gifte und sogar eventuell vorhandene Tumorzellen einsammelt. Dann bringt sie diese Zellabfälle zu den Lymphknoten, kleinen runden Ansammlungen von Lymphgewebe, die überall im Körper sitzen. Die Lymphknoten zersetzen diese Abfallstoffe und entsorgen sie. (Die bekanntesten Lymphknoten sitzen in Ihrem Hals entlang Ihrem Unterkiefer. Wenn Sie eine Infektion der oberen Atemwege haben, können sie entzündet sein, und Ihr Arzt erklärt Ihnen vielleicht, dass Sie »geschwollene Drüsen« haben.)

Das Lymphsystem hat im Unterschied zum Kreislauf keine Pumpe. Während das Blut vom Herzen durch den Körper gepumpt wird, ist die Lymphe auf Muskelbewegungen angewiesen, die ihre Zirkulation ermöglichen. Die Arme und Beine haben viele große Muskeln, die die Lymphe bewegen. Aber in Brust, Bauch und Becken, die zahlreiche wichtige Lymphknoten in den Organen und um sie herum enthalten, ist das Zwerchfell der einzige Muskel, der dafür sorgt, dass sich die

Lymphflüssigkeit bewegt. Vor diesem Hintergrund wollen wir uns nun wieder mit den Vorteilen der Prana-Atmung befassen.

Physiologische Vorteile der Prana-Atmung

1. Ihr System zur Beseitigung von Abfallstoffen funktioniert besser. Wenn Sie die Prana-Atmung praktizieren, entspannt sich Ihr Zwerchfell und erhält einen viel größeren Bewegungsspielraum als während der flacheren Atmung. Es bewegt sich beim Einatmen weiter nach unten in die Bauchhöhle und beim Ausatmen weiter nach oben in die Brusthöhle. Diese wellenförmige Ab-und-aufwärts-Bewegung des Zwerchfells erzeugt einen größeren negativen Brustkorbinnendruck, also ein Saugen, das die Lymphflüssigkeit aus Bauch und Becken in die Brust hochzieht, wo sie in den Milchbrustgang fließt. Von dort aus gelangt sie in eine der Hauptvenen, die vom Arm in die Brust laufen, und tritt dann wieder in den Blutstrom ein, der sie zu Organen wie der Leber, der Milz und der Lunge befördert, die sie reinigt. Die Prana-Atmung trägt dazu bei, dass sich die Lymphe stetig durch Ihre Organe bewegt und damit die Fähigkeit Ihres Körpers, sich selbst zu entgiften, erheblich verbessert.
2. Ihr Herz-Gefäß-System funktioniert besser. Oxygenierung nennt man den Prozess, bei dem Sauerstoff beim Einatmen in die Lunge gelangt und Kohlendioxid ausgeatmet wird. Die Prana-Atmung verstärkt die Oxygenierung, weil sie mehr Sauerstoff bis zu den unteren zwei Dritteln der Lunge gelangen lässt, die stärker durchblutet sind als das obere Drittel. Durch das Lungengewebe im oberen Bereich fließt pro Minute etwa ein Zehntelliter Blut, durch das mittlere Drittel etwa zwei Drittelliter und durch das untere Drittel etwa ein bis eineinhalb Liter. Da die Lunge primär die Funktion hat, Sauerstoff in den Blutkreislauf gelangen zu lassen und Kohlendioxid daraus zu entfernen, ist es sinnvoll, so viel Luft wie möglich in die Teile der Lunge zu befördern und wieder herauszuholen, die diese Funktion am effektivsten erfüllen. Und genau das tut die Prana-Atmung. Sie hilft Ihrem Herz-Gefäß-System dabei, auf Spitzenniveau zu funktionieren, indem Sie Ihre Sauerstoffaufnahme erhöhen und die Belastung Ihres Herzens reduziert.
3. Ihr Zwerchfell wird stärker und elastischer. Wie wir bereits festge-

stellt haben, halten wir gewöhnlich Spannungen, Stress und negative Emotionen in oder nahe unserem Zwerchfell fest. Ein verspanntes Zwerchfell kann zu flacher Atmung, einer unangenehm verengten Brust und Magenkrämpfen führen, die dann die Verdauung stören. Die tägliche Praxis der Prana-Atmung und die in diesem Kapitel vorgestellten Übungen zur Lockerung des Brustkorbs helfen Ihnen dabei, Ihr Zwerchfell zu dehnen, und lösen jede Spannung, die Sie dort angesammelt haben.

Energetische Vorteile der Prana-Atmung

1. Ihre Fähigkeit, hochwertiges Prana zu erzeugen, wird verstärkt. Indem Sie die Prana-Atmung mit zwei Techniken, Rhythmus und Verhaltung genannt, kombinieren, steigern Sie Ihre Fähigkeit, Energie zu erzeugen, erheblich. Rhythmusatmung ist ein Atmen nach einem bestimmten Takt, indem Sie etwa einatmen und bis acht zählen und ausatmen und bis vier zählen. Oder Sie zählen beim Ein- und Ausatmen jeweils bis fünf. Unterschiedliche Rhythmen werden von verschiedenen Geist- und Körperpraktiken verwendet. Yoga, Meditation, Selbsthypnose und Kampfsportarten wenden alle die Rhythmusatmung an, die den Körper beruhigt und den Geist reinigt. Eine Rhythmusatmung schließt äußere Reize aus und kontrolliert das Geplapper, die Selbstgespräche und die zufälligen Gedanken, die in Ihrem Geist ablaufen und eine wahre Entspannung verhindern. Damit erfüllt eine Rhythmusatmung die gleiche Funktion wie der Sprechgesang oder die Wiederholung eines Mantras während der Meditation: Sie fokussiert die Aufmerksamkeit. (Ein Mantra ist ein Wort oder Laut, das oder den Sie immer wieder laut oder stumm wiederholen, während Sie meditieren. Am bekanntesten ist der Laut OM.)

Manche Atemrhythmen fungieren jedoch nicht nur als Brennpunkt oder Tempomechanismen – sie erhöhen tatsächlich die Menge des Pranas, das Sie einziehen. Wenn Sie den richtigen Rhythmus mit einer anderen wirkungsvollen Prana-Atmungstechnik kombinieren, der Verhaltung, können Sie mit etwas Übung Ihre Energieerzeugungsfähigkeit auf das Zehnfache oder noch mehr erhöhen.

Die Verhaltung ist das bewusste Anhalten Ihres Atems für einen Augenblick während des Atemzyklus – sie ist das eigentliche Geheimnis eines bedeutsam energetisierenden Atems. Das Halten des Atems nach dem Ausatmen nennt man leere Verhaltung, das Halten nach dem Einatmen volle Verhaltung. Die Verhaltung wirkt sich auf das Prana wie ein »Blasebalgeffekt« aus. So wie man mit einem Blasebalg durch konzentrierte Luftstöße eine Flamme in einem Kamin anfacht, nutzen Rhythmus und Verhaltung einen ähnlichen Pumpeffekt, um die reinigende und energetisierende Wirkung des Pranas in Ihrem Körper zu konzentrieren und zu vergrößern. Rhythmus und Verhaltung verbessern auch die Verteilung des Pranas und drücken es tiefer und stärker durch den Körper.

Und so funktionieren Rhythmus und Verhaltung: Während der leeren Verhaltung, wenn Sie den Bauch zusammendrücken, die Lunge entleeren und den Atem einen Augenblick anhalten, erzeugen Sie ein physiologisches und energetisches Vakuum. Dies lässt sich mit dem Innehalten vergleichen, wenn Sie einen Blasebalg zuklappen, bevor Sie wieder Luft einziehen. Wenn Sie dann mit dem kontrollierten Einatmen beginnen, bei dem Sie Sauerstoff in die Lunge einziehen, ziehen Sie auch enorme Mengen Prana in die Poren und Chakras. Sie werden hoch energetisiert.

Während der vollen Verhaltung, wenn Ihr Bauch völlig ausgedehnt ist und Sie diesen vollen Atemzug in Ihrer Lunge halten, füllen Sie Ihre Energiepumpe. Wieder lässt sich dies mit dem Innehalten vergleichen, kurz nachdem Sie den Blasebalg ganz geöffnet haben, bevor Sie einen Luftstoß in den Kamin abgeben. Wenn Sie Ihr kontrolliertes Ausatmen beginnen, wird die Energie kondensiert und bewegt sich mit größerer Kraft in die Zellen, Organe und Chakras, wo sie leichter und nahezu vollständig aufgenommen wird.

Die richtige Rhythmusatmung und Verhaltung sind sehr einfache Atemregulierungen, wirken sich aber erheblich auf das Prana aus, das Sie erzeugen können. In unseren Prana-Heilungskursen demonstrieren wir anhand von Experimenten die Kraft der Prana-Atmung mit Rhythmus und Verhaltung. Wir bitten einen Schüler, sich mitten in den Raum zu stellen und normal zu atmen, während sich einige andere Schüler etwa einen Meter um diesen Schüler postieren und versuchen, seine Aura zu spüren oder zu scannen. Die meisten Menschen können sie in einem Abstand von etwa 15 Zentimeter um den Körper der anderen Person herum spüren. Wenn diese Person nun mit der Prana-Atmung beginnt, haben die Schüler das Gefühl, dass ihre Hände zurückgedrückt werden. Wenn die Testperson die Prana-Atmung mindestens drei Minuten lang praktiziert, ist es nicht ungewöhnlich, wenn die anderen Schüler fühlen, wie sich die Aura bis zu sechs Meter oder mehr ausdehnt, wenn die Testperson besonders stark ist. Wenn wir die atmende Person fragen, wie sie sich fühlt, lautet die Antwort stets, dass sie sich ruhig und gleichzeitig stark fühlt.

2. Sie beseitigen indirekt negative Emotionen, Traumata und einengende Anschauungen. Wie wir schon im 3. Kapitel erklärt haben, kann allein der Akt des Atmens tief aus Ihrem Bauch heraus Spannungen lösen, die Sie in Ihrem Körper halten, wobei Sie einige vielleicht nicht einmal wahrnehmen. Diese indirekte Reinigung von negativen Emotionen, Traumatas und einengenden Anschauungen kann sich auf verschiedene Weise manifestieren: in einem Schwall von Emotionen, der dazu führt, dass Sie ohne ersichtlichen Grund zornig, traurig, ängstlich oder besorgt sind, in einem heftigen Schmerz oder Krampf in irgendeinem Teil des Körpers oder in einem Zittern oder Schütteln irgendeines Körperteils, um nur ein paar Möglichkeiten zu nennen. Diese Gefühle können beunruhigend sein, aber sie sind normal. Ja, sie sind normal und begrüßenswert. Sie bedeuten, dass Sie negative Emotionen und Stress freisetzen, an denen Sie festhalten. Wenn Sie diese Gefühle erleben, entspannen Sie sich einfach und atmen dabei, wie Sie es in der Selbstwahrnehmungsübung 3.A im 3. Kapitel gelernt haben. Nehmen Sie die Gefühle ohne Wertung oder Angst wahr, dann richten Sie Ihre Wahrnehmung wieder auf Ihre Atmung.

3. Sie vergrößern Ihren spirituellen Kanal. Mehr über Ihren spirituellen Kanal erfahren Sie in den Kapiteln über Meditation und spirituelle Entwicklung, aber der Schlüssel zu seiner Vergrößerung ist die Verhaltungstechnik bei der Prana-Atmung, die den spirituellen Kanal reinigt und ausdehnt, sodass ein größerer Vorrat an Prana leichter in den Energiekörper gelangt. Abbildung 4.5 zeigt einen kleinen, verstopften spirituellen Kanal sowie die schmutzige Aura, die daraus resultiert, während in Abbildung 4.6 ein sauberer, offener spiritueller Kanal und eine reine, strahlende Aura zu sehen sind. Wenn sich Ihr spiritueller Kanal öffnet, fühlen Sie sich leicht und rein. Schüler, die dieses Öffnen erleben, berichten davon, dass es sich wie ein »großer Wasserfall aus Licht« oder wie ein »warmes Gefühl« anfühlt, das sich in ihren Körper ergießt.

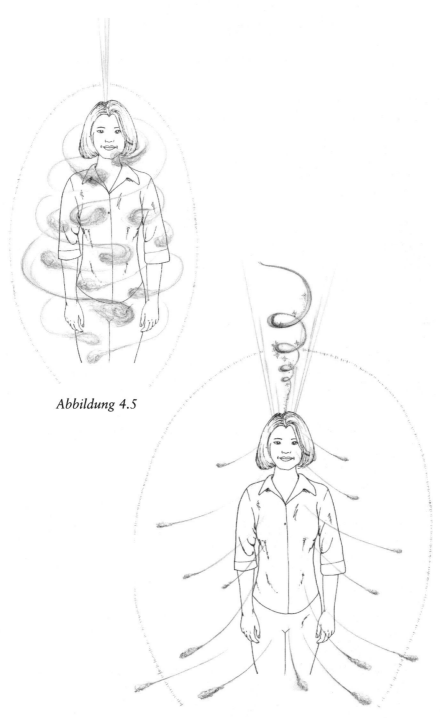

Abbildung 4.5

Abbildung 4.6

Progressiver Aufbau der Prana-Atemübungen

Sie werden die Prana-Atmung in einem progressiven dreistufigen Übungsaufbau erlernen:

1. Dehnen und lockern Ihres Zwerchfells
2. Prana-Atmung
3. Rhythmus und Verhaltung

Wie bei jedem progressiven Übungsaufbau baut jede Ebene auf der vorherigen auf. Die Übungen sind so angelegt, dass Sie sie in einer bestimmten Reihenfolge absolvieren sollten. Sie verschaffen sich ein besseres Energiefundament, wenn Sie sie auf jeder Ebene tief und richtig praktizieren, bevor Sie zur nächsten Ebene übergehen. Aber sie sind einfach durchzuführen, und Sie sollten ziemlich rasch durch die Ebenen vorankommen.

Dehnen und Lockern des Zwerchfells

Mit den folgenden Übungen dehnen und lockern Sie Ihr Zwerchfell. Sie stammen aus einer Reihe von Qi-Gong-Übungen und sind eine gute Ergänzung Ihrer Prana-Atmungspraxis. Selbst Schüler mit einer chronischen Verspannung im Brustkorb oder Zwerchfell berichten, sie hätten sich nach knapp zwei Wochen täglicher Praxis lockerer gefühlt.

ÜBUNG 4.A: *Strecken und Lockern des Zwerchfells*

Den Himmel drücken
1. Stehen Sie aufrecht, aber entspannt, mit gerade herabhängenden Armen da. Ihre Füße sollten eine Schulterbreite auseinander sein.
2. Beugen Sie die Handgelenke, sodass die Handflächen zum Fußboden zeigen. Drehen Sie nun die Handgelenke um 90 Grad nach innen,

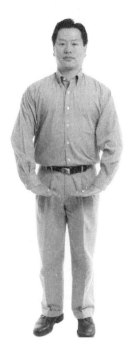

Foto 4.a

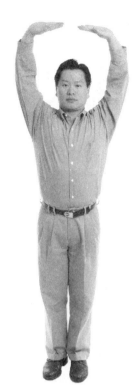

Foto 4.b

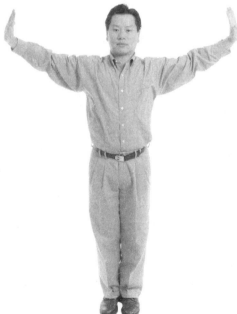

Foto 4.c

sodass sich die Fingerspitzen berühren. Die Ellbogen zeigen leicht nach außen (Foto 4.a).
3. Beginnen Sie aus dieser Position die Prana-Atmung mit einem tiefen, langsamen Einatmen. Während Sie einatmen, schwingen Sie die Arme langsam in einem Bogen nach oben. Halten Sie die Fingerspitzen zusammen und die Ellbogen so gerade, wie Sie können. Halten Sie inne, sobald sich Ihre Hände direkt über Ihrem Kopf befinden (Foto 4.b). Sie sollten noch immer den Atem anhalten, und Ihre Handflächen sollten noch immer nach oben zeigen. Drücken Sie an diesem Punkt mit den Händen nach oben, als ob Sie den Himmel halten würden. Sie sollten einen leichten, aber realen Widerstand spüren. Währenddessen spüren Sie wie Ihr ganzer Brustkasten und Ihr Zwerchfell nach oben gezogen werden. Drücken Sie zwei oder drei Sekunden lang, entspannen Sie sich, und atmen Sie dann langsam aus, während Sie die Hände auseinander nehmen und die Arme wieder sanft an die Seiten zurückgleiten lassen (Foto 4.c). Stimmen Sie das Ausatmen so ab, dass es beendet ist, wenn Ihre Hände an den Seiten angelangt sind.
4. Halten Sie eine oder zwei Sekunden inne, bringen Sie dann die Hände wieder in die Ausgangsposition zurück und beginnen von vorn. Während Sie die Übung absolvieren, versuchen Sie die Energie in Ihnen zu spüren, besonders wenn Sie ausatmen. Mit ein wenig Übung spüren Sie ein Energiekissen unter Ihren Händen, während Sie sie absenken.

Den Mond anschauen
1. Beugen Sie den Rumpf, und lassen Sie Arme und Hände locker vor sich baumeln. Ihre Knie können durchgedrückt bleiben, oder Sie können sie leicht beugen, wenn Sie Rückenprobleme haben (Foto 4.d). Richten Sie sich aus dieser Haltung auf und beginnen Sie dabei mit der Prana-Atmung. Während Sie einatmen, heben Sie die Arme in einem Bogen nach oben, bis sie direkt über Ihrem Kopf sind (Foto 4.e). Halten Sie Ihre Arme und Hände gerade, während Sie sich aufrichten.
2. Halten Sie in dieser stehenden Haltung, wenn die Arme direkt über Ihrem Kopf sind, Ihren Atem an, und beugen Sie sich dann ein paar Zentimeter mehr nach hinten. Recken Sie Ihren Kopf und Hals noch ein wenig mehr.
3. Bilden Sie mit den Händen ein Dreieck, indem Sie Ihre beiden Dau-

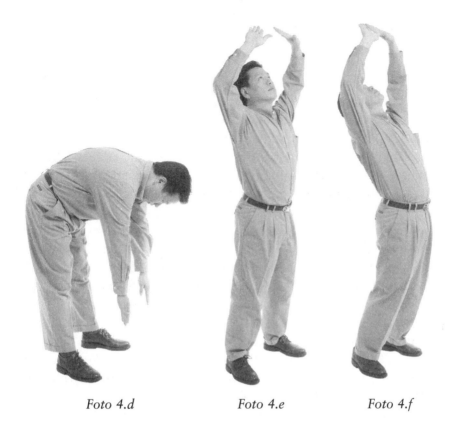

Foto 4.d *Foto 4.e* *Foto 4.f*

men und Zeigefinger zusammenführen. Blicken Sie durch dieses Dreieck, und stellen Sie sich vor, Sie würden den Mond anschauen (Foto 4.f). Richten Sie sich nach zwei oder drei Sekunden wieder gerade auf und atmen langsam aus, während Sie die Arme wieder an die Seiten zurücksinken lassen. Lassen Sie sie wie bei der ersten Übung auf der Energiehülle oder -kugel hinabschweben. Versuchen Sie diese wirklich zu spüren.

Wiederholen Sie jede Übung bis zu achtmal, und absolvieren Sie sie vor der Prana-Atmung.

Prana-Atmung

Versuchen Sie zunächst den Unterschied zwischen der Schlüsselbein- oder Zwischenrippenatmung und der Prana-Atmung zu spüren. Sie können diesen Test im Stehen oder Liegen durchführen, aber wenn diese Atmung für Sie neu ist, kann sie Ihnen im Liegen leichter fallen, weil sich bei dieser Haltung das Zwerchfell und die Bauchdecke vollständiger entspannen. Tragen Sie lose sitzende Kleidung, besonders um die Taille. Legen Sie sich auf den nackten Boden oder auf eine Matte oder ein Handtuch auf dem Boden. Legen Sie sich nicht auf ein Bett – auf einer weichen Oberfläche wird Ihr Rücken durchhängen. Legen Sie eine Hand auf Ihr Brustbein und die andere unter den Nabel, wobei der Daumen direkt auf dem Nabel ruht. Atmen Sie nun so, wie Sie dies normalerweise tun, etwa eine Minute lang. Die meisten Menschen werden dabei spüren, wie sich ihre Brust und nicht ihr Bauch auf und ab bewegt. Dies ist die hohe und flache Atmung.

Lernen Sie nun in einer sitzenden Position aus dem Bauch zu atmen.

ÜBUNG 4.B: *Prana-Atmung*

(Achtung: Alle Atem- und Körperübungen in diesem Buch sollten zwar ohne Überanstrengung absolviert werden, doch sie erfordern eine gewisse Mühe. Erkundigen Sie sich bei Ihrem Arzt oder medizinischen Berater, bevor Sie diese oder eine andere neue Übung oder Atemtechnik anfangen. Falls Sie bereits irgendwelche Gesundheitsprobleme haben, besonders hohen Blutdruck, Migräne oder irgendwelche Herz- oder Lungenbeschwerden, holen Sie sich zuvor die Erlaubnis Ihres Arztes ein.)

1. Setzen Sie sich mit aufrechtem Rücken auf einen festen Stuhl. Führen Sie beide Hände zu Ihrem Bauch, und lassen Sie die Daumen auf dem Nabel ruhen. Vielleicht finden Sie es hilfreich, die Augen zu schließen.
2. Drücken Sie die Zunge an den Gaumen und lassen Sie sie während der ganzen Übung dort.
3. Atmen Sie durch den Mund aus, bis Ihre Lunge leer ist. Überanstrengen Sie sich nicht. Versuchen Sie nicht, am Ende des Ausatmens

die Luft mit Gewalt auszustoßen. Atmen Sie einfach aus, bis Ihre Lunge angenehm leer ist.
4. Atmen Sie bei geschlossenem Mund langsam und stumm durch die Nase ein. Spüren Sie, wie der Sauerstoff erst das obere Drittel Ihrer Lunge, dann das zweite Drittel und schließlich das untere Drittel füllt. Sie sollten spüren, wie Ihr Bauch nach außen und nach unten gedrückt wird. Während sich Ihr Zwerchfell absenkt und die Lunge sich öffnet, sollten sich Ihre Hände ein wenig voneinander entfernen, aber Ihre Brust sollte sich nicht bewegen. Halten Sie am Ende des Einatmens einen Augenblick inne, und atmen Sie dann aus. Dies ist ein Zyklus der Prana-Atmung. Kümmern Sie sich vorerst nicht um den Takt – das heißt soundso viele Schläge fürs Einatmen und soundso viele Schläge fürs Ausatmen. Wiederholen Sie den Zyklus bis zu zehnmal. Ruhen Sie sich eine oder zwei Minuten lang aus. Versuchen Sie dann erneut eine Serie von zehn Atemzyklen. Sehen Sie sich die Vorschläge der täglichen 6-Schritte-Übungsroutine am Ende dieses Kapitels an. (Achtung: Wenn Sie nicht gerade unter starker Verstopfung leiden oder chronische Allergien haben, ist das Atmen durch die Nase dem Atmen durch den Mund vorzuziehen, und zwar eher aus physiologischen als aus energetischen Gründen. Die Nase fungiert wie ein Filter, damit kleine Teilchen nicht in die Lunge gelangen – es fördert somit eine reinere Atmung. Bei der Nasenatmung wird auch die Luft erwärmt, und das erleichtert das Aufnehmen des Pranas.)
5. Überanstrengen Sie sich nicht. Dies ist kein Wettbewerb, um zu testen, wie viel Luft Sie in Ihre Lunge einsaugen können. Wenn Ihnen schwindlig wird, hören Sie auf und atmen ein paar Minuten lang wie gewohnt.

Die meisten Menschen beherrschen die physische Bewegung innerhalb von zwei Wochen.

Hilfe beim Wahrnehmen Ihres Bauchs

Wenn Sie Schwierigkeiten haben, bei der Prana-Atmung zwischen der Bewegung Ihres Bauchs und der Ihrer Brust zu unterscheiden, sollte die folgende Übung eine Hilfe sein. Sie wurde von Gay Hendricks, Ph. D., entwickelt und stammt aus seinem Buch *Bewusst atmen: Persönlichkeitsentwicklung durch Atemarbeit*. Bevor Sie beginnen, holen

Sie ein Buch, das Sie, wenn es auf Ihrem Bauch liegt, dennoch leicht atmen lässt. Ein gebundenes Buch ohne Schutzumschlag ist ideal – der griffige Einband verhindert, dass das Buch von Ihrem Bauch rutscht.

ÜBUNG 4.C: **Wie Sie sich während der Prana-Atmung auf Ihren Bauch und nicht auf Ihre Brust konzentrieren**

1. Legen Sie sich auf einer festen Oberfläche auf den Rücken.
2. Legen Sie ein Buch auf den Bauch, im Nabelbereich. Das Buch sollte genügend schwer sein, damit Sie es deutlich spüren.
3. Drücken Sie die Zunge an den Gaumen und lassen Sie sie während der gesamten Übung dort.
4. Beginnen Sie nun mit der Prana-Atmung. Atmen Sie langsam und tief, wobei sich das Buch auf Ihrem Bauch mit jedem Atemzug heben und senken sollte. Wenn Sie das Buch nicht bewegen können, ersetzen Sie es durch ein schwereres Buch, bis Sie diesen Bereich deutlich spüren können.
5. Seien Sie geduldig. Sobald Ihr Atem in den Bauch gelangt, nehmen Sie das Buch weg. Falls Ihnen dann die Bauchatmung nicht mehr gelingt, nehmen Sie das Buch wieder zu Hilfe.

Seien Sie nicht irritiert, dass die Prana-Atmung so einfach ist. Es gibt zwar drastischere Techniken in diesem Buch, doch allein schon die Prana-Atmung hat bemerkenswerte Heilkräfte, wie diese Geschichte des Prana-Heilungslehrers Alejandro Armas beweist: »Bei einer Freundin wurde eine Blutkrankheit diagnostiziert, die der Autoimmunkrankheit Lupus ähnelte. Ich erkannte, dass sie eine unregelmäßige Atmung hatte, also riet ich ihr, jeden Abend die Prana-Atmung zu praktizieren. Ich schlug ihr auch vor, sich vorzustellen, dass sie beim Einatmen ihren Bauch aufblasen und beim Ausatmen die Luft wieder herauslassen würde. Nachdem sie mehrere Wochen lang die Prana-Atmung praktiziert hatte, stellte sie fest, dass sie nicht mehr so verspannt war und viel besser schlief. Als sie dann zur nächsten Untersuchung ging, war die Blutkrankheit verschwunden – sehr zur Überraschung ihres Arztes. Da es gegen ihr Leiden kein Heilmittel gab und sie einfach nur regelmäßig die Prana-Atmung praktizierte, mussten wir zu der Schlussfolgerung gelangen, dass die Prana-Atmung sie von ihrem Leiden befreit hatte.«

> **Die »Meisteratemtechnik«**
>
> Während meines Fortgeschrittenenstudiums erklärte mir Großmeister Choa während einer Sitzung, dass in der alten, aber wenig bekannten jüdischen Tradition des Koscher-Yogas die 7-1-7-1-Atemmethode die Meisteratemtechnik genannt wird. Und dann veranschaulichte er ihre Wirksamkeit anhand der folgenden Geschichte: Zwei Männer gingen eine ruhige Straße entlang, als plötzlich ein tollwütiger Hund auf sie zulief. Der erste Mann bekam es mit der Angst zu tun und schrie. Der zweite Mann wedelte bloß gelassen mit der Hand, als wolle er etwas beiseite wischen. Der Hund erstarrte, drehte sich um und trollte sich. Als der Mann, der in Panik geraten war, seinen Begleiter fragte, was er getan habe, erwiderte der gelassene Mann, er habe die Meisteratemtechnik praktiziert, und die habe es ihm ermöglicht, so viel positive Energie zu erzeugen, dass er negative und gewalttätige Energie abwehren konnte.
>
> Meister Stephen Co

Rhythmus und Verhaltung

Wenn Sie die körperlichen Bewegungen der Prana-Atmung beherrschen, fügen Sie die folgenden wirkungsvollen Rhythmus- und Verhaltungssequenzen hinzu. Aber zuvor eine Warnung: Wenn Sie hohen Blutdruck haben, sollten Sie Ihren Atem nicht länger als eine Sekunde anhalten. Die Prana-Atmung regt zwar den Nabel an, den primären Pranaspeicher des Körpers, aber auch das Meng-Mein-Chakra, das gegenüber dem Nabel am Rücken sitzt. Daher könnte bei Menschen mit Bluthochdruck eine längere Atemverhaltung den Blutdruck über einen günstigen Bereich hinaus erhöhen.

ÜBUNG 4.D: *Optimaler Atemrhythmus*

1. Drücken Sie die Zunge an den Gaumen und lassen Sie sie während der ganzen Übung dort.
2. Atmen Sie ein und zählen Sie dabei bis sieben.
3. Halten Sie inne und zählen Sie bis eins.
4. Atmen Sie aus und zählen Sie dabei bis sieben.
5. Halten Sie inne und zählen Sie bis eins.

Dies stellt einen Prana-Atmungszyklus in der 7-1-7-1-Sequenz von Rhythmus und Verhaltung dar. Wiederholen Sie die Schritte zwei bis fünf bei jedem Zyklus. Zu Beginn Ihrer Praxis sollten Sie dreimal 10 Zyklen absolvieren, mit einer Pause von jeweils einer Minute zwischen jedem Zehnerzyklus. Für die gesamte Übung sollten Sie weniger als 10 Minuten benötigen. (Siehe auch die tägliche 6-Schritte-Übungsroutine am Ende dieses Kapitels.)

Je mehr Sie sich auf den Atem konzentrieren können, desto mehr werden Sie den Rhythmus verinnerlichen, sodass Sie ihn nicht mehr wahrnehmen oder in Gedanken zählen müssen. Die Taktlänge ist nicht so wichtig wie die Einhaltung des Verhältnisses und das gleichmäßige Tempo. Aber eine Sekunde pro Takt ist ein gutes Maß.

Eine der besten Techniken ist es, einen Pulszähler zu verwenden, der Ihren Atemrhythmus und Ihre Verhaltung auf Ihren Puls abstimmt. Mit Hilfe eines Pulszählers können Sie auch Ihre Fortschritte messen, denn wenn Sie Prana-Atmung und Meditation besser beherrschen, sollte sich Ihr Puls verlangsamen.

ÜBUNG 4.E: *Eine noch wirksamere Verhaltungsroutine*

Bei dieser Routine regt die längere Verhaltung beim Ein- und Ausatmen das Nabel-, das Meng-Mein- und das Wurzelchakra noch mehr an.

1. Drücken Sie die Zunge an den Gaumen und lassen Sie sie während der ganzen Übung dort.
2. Atmen Sie ein und zählen Sie dabei bis sechs.
3. Halten Sie inne und zählen Sie dabei bis drei.
4. Atmen Sie aus und zählen Sie dabei bis sechs.
5. Halten Sie inne und zählen Sie dabei bis drei.

Dies stellt einen Prana-Atmungszyklus in der 6-3-6-3-Sequenz von Rhythmus und Verhaltung dar. Wiederholen Sie die Schritte zwei bis fünf bei jedem Zyklus. Wie bei der 7-1-7-1-Sequenz absolvieren Sie dreimal 10 Zyklen, mit einer Minute Pause zwischen den Zehnerzyklen. (Siehe auch die tägliche 6-Schritte-Übungsroutine am Ende dieses Kapitels.)

In Prana-Heilungskursen scannen die Schüler einander, während sie die beiden verschiedenen Atemrhythmus-Verhaltungs-Sequenzen absolvieren, um den Unterschied bei der Energieerzeugung zwischen beiden zu spüren. »Die Energie fühlt sich eindeutig stärker bei 6-3-6-3 an«, erklärt die Prana-Heilungsschülerin Trish Sharpe. »Ich empfinde es auch als natürlicher, beim Einatmen bis sechs zu zählen und bis drei innezuhalten.«

Eine fortgesetzte Prana-Atmung verstärkt Ihre Fähigkeit, Energie zu erzeugen, und hilft Ihnen beim Aufbau einer stärkeren Energiegrundlage, die es Ihnen ermöglicht, eine größere Menge Prana mit weniger Mühe in kürzerer Zeit zu erzeugen.

Der Atem als universale Energie ist der westlichen Kultur nicht völlig fremd

Die Verbindung zwischen Atmung und universaler Energie ist zwar eher in östlichen Geist-Körper-Traditionen anzutreffen, doch es gibt auch eine esoterische Atemtradition im Westen. Dies kommt auch in unserer Sprache zum Ausdruck. So gehen beispielsweise die Worte »spirituell« und »Inspiration« auf das lateinische Wort »spiritus« zurück, und das bedeutet wörtlich »Luft, Atem«, im übertragenen Sinn auch »Geist«. Das Wort »inspirieren« bedeutete also einstmals, dass jemand »Geist einatmet« oder göttliche Energie einzieht. Meist bezeichnete man als inspiriert einen Künstler, der sich um (göttliche) Führung beim Schöpfungsprozess bemühte, oder einen heiligen Mann, der Energie fürs Gebet oder zur Heilung suchte.

Einige Anmerkungen zur Prana-Atmung

- Bei den alten chinesischen Kampfsportarten gibt es eine Maxime, die sich etwa mit »ruhig ist schnell« übersetzen lässt. Diese Maxime wird Anfängern eingetrichtert, die versuchen, bei ihren Kampftechniken Geschwindigkeit und Energie mit zu viel Anstrengung und Mühe aufzubauen. Der wahre Weg zur Könnerschaft – bei jeder neuen Leistung oder Fähigkeit – besteht darin, dass man sich darauf konzentriert, ruhig und konzentriert zu sein, statt »110 Prozent« bringen zu wollen. Das gleiche Prinzip lässt sich auf Ihre Prana-Atmungspraxis anwenden. Wie die meisten Energieroutinen in diesem Buch ist auch die Prana-Atmung kein bewusster oder vom Willen abhängiger Prozess. Ja, eine Konzentration mit zusammengepressten Lippen und geballten Fäusten ist für eine entspannte, ruhige Prana-Atmung kontraproduktiv. Wenn Sie allerdings eine neue Fähigkeit erlernen, ist es normal, sich auf die mechanischen Abläufe zu konzentrieren, bis sie zur zweiten Natur werden. Daher werden Sie merken, wie Sie bewusst zählen: »Einatmen 1, 2, 3, 4, 5, 6, 7, halten 1, ausatmen 1, 2, 3 …« und andere Anweisungen wiederholen. Am Anfang sollten Sie sich ruhig darauf konzentrieren, die Technik korrekt zu absolvieren, und darauf achten, dass Sie den richtigen Takt halten, dass Ihre Brust sich nicht bewegt und so weiter. Aber kontrollieren Sie sich selbst nach einer oder zwei Wochen, ob Ihre Prana-Atmung auch wirklich ruhig wird. Wenn es etwas länger als zwei Wochen dauert, ist das in Ordnung, aber üben Sie so lange, bis sich die Prana-Atmung in der richtigen Kombination von Rhythmus und Verhaltung vollzieht, ohne dass Sie darüber nachdenken müssen.
- Eine effektive Prana-Atmung ist tief, entschlossen – und langsam. Wenn Sie Hilfe benötigen, um Ihre Atmung zu verlangsamen, lautet unser Tipp: Versuchen Sie nicht bewusst zu verlangsamen. Vermeiden Sie es, aus der Prana-Atmung eine Willensanstrengung zu machen. Sagen Sie sich nicht: »Verlangsame, verlangsame, verlangsame.« Wenn Sie in den Anfangsstadien Ihres Trainings an etwas denken wollen, dann denken Sie an die Mechanik der Prana-Atmung, etwa dass Sie darauf achten müssen, Ihr Zwerchfell vollständig nach unten und nach oben zu bewegen, und dass sich Ihr Bauch bewegt, aber Ihre Brust nicht. Im Laufe der Zeit wird es Ihnen allmählich gelingen, loszulassen und in Ihre Prana-Atmungspraxis hineingezogen zu werden. Schließlich wird sie für Sie zur zweiten Natur werden.

Checkliste für die Prana-Atmung

1. Tragen Sie locker sitzende Kleidung, besonders um die Taille.
2. Schließen Sie die Augen, und entspannen Sie Ihren Körper.
3. Machen Sie sich bewusst, dass Sie vollständig einatmen werden. Sie werden Ihre gesamte Lunge füllen.
4. Drücken Sie die Zunge an den Gaumen, und lassen Sie sie während der ganzen Übung dort.
5. Beginnen Sie damit, dass Sie sacht durch den Mund ausatmen, bis Ihre Lunge angenehm leer ist.
6. Atmen Sie mit geschlossenem Mund langsam und still durch die Nase ein.
7. Spüren Sie, wie sich das obere Drittel Ihrer Lunge, dann das mittlere Drittel und schließlich das untere Drittel füllt. Ihre Brust sollte sich nicht bewegen, während Sie einatmen. Ihr Bauch sollte sich nach vorn und ein wenig an den Seiten wölben, während Sie einatmen. Legen Sie die Hände auf den Bauch und die Daumen auf den Nabel, wenn dies zur Verstärkung erforderlich ist.
8. Halten Sie einen Augenblick inne (volle Verhaltung).
9. Beginnen Sie langsam mit dem kontrollierten Ausatmen. Spüren Sie, wie die Luft Ihre Lunge verlässt, zuerst im unteren Drittel, dann im mittleren Drittel und schließlich im oberen Drittel.
10. Halten Sie einen Augenblick inne (leere Verhaltung) und beginnen Sie dann erneut einzuatmen.

Die tägliche 6-Schritte-Übungsroutine – aktualisiert

1. Direktes Reinigen. Praktizieren Sie die direkten Reinigungstechniken (Übungen 3.A und 3.B, Selbstwahrnehmung und höheres Denken), falls dies erforderlich ist, anhand der Checkliste am Ende des 3. Kapitels.
2. Dehnen und Lockern des Zwerchfells. Absolvieren Sie bis zu acht Wiederholungen von jedem Teil der Übung 4.A, bis Sie spüren, wie sich Ihr Brustkorb und Ihr Zwerchfell lockern.

3. Prana-Atmung. Absolvieren Sie drei Zehnerzyklen der Prana-Atmung (Übung 4.B). Falls dies nötig sein sollte, legen Sie zunächst die Hände auf den Bauch und die Daumen auf den Nabel, um zu spüren, wie sich der Bauch bewegt. Gehen Sie dann zu den 7-1-7-1-Sequenzen und dann zu den 6-3-6-3-Sequenzen von Rhythmus und Verhaltung über.

In den nächsten fünf Kapiteln werden Sie die dritte der sechs Stufen zur Selbstheilung erlernen, nämlich die Energiemanipulationstechniken Scanning, Sweeping und Energetisieren. Sie beginnt im 5. Kapitel mit dem Scanning.

5

Hände hoch! Scanning – Handsensibilisierung und allgemeines Scanning

Ein relativ unerfahrener Schüler der Prana-Heilung kam in meinen Kurs und klagte über Angespanntheit, Gereiztheit, Angst und Erschöpfung. Er sagte, er habe keine medizinischen Probleme, stehe aber bei der Arbeit und zu Hause unter gehörigem Druck. Ich unterzog seine Aura von allen Seiten einem allgemeinen Scanning und entdeckte mehrere Stau- und Mangelbereiche – am auffälligsten war ein stark gestautes und überaktiviertes Meng-Mein-Chakra. Seine Energie stand etwa einen Meter vom Körper ab. Das Meng-Mein steuert unter anderem die Gesamtvitalität des Körpers, die Adrenalindrüsen und den Blutdruck. Drei der häufigsten physischen Stresssymptome sind Müdigkeit, Überreiztheit des Nervensystems aufgrund von überschüssigem Adrenalin im Körper und erhöhter Blutdruck.
DANIEL O'HARA, MISSION VIEJO, KALIFORNIEN

Wie können Sie die Form Ihrer energetischen Anatomie und die Größe Ihrer Chakras erfühlen? Wie können Sie wissen, wann es in der Aura eine energetische Störung gibt? Wie können Sie feststellen, ob die Prana-Atmung, kombiniert mit Rhythmus und Verhaltung, die Größe Ihrer Aura verdoppelt oder Ihre Fähigkeit erhöht hat, zehnmal so viel Prana zu erzeugen? Eine Möglichkeit wäre es, mit einer erhöhten Wahrnehmung von Energie geboren zu sein, die es Ihnen ermöglichen würde, die Aura und die energetischen Veränderungen in ihr zu spüren oder zu sehen. Es gibt Menschen, die diese Fähigkeit auf natürliche Weise besitzen. Eine andere Möglichkeit wäre es, ein spezielles Training zu absolvieren, das Ihnen dabei hilft, ein erhöhtes Sehvermögen für diese subtile Energie zu entwickeln. Großmeister Choa zog bei seinen ursprünglichen Experimenten zur Entwicklung des Prana-Heilungssystems Menschen mit einer Sensibilität für Energie heran – einige waren mit dieser Fähigkeit geboren, andere hatten sie sich antrainiert. Aber eine dritte, leichter und rascher sich bietende Möglichkeit, Veränderungen in der Aura wahrzunehmen, besteht darin, das Scanning zu erlernen, also die Fähigkeit, Stärke und Konturen der Energieaura zu fühlen. Das Scanning ist ein erhöhter Tastsinn, und dazu ist es nur erforderlich, dass Sie die Handflächenchakras im Zentrum Ihrer Hände sensibilisieren.

Das Scanning ist die erste von drei Techniken der Energiemanipulation, die es Ihnen ermöglichen werden, eine Heilung direkt an Ihrer Aura zu bewirken. Die Energiemanipulation ist die dritte der sechs Stufen zur Selbstheilung. Sie werden das Scanning auf drei Arten anwenden:

1. um an Ihrer energetischen Anatomie alle Störungen zu spüren, die auf ein Gesundheitsproblem hindeuten,
2. um Ihre Fortschritte beim Erzeugen von Prana zu messen, indem Sie die Zunahme Ihrer eigenen Energie spüren, während Sie die Übungen ausführen,
3. um ein taktiles energetisches Feedback zur Intensivierung Ihrer Praxis zu erhalten.

Fortgeschrittene Scanning-Übungen

Das Scanning mag sich geheimnisvoll anhören, aber tatsächlich ist es leicht zu erlernen. Die Kapitel 5 und 6 enthalten sieben Ebenen von fortgeschrittenen Übungen, die Ihnen dabei behilflich sind, diese Fähigkeit zu erwerben:

Kapitel 5
1. Entwickeln der Handsensibilität
2. Allgemeines Selbst-Scanning
3. Scanning bei anderen Lebensformen: Pflanzen und Tiere
4. Scanning eines anderen Menschen

Kapitel 6
5. Spezielles Selbst-Scanning
6. Scanning mittels Visualisierung
7. Interpretation Ihrer Ergebnisse

Diese Übungen weisen eine logische Abfolge auf, weil jede Ebene auf der vorhergehenden aufbaut. Die ersten vier Ebenen, die in diesem Kapitel vorgestellt werden, enthalten Übungen, die Ihnen dabei helfen, die Handsensibilität zu entwickeln, die Sie für das allgemeine Selbst-Scanning benötigen, also für das Erfühlen der Gesamtstärke Ihrer Aura. Die letzten drei Ebenen, die im 6. Kapitel vorgestellt werden, enthalten Übungen für das spezielle Selbst-Scanning, das ein gezielteres Scanning der Chakras und der speziellen Bereiche in Ihrer Aura ist. Im 6. Kapitel lernen Sie auch, die Ergebnisse Ihres Scannings zu interpretieren.

Normalerweise benötigt man nicht mehr als zwei Wochen täglicher Praxis von etwa 15 Minuten, um das Scanning zu erlernen. Es kann ein wenig länger dauern, aber sobald Sie das Gefühl für die Energie bekommen haben, sind Ihre Hände mehr oder weniger permanent sensibilisiert. Selbst wenn Sie die Übungen auf einer oder mehreren Ebenen nicht ausführen können – wenn Sie beispielsweise nicht die geeigneten Pflanzen oder Tiere haben, an denen Sie üben, oder keinen Partner haben, mit dem Sie arbeiten können –, können Sie das Scanning dennoch erlernen. Wenden Sie einfach mehr Zeit für die Ebenen auf, die Sie allein schaffen, etwa die Handsensibilisierung und das Selbst-Scanning.

Wie bei der im 4. Kapitel vorgestellten Übungssequenz der fortgeschrittenen Prana-Atmung sollten Sie für jede Ebene genügend Zeit verwenden, bevor sie zur nächsten übergehen, sodass Sie sich eine gute Grundlage für Ihre Energiesensibilität schaffen. Für Ihre Entwicklung ist es besser, wenn Sie wissen, dass Sie bei den Übungen zur Handsensibilisierung die Energie wirklich spüren können, bevor Sie mit dem allgemeinen Scanning Ihres Körpers und den anderen Scanningtechniken beginnen. Wie wir allerdings schon im 1. Kapitel erklärt haben, können Sie einfach mit Ihrer Praxis fortfahren, selbst wenn Sie die Energie nicht spüren können. Wenn Sie das Gefühl haben, auf einer Ebene nicht weiterzukommen und die Energie nicht zu spüren, gehen Sie einfach zur nächsten Übung über. Ja, selbst wenn Sie zu dem Zeitpunkt, da Sie bei den Heiltechniken im 13. Kapitel angelangt sind, nicht sicher sind, ob Sie das Prana fühlen, können Sie diese Techniken dennoch ausführen und sie für sich wirken lassen.

Die Entwicklung der Handsensibilität

Übungen zur Handsensibilisierung öffnen die Handchakras und ermöglichen es Ihnen, Ihr Prana zu fühlen. Sie sind ja schon mit den Handchakras vertraut, denn die erste Übung, die Sie im 1. Kapitel absolviert haben, »Nehmen Sie Ihre persönliche energetische Anatomie wahr« (Übung 1.A), ist eigentlich die Handsensibilisierungs-Übung 1. Sie können diese Übung oder die Übung 5.A oder beide in Ihre regelmäßige Praxis einbauen.

ÜBUNG 5.A: *Handsensibilisierungs-Übung 2*

Stehen Sie bequem da, während Sie diese Übung ausführen.

1. Drücken Sie die Zunge an den Gaumen.
2. Absolvieren Sie ein paar Zyklen Prana-Atmung, um Ihren Geist zu reinigen und zu beruhigen und Ihren Körper zu entspannen.
3. Tippen Sie mit zwei Fingern Ihrer scannenden Hand mehrmals auf Ihr Herzchakra. Für die meisten Menschen ist die scannende Hand die dominante Hand. Das Herzchakra sitzt in der Mitte der Brust, direkt zwischen den Brustwarzen. Da das Herz der Sitz der Sensibilität ist, erhöht das Tippen auf Ihr Herzchakra Ihre Fähigkeit, feine Energie zu spüren und zu fühlen.
4. Handgelenke rollen: Strecken Sie die Arme in Schulterhöhe gerade aus. Während Ihre Hände offen und Ihre Finger entspannt sind, rollen Sie die Hände an den Handgelenken 10-mal in beiden Richtungen – beschreiben Sie kleine Kreise mit den Händen um die Handgelenke, und zwar 10-mal im Uhrzeigersinn und 10-mal gegen den Uhrzeigersinn.
5. Handöffner: Öffnen und schließen Sie 10-mal energisch die Hände.
6. Ellbogen, Finger schütteln: Lassen Sie zunächst die Arme an den Seiten baumeln. Heben Sie dann die Fäuste etwa bis zu den Schultern hoch, als ob Sie mit den Händen eine Hantel nach oben stemmen würden. Die Handrücken sollten von Ihnen wegzeigen. Lassen Sie die Arme aus dieser Position ruckartig fallen.
7. Ohne die Ellbogen durchzudrücken, öffnen Sie rasch die Finger, wenn Sie unten angelangt sind, als ob Sie die imaginäre Hantel fal-

len lassen wollten, und wiederholen Sie Schritt 6 und 7 rasch 10-mal.
8. Drücken Sie den Daumen der rechten Hand ein paar Sekunden lang leicht ins Zentrum der linken Handfläche. Wiederholen Sie dann diese Bewegung mit der anderen Hand, drücken Sie also den linken Daumen in die rechte Handfläche.
9. Heben Sie die rechte Hand über den Kopf, und drücken Sie mit der Handfläche nach oben, während Sie gleichzeitig die linke Hand nach unten führen und mit der Handfläche nach unten drücken (Foto 5.a). Üben Sie ein paar Sekunden lang einen leichten Druck nach oben und nach unten aus, ohne die Muskeln zu verspannen.
10. Tauschen Sie die Positionen der Hände aus – drücken Sie also mit der linken Handfläche nach oben und mit der rechten nach unten (Foto 5.b).
11. Wiederholen Sie diese drückenden Handbewegungen noch zweimal.

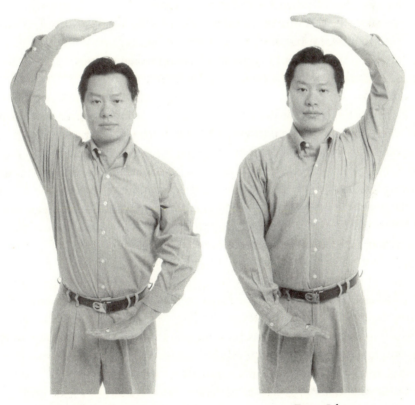

Foto 5.a *Foto 5.b*

12. Strecken Sie die Hände nach vorn, wobei Ihre Handflächen einen Abstand von etwa 7 Zentimetern haben und zueinander zeigen, als wollten Sie in die Hände klatschen. Halten Sie die Unterarme gestreckt nach vorn und parallel zum Boden. Halten Sie die Hände entspannt und die Achselhöhlen offen. Die gleiche Haltung haben Sie schon in Übung 1.A (Abbildung 1.4) eingenommen. Schließen Sie die Augen. Während Sie die Hände im Abstand von etwa 7 Zentimetern auseinander halten, atmen Sie einfach langsam und konzentrieren sich leicht auf die Zentren der Handflächen. Tun Sie dies etwa 10 Sekunden lang.
13. Während Sie die Haltung Ihrer Hände, Handgelenke und Ellbogen unverändert lassen, beginnen Sie die Arme ein paar Zentimeter voneinander zu entfernen und wieder zusammenzuführen, wobei Sie die Hände näher zusammen und dann weiter auseinander bringen. Tun Sie so, als würden Sie in sehr langsamer Zeitlupe in die Hände klatschen, wobei sich Ihre Hände aber nicht berühren dürfen. Nähern Sie die Handflächen einander bis auf etwa 3 bis 5 Zentimeter, und bewegen Sie sie dann langsam wieder bis auf etwa 30 Zentimeter auseinander. Dann nähern Sie sie wieder einander an. Wiederholen Sie dies, bis Sie das Prana zwischen Ihren Händen spüren.

Machen Sie sich nichts daraus, wenn Sie nichts spüren. Wenn Sie in Ihren Handflächen kein warmes Jucken oder Kitzeln spüren, nachdem Sie diese Übung einmal abgeschlossen haben, halten Sie ein paar Augenblicke inne, absolvieren ein paar Prana-Atmungszyklen, konzentrieren sich erneut auf Ihre Handflächen und wiederholen die Übung. Wenn Sie den Kontakt oder die Sensibilität verlieren, machen Sie eine Pause und absolvieren weitere Prana-Atmungsübungen oder probieren die Handsensibilisierungs-Übung 1. Schon nach kurzer Zeit werden Sie die Energie spüren.

Und wenn Sie dennoch die Energie nicht spüren können?

Wenn Sie bei den Handsensibilisierungs-Übungen noch immer nicht die Energie spüren können, entspannen Sie sich. Fahren Sie mit Ihrer Praxis fort – Sie werden sie spüren. Bewahren Sie sich eine positive Einstellung und einen aufgeschlossenen Geist. Zweifel, Ängste und Sorgen behindern Ihre Fähigkeit, feine Energie zu spüren und zu verändern. Wenn Sie Ihre Hände zu sensibilisieren versuchen, während Sie denken: »Das funktioniert doch nicht« oder »Das ist verrückt«, wird es Ihnen noch schwerer fallen. Kontrollieren Sie Ihre Gedanken, aber versuchen Sie nicht, sich einzureden, Sie würden etwas fühlen, was nicht da ist. Die Energie ist nicht imaginär – sie ist real, und Sie können sie wirklich mit Hilfe dieser Übungen spüren. Bilden Sie sich also nicht ein und gehen Sie nicht davon aus, dass Sie Energie spüren, wenn Sie dies nicht tun. Mit kontinuierlicher, regelmäßiger Übung kann jeder die Fähigkeit entwickeln, Energie zu spüren, wie der Prana-Heilungsschüler Arnon Davidovici beschreibt. »Etwa ein halbes Jahr lang nachdem ich mit der Prana-Heilung begonnen hatte, habe ich alles, was ich während des Scannings fühlte, mit vernünftigen Erklärungen abgetan oder vorhergesagt«, berichtet er. »An dem Tag, an dem ich wirklich anfing, das Prana zu fühlen, beschloss ich, das Erste, was ich fühlte, zu akzeptieren. Ich war nicht immer hundertprozentig genau, aber ich entschied, dass dies okay sei, weil ich ja noch immer lernte. Im Laufe der Zeit verbesserte sich meine Genauigkeit. Inzwischen spüre ich einen Druck oder Energiefluss beim Scanning. Wenn die Energie schmutzig ist, fühlt sie sich meist juckend oder kitzlig, manchmal klebrig oder schwer an. Wenn die Energie eine besonders hohe Schwingung hat, kann sie kitzeln (aber nicht jucken), oder sie kann so glatt wie leichte, weiche Sahne sein.«

Hier ein Tipp aus unseren Kursen: Menschen, die sich das Scanning sehr rasch aneignen, arbeiten mit positiver Verstärkung, um ihre Entwicklung zu beschleunigen. Sobald sie überhaupt etwas spüren, sagen sie sich, das sei das Prana und sie würden gut arbeiten. Sie schieben den kritischen Teil ihres Geistes beiseite und verstärken mit positiven Selbstgesprächen ihre Überzeugung, dass sie die Energie fühlen. Sobald sie ein Gefühl wahrnehmen, wenden sie die positive Selbstverstärkung an, die ihnen dabei hilft, das Scanning rascher zu erlernen.

Allgemeines Selbst-Scanning

Beim allgemeinen Selbst-Scanning spüren Sie Ihre Aura an verschiedenen Punkten, um ein Gefühl für seine gesamte Stärke und Reinheit zu bekommen. Bei dieser ersten Übung werden Sie Ihren Arm scannen, weil er ein leichtes Ziel für Anfänger ist.

ÜBUNG 5.B: *Allgemeines Selbst-Scanning Ihres Arms*

Sie können diese Übung im Sitzen oder Stehen ausführen. Achtung: Im weiteren Verlauf werden wir die Beschreibung der Aufwärmphasen verkürzen. Außerdem gehen wir davon aus, dass Sie mit der rechten Hand scannen und dass Ihr linker Unterarm das Scanning-Ziel ist. Vertauschen Sie also die Richtungsanweisungen, wenn Sie Ihren rechten Unterarm mit der linken Hand scannen.

1. Drücken Sie die Zunge an den Gaumen.
2. Absolvieren Sie ein paar Prana-Atmungszyklen.
3. Tippen Sie mehrmals mit zwei Fingern Ihrer scannenden Hand auf Ihr Herzchakra.
4. Absolvieren Sie die Handsensibilisierungs-Übung 1 oder 2, bis Sie die Energie zwischen Ihren Händen deutlich spüren.
5. Während Sie die Ellbogen um 90 Grad beugen und die Unterarme etwa parallel zum Boden vor sich halten, strecken Sie beide Hände aus, etwa in Höhe der Taille, als ob Sie vor sich einen großen Wasserball halten würden. Ihre Handflächen sind einander zugewandt. Ihre Arme, Hände und Finger sollten entspannt sein. Ihre Finger sollten leicht gespreizt, Ihre Hände und Handge-

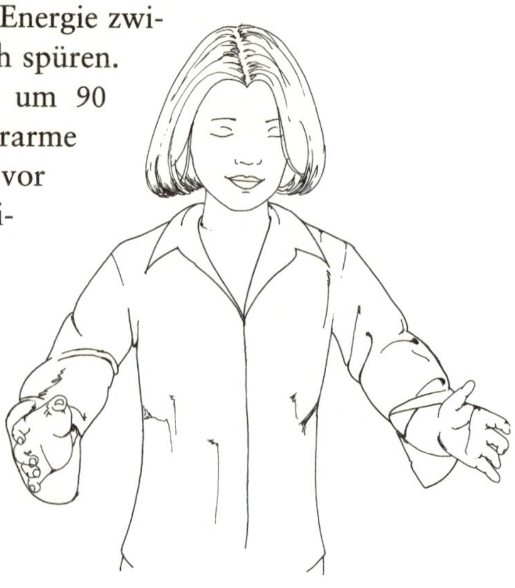

Abbildung 5.1

lenke locker und Ihre Achselhöhlen offen sein – pressen Sie also die Arme nicht eng an den Körper. Ihre Arme sollten etwa 90 Zentimeter voneinander entfernt sein (Abbildung 5.1).

6. Wenn Sie scannen, müssen Sie sich auf Ihr Ziel einstimmen, Ihre Absicht zu scannen innerlich formulieren. Dies tun Sie, indem Sie kurz, ein paar Sekunden lang, Ihr Scanning-Ziel anschauen und dann stumm Ihre Absicht erklären. Zum Beispiel: »Ich beabsichtige nun, ... zu scannen.« Da das Scanning-Ziel für diese Übung Ihr linker Unterarm ist, schauen Sie eine Stelle an der Innenseite Ihres linken Unterarms ein paar Sekunden lang an und sagen dann zu sich: »Ich beabsichtige nun, meinen linken Unterarm zu scannen.«

7. Sobald Sie Ihre Absicht formuliert haben, wenden Sie Ihre Wahrnehmung dem Handchakra Ihrer scannenden Hand zu und lassen sie dort verharren, während Sie scannen. Denken Sie an das Konzept der Wahrnehmung, wie es im 2. Kapitel dargestellt wurde: Die Wahrnehmung ist weder Konzentration noch ein intensives Starren oder gar Beobachten – sie ist kein visueller Sinn. Vielmehr ist die Wahrnehmung ein ruhiges, sanftes, stilles, aber aktives Spüren. Sie ist ein Erfühlen der erhöhten Sensibilität. Beim Scanning fühlen Sie die Energie, statt sie zu sehen. Indem Sie Ihre Wahrnehmung auf Ihre scannende Hand fokussieren, wird die Sensibilität Ihrer Hände für diese feine Energie erhöht.

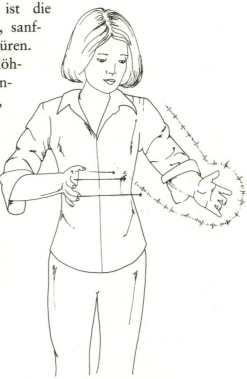

Abbildung 5.2

8. Ihre Konzentration beim Scanning sollte etwa genauso groß wie beim Lesen eines Buches sein. Verspannen Sie sich nicht, und versuchen Sie nicht, sich zum Scanning zu zwingen. Die beim Scanning verwendete Wahrnehmung wird am besten mit

einer leichten Konzentration, aber nicht mit einer hohen Willensanstrengung erzielt. Wenn Sie versuchen, beim Scanning Ihren Willen einzusetzen, behindert dies die Sensibilität.
9. Atmen Sie langsam und tief mit der Prana-Atmung.
10. Halten Sie die Augen offen oder geschlossen. (Nach einiger Übung können Sie mit offenen Augen scannen, aber am Anfang empfinden Sie es vielleicht als hilfreich, die Augen geschlossen zu halten, damit Sie nicht abgelenkt werden.)
11. Bewahren Sie eine positive, aufgeschlossene Einstellung.
12. Beginnen Sie aus der Position »Einen Wasserball halten« mit dem Scanning, indem Sie die rechte Hand langsam dem linken Unterarm nähern. Scannen Sie in horizontaler Richtung direkt vor Ihrem Körper (Abbildung 5.2). Bewegen Sie Ihren linken Arm nicht. Lassen Sie die Finger der rechten Hand eine natürliche, entspannte Position einnehmen – leicht gekrümmt und geöffnet. Verlangsamen Sie die Bewegung noch mehr, wenn Ihre rechte Hand etwa 30 Zentimeter von Ihrem linken Unterarm entfernt ist. Nun bewegen Sie die rechte Hand in einer Entfernung von 10 bis 30 Zentimetern von Ihrem linken Unterarm vor und zurück, als ob Sie ihn leicht aus der Distanz spüren würden – und genau das tun Sie auch. Sie erfühlen nämlich das Energiefeld Ihres Körpers, als ob Sie ganz leicht die Oberfläche einer absolut ruhigen Wasserlache erfühlen würden. Atmen Sie weiter langsam und tief. Ihre rechte Hand sollte Ihren linken Unterarm weder berühren noch sich mehr als 30 Zentimeter von ihm entfernen. Richten Sie Ihre Wahrnehmung weiter auf die Mitte der Handfläche Ihrer scannenden Hand. Die Gelenke Ihrer Schulter, Ihres Ellbogens, Ihres Handgelenks und Ihrer Hand sollten ständig locker und geschmeidig bleiben, während Sie Ihre scannende Hand vorwärts und zurückbewegen.
13. Halten Sie die Hand an, wenn Sie in der Handfläche einen Druck, ein Kitzeln, ein Jucken oder Wärme verspüren. Diese Empfindung sollten Sie haben, wenn Sie sich Ihrem linken Unterarm auf 10 bis 20 Zentimeter nähern. Dies ist die innere Aura, also der Bereich, in dem Sie Ihre Heiltätigkeit größtenteils verrichten.
14. Seien Sie nicht entmutigt, wenn Sie die Energie nicht sofort spüren. Entspannen Sie sich einfach, atmen Sie tief, und bewegen Sie die rechte Hand von Ihrem linken Unterarm weg und dann wieder zu ihm hin, bis Sie etwas spüren. Wenn Sie nach 10 bis 12 Bewegungen noch immer Schwierigkeiten haben, die Energie zu spüren,

wiederholen Sie die Handsensibilisierungs-Übung 1 oder 2, oder tippen Sie erneut auf Ihr Herzchakra.
15. Falls Sie weiterhin Schwierigkeiten haben, die Energie zu spüren, versuchen Sie das Scanning aus einem anderen Winkel. Beginnen Sie mit der Position »Einen Wasserball halten« und heben Sie dann die rechte Hand bis auf Schulterhöhe. Scannen Sie in einem 45-Grad-Winkel nach unten, oder senken Sie den rechten Arm bis zu einem Punkt unterhalb Ihrer Taille, und scannen Sie nach oben. Der Winkel, den Sie beim Scanning einnehmen, spielt keine Rolle. Achten Sie jedoch bei jedem Winkel darauf, dass Sie etwa einen Meter von Ihrem Ziel entfernt mit dem Scanning beginnen.
16. Wenn Sie einen Druck, ein Kitzeln oder Wärme in Ihrer scannenden Hand verspüren, stellen Sie fest, wie weit Ihre scannende Hand von Ihrem Unterarm entfernt ist. Sind es 15 Zentimeter? 5 Zentimeter? 20 Zentimeter? Dies ist die Tiefe Ihrer Aura, also die Entfernung, in der sich Ihre Energieaura von ihrem physischen Körper erstreckt. Die meisten Erwachsenen, die sich allgemein wohl befinden, haben eine Aura, die vom Körper etwa 12 bis 15 Zentimeter ausstrahlt. Wenn Sie feststellen, dass Ihre Aura tiefer oder dünner als 12 Zentimeter ist, brauchen Sie sich keine Sorgen zu machen. Nehmen Sie einstweilen nur Notiz von der Tiefe Ihrer Aura. Aus ganz bestimmten Gründen gehen wir erst im 6. Kapitel darauf ein, was diese Scanning-Messungen bedeuten. Sie können sich ja Ihre Ergebnisse notieren, sodass Sie später darauf zurückgreifen können.
17. Versuchen Sie die Stärke der Aura zu spüren, während Sie damit fortfahren, Ihre Hand vorwärts und zurückzubewegen. Verspüren Sie einen starken Druck oder ein deutliches Kitzeln? Haben Sie das Gefühl, als würde Ihre Hand energisch abgestoßen? Oder verspüren Sie nur einen leichten Druck?
18. Schließen Sie die Übung ab, indem Sie ein paar Minuten lang herumgehen und dabei Arme und Beine ausschütteln. Entspannen Sie sich, und holen Sie ein paarmal tief Atem.

Wenn Sie fertig sind, schreiben Sie sich vielleicht Ihre Eindrücke vom Scanning auf.

Nach dieser Vorgehensweise können Sie nun auch andere Teile Ihres Körpers scannen: eine andere Stelle an Ihren Armen, verschiedene Punkte an Ihren Beinen und so weiter. Dabei sollten Sie versuchen, die

Tiefe und Stärke Ihrer Aura an den verschiedenen Stellen zu erspüren. Auch diese Scanning-Eindrücke sollten Sie sich notieren.

Und wenn Sie die Energie noch immer nicht spüren?

Wenn Sie Ihre Energie während dieser Übung, ja sogar nach dem Ausprobieren aller Alternativen nicht spüren, fragen Sie sich vielleicht, ob Sie eine relativ schwache Aura haben. Das ist schon möglich, aber wahrscheinlich haben Sie in diesem Stadium Ihres Scanning-Studiums noch nicht genügend Sensibilität entwickelt. Machen Sie sich also keine Sorgen, wenn Sie bei dieser Übung Schwierigkeiten haben. Sie werden diese Fähigkeit mit einiger Übung entwickeln. Sehen Sie sich auch die tägliche 6-Schritte-Übungsroutine und die Scanning-Checkliste am Ende dieses Kapitels an.

Scanning bei anderen Lebensformen: Pflanzen und Tiere

Übungen für das Scanning bei Pflanzen und Tieren werden einfach deshalb in eine Selbstheilungsroutine aufgenommen, weil sie der Praxis zugute kommen. Die energetische Anatomie von Pflanzen und Tieren unterscheidet sich zwar von der des Menschen, aber sie kann Ihnen helfen, Ihre Fähigkeit zu entwickeln, die Lebenskraft zu spüren.

ÜBUNG 5.C: *Scanning bei einer Pflanze*

Suchen Sie sich eine gesunde Pflanze aus, damit Sie mit einer kräftigen Energieaura arbeiten. Dazu eignet sich jeder gut gedeihende Baum, jede Blüte oder Grünpflanze, aber einige Pflanzen sind besonders gut: kleine Kiefern, die meisten Zitrusbäume, Ficus- und Tradescantiapflanzen, um nur ein paar zu nennen. Vermeiden Sie Wüstenpflanzen wie Sukkulenten und Kakteen. Ihre Energieaura ist unregelmäßig, stachlig oder spitz, entsprechend ihrer Form, und kann für Anfänger schwer wahrzunehmen sein.

Absolvieren Sie diese Übung im Stehen. Sie sollten mit dem vierstufigen Aufwärmprogramm vertraut sein: Drücken Sie die Zunge gegen den Gaumen. Führen Sie ein paar Zyklen Prana-Atmung durch. Tippen Sie mehrmals mit zwei Fingern Ihrer scannenden Hand auf Ihr Herzchakra. Führen Sie die Handsensibilisierungs-Übung 1 und/oder 2 durch, bis Sie die Energie deutlich zwischen den Händen spüren.

1. Stellen Sie sich etwa einen Meter von der Pflanze entfernt hin, wobei Ihr scannender Arm, die Hand und die Finger entspannt sind.
2. Schauen Sie einen Abschnitt der Pflanze an, um sich auf Ihr Ziel einzustimmen. Wählen Sie einen bestimmten Ast, ein Blatt oder eine Blüte, und formulieren Sie Ihre Absicht, die Aura an dieser Stelle zu scannen.
3. Denken Sie daran: Atmen Sie langsam und tief, wobei Sie die Prana-Atmung anwenden. Richten Sie Ihre Wahrnehmung auf das Handchakra Ihrer scannenden Hand. Sobald Sie die Pflanze angeschaut haben, um Ihre Absicht zu bekräftigen, richten Sie Ihre Wahrnehmung während der gesamten Scanning-Übung auf Ihre scannende Hand. Bewahren Sie eine positive, aufgeschlossene Einstellung.
4. Beginnen Sie mit dem Scanning, indem Sie Ihre Hand langsam auf die Pflanze aus etwa einem Meter Entfernung zubewegen (Abbildung 5.3). Der Winkel, in dem sich Ihre scannende Hand nähert, spielt keine Rolle. Sie können von der Seite her, von oben auf die Pflanze hinab- oder von unten zur Pflanze hochscannen.
5. Atmen Sie langsam und tief. Nähern Sie Ihre scannende Hand behutsam an, in der Ihnen bereits vertrauten gleichmäßigen Vor- und Rückwärtsbewegung. Lassen Sie sich Zeit.
6. Halten Sie inne, wenn Sie das Gefühl von Druck, Wärme, Kitzeln oder Widerstand empfinden. Je nach der Art und dem Gesundheitszustand der Pflanze, die Sie scannen, sollten Sie die Aura in einem Abstand von 10 bis 25 Zentimetern spüren. Bewegen Sie die Hand ein paarmal rückwärts und wieder vor. Stellen Sie fest, wie weit sich die Aura erstreckt. Sobald Sie eindeutig die Energie spüren, versuchen Sie ein Gefühl von ihrer Stärke zu bekommen.
7. Falls Sie die Energie nicht sofort spüren, seien Sie nicht entmutigt. Entspannen Sie sich, atmen Sie tief, und bewegen Sie die Hand zurück und wieder hin, bis Sie sie spüren. Wenn Sie nach fünf Minuten immer noch

Schwierigkeiten haben, die Energie zu spüren, unterbrechen Sie für ein paar Minuten, und wiederholen Sie die Handsensibilisierungs-Übung 1 oder 2, oder tippen Sie erneut auf Ihr Herzchakra.

8. Scannen Sie die Pflanze nun aus anderen Winkeln, von oberhalb und unterhalb Ihres ersten Scanning-Punkts sowie von einer anderen Seite her. Stellen Sie fest, ob Sie den Gesamtumriss und die Stärke der Energieaura der Pflanze wahrnehmen können. Ist sie auf allen Seiten gleichmäßig? Fühlt sich die Aura ringsum 12, 13 Zentimeter dick an, oder fühlt sich eine Seite oder ein Bereich flacher als die anderen an? Fühlt sie sich relativ stark oder schwach an?

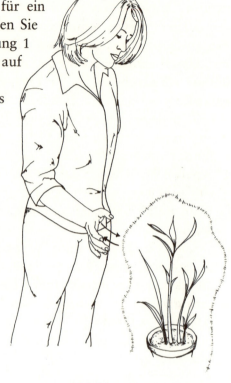

Abbildung 5.3

9. Schließen Sie die Übung ab, indem Sie ein paar Minuten lang herumgehen und dabei Arme und Beine ausschütteln. Entspannen Sie sich, und holen Sie ein paarmal tief Atem.

Wenn Sie fertig sind, sollten Sie vielleicht Ihre Scanning-Eindrücke aufschreiben, damit Sie später darauf zurückgreifen können.

Hilfreich könnte es sein, wenn Sie das Scanning verschiedener Pflanzen, Blumen und Bäume üben, um zu sehen, welche die stärksten Auren haben. Notieren Sie diese Scanning-Eindrücke, um sie mit Ihrem ersten Versuch zu vergleichen.

ÜBUNG 5.D: *Scanning bei einem Tier*

Wie bei der Pflanzenübung können Sie am besten an einem Tier üben, von dem Sie wissen, dass es gesund ist. Eine starke Aura lässt sich für Anfänger leichter wahrnehmen. Hunde und Katze sind gute Testtiere, weil sie uns am ehesten zur Verfügung stehen und weil sie häufig schlafen, sodass Sie eine Chance haben, an einem ruhigen Testtier zu üben.

Führen Sie das vierstufige Aufwärmprogramm durch, und fahren Sie dann fort.

1. Setzen Sie sich hin, stehen Sie oder knien Sie sich hin, wenn Ihr Tier auf dem Boden schläft, und zwar etwa einen Meter von ihm entfernt, wobei Ihr scannender Arm samt Hand und Fingern entspannt ist.
2. Schauen Sie das Tier an, um sich auf Ihr Ziel einzustimmen. Suchen Sie sich eine Stelle aus – etwa die Schulter, die Hüfte, den Kopf oder den Bauch –, und formulieren Sie Ihre Absicht, diesen Bereich zu scannen.

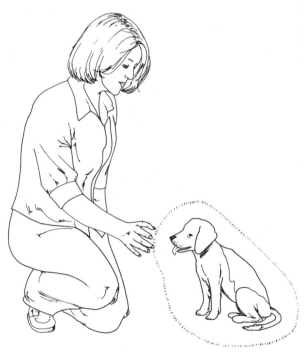

Abbildung 5.3

3. Atmen Sie langsam und tief mittels Prana-Atmung. Richten Sie Ihre Wahrnehmung auf das Handchakra der scannenden Hand. Sobald Sie das Tier anschauen, um Ihre Absicht zu formulieren, richten Sie Ihre Wahrnehmung während der ganzen Scanning-Übung auf Ihre scannende Hand. Bewahren Sie eine positive, offene Einstellung.
4. Beginnen Sie damit, dass Sie Ihre scannende Hand etwa einen Meter vom Tier entfernt aus einem beliebigen Winkel auf es zubewegen. Scannen Sie auf die Zielstelle zu (Abbildung 5.4).
5. Atmen Sie langsam und tief. Nähern Sie Ihre scannende Hand behutsam an, mit dieser gleichmäßigen Vor- und Rückwärtsbewegung.
6. Halten Sie inne, wenn Sie ein Gefühl von Druck, Wärme, Kitzeln oder Widerstand bekommen. Je nachdem, von welcher Art und wie gesund das Tier ist, sollten Sie die Aura irgendwo im Abstand von 10 bis 25 Zentimetern spüren. Bewegen Sie Ihre Hand ein paarmal rückwärts und vorwärts. Stellen Sie fest, wie weit sich die Aura erstreckt. Sobald Sie die Energie eindeutig spüren, versuchen Sie ein Gefühl für ihre relative Stärke zu bekommen.
7. Falls Sie die Energie nicht sofort spüren, seien Sie nicht entmutigt. Entspannen Sie sich, atmen Sie tief, und bewegen Sie die Hand zurück und wieder hin, bis Sie sie spüren. Wenn Sie nach 5 Minuten immer noch Schwierigkeiten haben, die Energie zu spüren, unterbrechen Sie für ein paar Minuten, und wiederholen Sie die Handsensibilisierungs-Übung 1 oder 2, oder tippen Sie auf Ihr Herzchakra.
8. Dann scannen Sie wie bei der Pflanze ein paar andere Stellen am Körper des Tiers und aus verschiedenen Winkeln. Stellen Sie fest, ob Sie den Gesamtumriss und die Stärke der Energieaura des Tiers wahrnehmen können. Ist sie auf allen Seiten gleichmäßig? Fühlt sich die Aura ringsum gleich dick an, oder ist eine Seite oder ein Bereich flacher als die anderen? Fühlt sie sich relativ stark oder schwach an?
9. Schließen Sie die Übung ab, indem Sie ein paar Minuten lang herumgehen und dabei Arme und Beine ausschütteln. Entspannen Sie sich, und holen Sie ein paarmal tief Atem.

Wenn Sie fertig sind, sollten Sie vielleicht Ihre Scanning-Eindrücke aufschreiben, damit Sie später darauf zurückgreifen können.

Falls Sie auch mit anderen Tieren arbeiten können, sollten Sie auch sie scannen, um festzustellen, welche die stärksten Auren haben. Notieren Sie sich diese Scanning-Eindrücke zum Vergleich.

Die Prana-Heilungsschülerin und Energieheilerin Tiffany Cano, die sowohl Menschen wie Haustiere als Patienten hat, stellt fest, dass die Auren von Tieren im Allgemeinen etwa genauso dick sind wie die von Menschen, je nachdem, wie vital das Tier ist. Sie berichtet auch, dass die Chakras bei Tieren in etwa an den gleichen Stellen sitzen wie beim Menschen, allerdings entsprechen sie der Größe des Tiers und sind damit bei kleineren Tieren kleiner als menschliche Chakras.

Scanning bei einem anderen Menschen

Die beim allgemeinen Scanning eines anderen Menschen angewandten Techniken unterscheiden sich nicht von den beim allgemeinen Scanning von Pflanzen oder Tieren angewandten Techniken. Ihr Ziel ist das gleiche: ein Gefühl für die Gesamtstärke der Aura zu bekommen. Der einzige Unterschied besteht darin, dass diese Testperson bei allen spezifischen Problemen, auf die Sie vielleicht bei Ihrem Scanning stoßen, ein verbales Feedback liefern kann. Aber bitten Sie Ihre Testperson, erst dann zu reagieren, wenn Sie mit Ihrem Scanning fertig sind, selbst wenn Sie dabei irgendwelche Kommentare abgeben, wo Sie energetische Störungen in der Aura zu spüren glauben.

ÜBUNG 5.E: *Scanning bei einem anderen Menschen*

Bei dieser Übung ist es besser, wenn Sie stehen. Ihre Testperson kann sitzen oder stehen. Sie sollte sich einfach entspannen und ganz normal atmen. Wenn sie will, kann sie die Augen geschlossen halten. Sie sollte die Zunge an den Gaumen drücken, um ihre Sensibilität zu erhöhen. Führen Sie das vierstufige Aufwärmprogramm durch, und fahren Sie dann fort.

1. Stellen Sie sich 60 Zentimeter bis einen Meter von Ihrer Testperson hin. Sie sollten eher ein wenig seitlich als direkt vor oder hinter ihr stehen (Abbildung 5.5). Sie werden den Oberarmbereich (irgendwo zwischen Schulter und Ellbogen) scannen. Arm, Hand und Finger Ihrer scannenden Hand sollten entspannt sein.

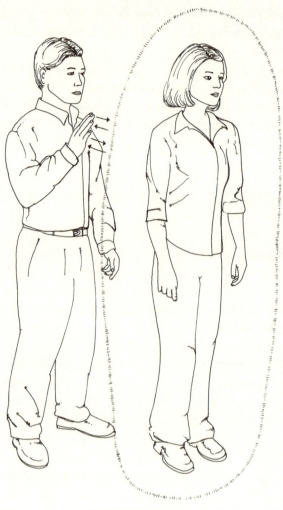

Abbildung 5.5

2. Schauen Sie Ihr Ziel an, um sich einzustimmen und Ihre Absicht zu scannen zu formulieren.
3. Atmen Sie langsam und tief mittels Prana-Atmung. Richten Sie Ihre Wahrnehmung auf das Handchakra Ihrer scannenden Hand. Wenn Sie Ihr Ziel angeschaut und Ihre Absicht formuliert haben, richten Sie Ihre Wahrnehmung während der ganzen Scanning-Übung auf Ihre scannende Hand. Bewahren Sie eine positive, offene Einstellung.
4. Beginnen Sie damit, dass Sie etwa einen Meter vom Körper Ihrer Test-

person entfernt Ihre Hand langsam aus irgendeinem Winkel Ihrer Zielstelle nähern. Atmen Sie langsam und tief. Nähern Sie Ihre scannende Hand behutsam.

5. Halten Sie inne, wenn Sie dieses Gefühl von Druck, Wärme, Kitzeln oder Widerstand bekommen. Sie sollten es in einem Abstand von 10 bis 25 Zentimetern von der Person empfinden. Denken Sie daran, dass ein gesunder Erwachsener eine etwa 12, 13 Zentimeter dicke Aura hat. Bewegen Sie Ihre Hand ein paarmal rückwärts und vorwärts. Stellen Sie fest, wie weit sich die Aura erstreckt. Versuchen Sie sie wirklich zu spüren. Sobald Sie eindeutig die Energie spüren, versuchen Sie ein Gefühl von ihrer relativen Stärke zu bekommen.

6. Falls Sie die Energie nicht sofort spüren, seien Sie nicht entmutigt. Entspannen Sie sich, atmen Sie tief, und bewegen Sie die Hand zurück und wieder hin, bis Sie sie spüren. Wenn Sie nach 5 Minuten immer noch Schwierigkeiten haben, die Energie zu spüren, unterbrechen Sie für ein paar Minuten, und wiederholen Sie die Handsensibilisierungs-Übung 1 oder 2, oder tippen Sie auf Ihr Herzchakra.

7. Scannen Sie ein paar andere Stellen und aus verschiedenen Winkeln. Gehen Sie um Ihre Testperson herum, und scannen Sie auf der anderen Seite. Stellen Sie fest, ob Sie den Gesamtumriss und die Stärke der Energieaura wahrnehmen können. Ist sie gleichmäßig? Fühlt sie sich ringsum etwa gleich dick an? Oder fühlt sich eine Seite 8 Zentimeter, eine andere hingegen 20 Zentimeter dick an? Fühlt sie sich relativ stark oder schwach an?

8. Schließen Sie die Übung ab, indem Sie ein paar Minuten lang herumgehen und dabei Arme und Beine ausschütteln. Entspannen Sie sich, und holen Sie ein paarmal tief Atem.

Wenn Sie fertig sind, sollten Sie vielleicht Ihre Scanning-Eindrücke von der Aura Ihrer Testperson aufschreiben, damit Sie später darauf zurückgreifen können.

Wenn Sie an verschiedenen Testpersonen üben können, versuchen Sie ein Gefühl für die relative Stärke der Auren von Menschen zu bekommen. Notieren Sie sich diese Scanning-Eindrücke zum Vergleich mit Ihren anderen Versuchen.

Wenn Sie das allgemeine Scanning an verschiedenen Menschen anwenden, werden Sie zu Ihrer Überraschung feststellen, wie rasch Sie diese Fähigkeit erlernen – und wie genau sie sein kann. Ein 14-jähriger Schüler aus Minnesota namens J.D. Thomas betätigte sich einen Tag nach dem Abschluss seines ersten Kurses als Helfer in einer Prana-Heilungsklinik. Als er eine Frau scannte, fühlte er einige energetische Störungen in ihrem Unterleib und in ihrem unteren Rücken und gewann den Eindruck, dass sie ein Blasenproblem haben könnte, vielleicht eine Infektion. Er erwähnte dies gegenüber der Frau, und sie bestätigte, dass sie Probleme mit der Blase habe. Dann wandte er die entsprechende Heiltechnik an (ähnlich den im 13. Kapitel vorgestellten energetischen Heilmethoden), und als die Frau die Klinik verließ, fühlte sie sich viel besser.

Scanning-Checkliste

1. Drücken Sie die Zunge an den Gaumen.
2. Absolvieren Sie ein paar Zyklen Prana-Atmung.
3. Tippen Sie mehrmals mit zwei beliebigen Fingern Ihrer scannenden Hand auf Ihr Herzchakra.
4. Absolvieren Sie mindestens die Handsensibilisierungs-Übung 1. Sie können auch die Handsensibilisierungs-Übung 2 durchführen, wenn Sie Zeit haben oder einfach Ihre Sensibilität noch mehr erhöhen wollen.
5. Halten Sie Finger, Hand, Handgelenk und Arm entspannt; halten Sie die Achselhöhle geöffnet.
6. Schauen Sie Ihr Scanning-Ziel kurz an, um Ihre Absicht zu scannen zu formulieren.
7. Atmen Sie langsam und tief, während Sie scannen.
8. Richten Sie Ihre Wahrnehmung auf das Handchakra der scannenden Hand. Schauen Sie zuerst Ihr Ziel an, richten Sie aber während des Scanning Ihre Wahrnehmung auf das Handchakra der scannenden Hand. Sie sollten sich etwa genauso wie beim Lesen eines Buches konzentrieren. Denken Sie daran, dass Sie beim Scanning den Energiestrom eher fühlen als sehen. Indem Sie Ihre Wahrnehmung auf die scannende Hand richten, betonen Sie damit, dass Sie die Energie fühlen statt sehen.
9. Halten Sie die Augen offen oder geschlossen, je nachdem, wie Sie Ihre Aufmerksamkeit besser aufrechterhalten können.

10. Bewahren Sie eine positive, aufgeschlossene Einstellung. Zweifel, Ängste und Befürchtungen stören Ihre Fähigkeit, feine Energien zu spüren.

Die tägliche 6-Schritte-Übungsroutine – aktualisiert

1. Direktes Reinigen (Übungen 3.A und 3.B). Falls erforderlich.
2. Dehnen und Lockern des Zwerchfells (Übung 4.A). Sobald Ihr Zwerchfell gelockert ist, sollten Sie diese Übung nur gelegentlich anwenden, einfach um eine gewisse Abwechslung in Ihre Routine zu bringen.
3. Handsensibilisierungs-Übungen 1 und 2 (Übungen 1.A und 5.A).
4. Prana-Atmung (Übung 4.B). Absolvieren Sie drei 10er-Prana-Atemzyklen. Fahren Sie dann mit der Rhythmus-Verhaltungs-Sequenz 7-1-7-1 und dann mit der Sequenz 6-3-6-3 fort.
5. Allgemeines Scanning (Übungen 5.B und 5.E). Üben Sie mit verschiedenen Zielen: Ihrem Arm, Ihrem Bein und anderen Teilen Ihres Körpers; Pflanzen, Tieren und anderen Menschen.

Sobald Sie die praktische Energiemanipulation üben – das Scanning in diesem und im nächsten Kapitel sowie das Sweeping und Energetisieren in den darauf folgenden Kapiteln –, denken Sie daran, dass Sie sich eine gute Sensibilitätsgrundlage aufbauen, wenn Sie Ihre Praxis Schritt für Schritt entwickeln. Aber wenn Sie nach einiger Zeit die Energie bei einem bestimmten Schritt nicht spüren, machen Sie einfach mit der nächsten Übung weiter. Manche Menschen brauchen eben etwas länger als andere.

Im nächsten Kapitel erlernen Sie das spezielle oder gezielte Scanning.

6

Hände hoch! Noch mehr Scanning – Spezielles Scanning und Interpretation der Ergebnisse

Ein Mann brachte seine 18 Monate alte Tochter, die an chronischen Niereninfektionen litt, in unsere Klinik. Die Ärzte konnten keine Ursache für die immer wieder auftretenden Entzündungen finden, aber sie wussten, dass die linke Niere schrumpfte und abstarb. Ein Nierenspezialist hatte dem Vater erklärt, falls sie keine Möglichkeit fanden, die Infektionen zu stoppen, sei bei der Kleinen eine Nierentransplantation erforderlich. Ich führte ein allgemeines Scanning ihrer Aura und dann ein spezielles Scanning ihrer Chakras und ihrer unteren Rückenpartie durch. Die Energie in ihrer rechten Niere fühlte sich stark und normal an, aber in der linken Niere spürte ich überhaupt keine Energie. Wir begannen mit Prana-Heilbehandlungen. Ich reinigte und energetisierte die Nieren und die damit in Verbindung stehenden Chakras – das Ajna-, Grund-, Sexual- und Meng-Mein-Chakra. Nach einem Jahr wöchentlicher Behandlungen und anschließend zweimal wöchentlichen Behandlungen hörten die Infektionen auf, der Zustand des Mädchens stabilisierte sich, und wir konnten bei ihr alle Antibiotika absetzen. Der Arzt war über die Besserung der Kleinen verblüfft. Außerdem stellte er fest, dass die linke Niere während der einjährigen Prana-Heilbehandlung größer als die rechte geworden war. Heute, fast drei Jahre später, ist das kleine Mädchen absolut normal und gesund.

KIM FANTINI, BELLEVILLE, ILLINOIS

In den nächsten Übungen werden wir uns mit dem gezielten oder speziellen Scanning befassen, bei dem Sie das Prana an bestimmten Punkten oder in bestimmten Bereichen Ihrer energetischen Anatomie fühlen. Das spezielle Scanning umfasst zwar das Erfühlen der Energie individueller Chakras wie von Körperteilen, aber in den Übungen hier werden Sie die Chakras nur als Scanning-Ziele verwenden, da sie für Anfänger geeignet sind. Sobald es Ihnen gelingt, Chakras zu scannen, können Sie leicht bestimmte Körperteile scannen. In diesem Kapitel erfahren Sie auch, was die Energieempfindungen, die Sie beim Scanning erleben, tatsächlich bedeuten.

Beim allgemeinen Scanning haben Sie die Aura auf zwei Merkmale hin gescannt: Tiefe und Stärke. Chakras können tief und stark, aber schmal, oder flach und schwach, aber breit sein. Sie scannen die Breite von Chakras, um sich ein vollständiges Bild von ihrer Energie zu machen.

Spezielles Selbst-Scanning

Wenn Sie mit dem gezielten oder speziellen Scanning beginnen, sollten Sie darauf achten, dass Sie Ihre Absicht klar und entschieden formulieren, um die Genauigkeit zu gewährleisten. Anfänger in der Prana-Heilung können ihre Aura missdeuten, wenn sie keine klare Absicht haben. Die Prana-Heilungsschülerin Naila Vavra hat uns erklärt: »Als ich mit dem Scanning begann, war meine größte Sorge, dass ich ein Chakra mit einem anderen verwechseln oder die Größe der Aura statt die eines speziellen Chakras ermitteln würde. ›Absicht‹ war das Zauberwort. In dem Augenblick, da meine Absicht fokussiert war und ich mir beispielsweise im Stillen sagte: ›Breite des Herzchakras‹, erhielt ich sofort ein genaues Ergebnis. Wenn die Absicht klar ist, dann ist die Messung genau, und ich kann mich auf sie verlassen.«

ÜBUNG 6.A: *Spezielles Selbst-Scanning – Tiefe und Stärke von Chakras scannen*

Das in dem weichen Bereich genau unter dem Brustbein sitzende vordere Solarplexuschakra (Abbildung 6.1) ist eine Clearingzentrale oder Zwischenstation für das Prana, das sich zwischen den oberen und den unteren Chakras hin und her bewegt. Wie Sie im 1. Kapitel erfahren haben, ist es auch der Sitz der niederen Emotionen und lässt sich als solches besonders gut scannen, wenn Sie rasch ein Gefühl für Ihr gesamtes Wohlbefinden bekommen wollen.

Sie können während dieser Übung sitzen oder stehen. Führen Sie Ihr vierstufiges Aufwärmprogramm durch, und fahren Sie dann fort.

1. Bringen Sie zunächst Ihre scannende Hand knapp auf Armeslänge vor Ihren Körper. Ihre Handfläche sollte zum Körper hin zeigen.
2. Schauen Sie auf Ihr Ziel hinunter, um sich einzustimmen, und formulieren Sie Ihre Absicht zu scannen.
3. Atmen Sie langsam und tief mit der Prana-Atmung. Sobald Sie das vordere Solarplexuschakra angeschaut haben, um Ihre Absicht zu formulieren, richten Sie während der ganzen Übung Ihre Wahrnehmung auf Ihre scannende Hand. Bewahren Sie eine positive, aufgeschlossene Einstellung.
4. Nähern Sie Ihre scannende Hand langsam Ihrem vorderen Solarplexuschakra, wobei Ihre Hand offen und entspannt sein, Ihre Handfläche zu Ihrem Körper hin zeigen und Ihr Handgelenk locker sein sollte. Lassen Sie die Finger eine natürliche, entspannte Haltung einnehmen – leicht gekrümmt und offen (Abbildung 6.2). Bewegen Sie die Hand noch langsamer, wenn die Handfläche etwa 30 Zentimeter von Ihrem Körper entfernt ist.
5. Bewegen Sie nun die scannende Hand vor Ihrem vorderen Solarplexuschakra mehrmals sacht vor und zurück, wobei Sie langsam

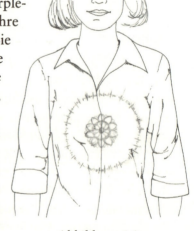

Abbildung 6.1

und tief atmen. Ihre Hand sollte sich in einem Bereich von 10 bis 25 Zentimetern vor Ihrem Solarplexuschakra bewegen und Ihren Körper weder berühren noch sich mehr als 30 Zentimeter von ihm entfernen. Versuchen Sie die Energie Ihres vorderen Solarplexuschakras mit Ihrer scannenden Hand zu erfühlen, während sie sich auf Ihren Körper zu- und wieder von ihm wegbewegt. Ihre Armgelenke sollten locker und geschmeidig sein, während Sie Ihre scannende Hand vor- und zurückbewegen.

6. Halten Sie inne, wenn Sie das Gefühl von Druck, Kitzeln oder Wärme in Ihrer Hand spüren. Sie sollten diese Empfindung haben, wenn Sie sich Ihrem Körper bis auf eine Entfernung von 10 bis 15 Zentimetern nähern. Die innere Aura eines normalen gesunden Erwachsenen, die die Aura der Chakras umfasst, ist etwa 12, 13 Zentimeter tief. Aber Chakras vermitteln ein konzentrierteres Gefühl als die allgemeine Aura. So sollten Sie die Energie stärker spüren, wenn Sie das vordere Solarplexuschakra scannen, als wenn Sie Ihren Arm scannen.

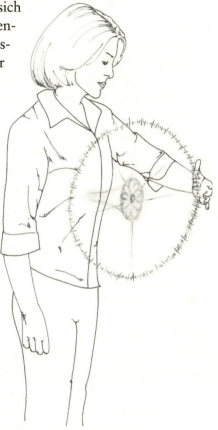

Abbildung 6.2

7. Wie bei den anderen Übungen sollten Sie nicht entmutigt sein, wenn Sie die Energie nicht sofort spüren. Entspannen Sie sich, atmen Sie tief, und bewegen Sie die Hand von Ihrem Körper weg und dann wieder zu ihm hin, bis Sie sie spüren. Wenn Sie nach 5 Minuten noch immer Schwierigkeiten haben, die Energie zu spüren, unterbrechen Sie für ein paar Minuten und wiederholen die Handsensibilisierungs-Übung 1 oder 2. Oder üben Sie noch ein bisschen mehr mit Pflanzen, Tieren und anderen Menschen, bevor Sie Ihre eigenen Chakras scannen.

8. Wenn Sie den Druck, das Kitzeln oder die Wärme in Ihrer Hand spüren, sollten Sie wie bei den früheren Übungen feststellen, wie weit Ihre Hand von Ihrem Körper entfernt ist. Ist es der durchschnittliche Abstand von 12, 13 Zentimetern? Ist sie näher oder weiter entfernt? Ermitteln Sie die Tiefe. Machen Sie sich einstweilen keine Sorgen, wenn sie tiefer oder flacher als 12, 13 Zentimeter ist.
9. Wenn Sie die Tiefe scannen, versuchen Sie auch, ein Gefühl für die Stärke des Chakras zu bekommen. Stellen Sie sich die gleichen Fragen wie bei den früheren Scanning-Übungen: Spüren Sie einen starken Druck oder ein starkes Kitzeln? Haben Sie das Gefühl, als würde Ihre Hand kräftig abgestoßen? Oder verspüren Sie nur einen leichten Druck? Fahren Sie mit dem Scanning fort, bis Sie ein Gefühl für die Tiefe und Stärke Ihres vorderen Solarplexuschakras bekommen.
10. Schließen Sie die Übung ab, indem Sie ein paar Minuten lang herumgehen und die Arme und Beine ausschütteln. Entspannen Sie sich, und atmen Sie ein paarmal tief durch.

Wenn Sie fertig sind, sollten Sie Ihre Scanning-Eindrücke aufschreiben, damit Sie später darauf zurückgreifen können.

Wenn Sie die Energie in dieser Übung nicht stark verspüren, fragen Sie sich vielleicht, ob Sie ein energiearmes vorderes Solarplexuschakra haben. Dies ist möglich, aber wahrscheinlich haben Sie noch nicht genügend Sensibilität entwickelt, um die Energie zu spüren. Bewahren Sie einfach eine offene Einstellung, und fahren Sie mit Ihrer Praxis fort – Sie werden schon noch die Fähigkeit entwickeln, die Energie zu spüren.

ÜBUNG 6.B: *Spezielles Selbst-Scanning – die Breite von Chakras scannen*

Um die Breite zu scannen, benutzen Sie beide Hände. Da Sie die Breite gleich nach dem Scanning von Tiefe und Stärke scannen können, brauchen Sie das Aufwärmprogramm nicht zu wiederholen, selbst wenn Sie eine Pause von ein paar Minuten eingelegt haben. Wenn Sie allerdings das Gefühl haben, geistig zu ermüden oder Ihre Sensibilität wiederaufladen zu müssen, tippen Sie erneut an Ihr Herzchakra und machen ein paar tiefe Prana-Atemzüge, bevor Sie fortfahren.

1. Strecken Sie die Arme in Taillenhöhe in der Position »Einen Wasserball halten« aus. Ihre Hände sollten etwa einen Meter auseinander sein, die Ellbogen einen 90-Grad-Winkel bilden, die Handfläche einander direkt gegenüber stehen und die Unterarme parallel zum Boden sein.
2. Um die Breite Ihres vorderen Solarplexuschakras zu scannen, müssen Sie die Hände leicht über die Anfangsposition in Taillenhöhe auf die gleiche Ebene wie Ihr vorderes Solarplexuschakra heben. Dann ziehen Sie sie gerade zu Ihrem Körper zurück. Während Sie dies tun, sollten Sie jedoch daran denken, die Hände etwa einen Meter auseinander zu halten, während die Handflächen weiterhin einander gegenüberstehen – als ob Sie den Wasserball heben und direkt auf sich zuziehen. Dies ist Ihre Ausgangshaltung (Abbildung 6.3).
3. Stimmen Sie sich auf Ihr Ziel ein, und formulieren Sie Ihre Absicht zu scannen.
4. Nähern Sie langsam die Hände einander. Lassen Sie sich Zeit. Atmen Sie tief. Ihre Scanning-Bewegung ist das in den Handsensibilisierungs-Übungen verwendete Händeklatschen in Zeitlupe. Während sich Ihre Handgelenke Ihren Rippen nähern, sollen Ihre Hände etwa 25 Zentimeter auseinander sein. Bewegen Sie sie noch langsamer. Wenn Ihre offenen Handflächen etwa 15 bis 20 Zentimeter voneinander entfernt sind, nähern sie sich den Seiten des vorderen Solarplexuschakras. An diesem Punkt beginnen Sie den Umfang des vorderen Solarplexuschakras zu erfühlen.
5. Halten Sie inne, wenn Sie dieses Kitzeln, einen Widerstand, Druck oder Wärme spüren. Es sollte ein stärkeres oder konzentrierteres Gefühl als beim

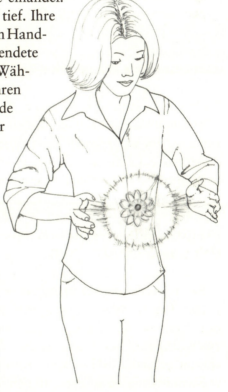

Abbildung 6.3

Scannen Ihrer Aura sein. Versuchen Sie den Durchmesser des vorderen Solarplexuschakras zu ermitteln. Ein gesunder Erwachsener hat ein vorderes Solarplexuschakra mit einem Durchmesser von etwa 10 Zentimetern. Scheint Ihres schmaler oder breiter als 10 Zentimeter zu sein, machen Sie sich keine Sorgen. Stellen Sie einfach die Breite fest.

6. Seien Sie nicht entmutigt, wenn Sie weder einen Widerstand noch Wärme spüren, während Sie sich den Seiten des vorderen Solarplexuschakras nähern. Üben Sie ein paar weitere Prana-Atmungszyklen; absolvieren Sie die Handsensibilisierungs-Übung 1 oder 2. Oder wenn Sie die Energie überhaupt nicht spüren können, kehren Sie zu einem früheren Schritt der Übungsabfolge zurück, bei dem Sie die Energie fühlen konnten – etwa den Handsensibilisierungs-Übungen, dem Scannen Ihres Arms, dem Scannen einer Pflanze –, und bauen Sie dann darauf das Scanning der Breite der Chakras auf.

7. Schließen Sie die Übung ab, indem Sie ein paar Minuten lang herumgehen und Arme und Beine ausschütteln. Entspannen Sie sich, und holen Sie ein paarmal tief Atem. Schreiben Sie Ihre Scanning-Eindrücke auf.

Das Scanning der anderen vorderen Chakras

Indem Sie die in den Übungen 6.A und 6.B beschriebenen Schritte anwenden, können Sie nun die anderen Chakras vorn an Ihrem Körper scannen. Vergegenwärtigen Sie sich anhand von Abbildung 1.1 und Tabelle 1.I, wo sie sitzen.

Schütteln Sie die Hände und Finger aus, und formulieren Sie vor dem Scanning jedes dieser Chakras erneut Ihre Absicht. Scannen Sie ihre Tiefe, Stärke und Breite. Vergleichen Sie ihre relative Tiefe, Stärke und Breite. Nachdem Sie das Scanning jedes Chakras beendet haben, sollten Sie die Maße und alle anderen Eindrücke, die Sie dabei gewonnen haben, aufschreiben.

Wenn Sie sich irgendwann geistig ermüdet fühlen oder den Eindruck haben, Ihre Konzentration oder Sensibilität zu verlieren, hören Sie auf und legen eine Pause ein. Absolvieren Sie ein paar Prana-Atmungszyklen. Gehen Sie herum, oder wiederholen Sie Ihr 4-Schritte-Aufwärmprogramm.

Nachdem Sie das Scanning Ihrer vorderen Chakras abgeschlossen haben, können Sie nun Ihre rückwärtigen Chakras scannen.

Scanning mittels Visualisierung

Das Scanning Ihrer rückwärtigen Chakras mittels Visualisierung

Natürlich ist es sehr schwierig, wenn nicht gar unmöglich, dass Sie mit der Hand um Ihren Rücken herumgreifen, um Ihre rückwärtigen Chakras zu scannen, und darum scannen Sie sie mittels Visualisierung. Sie stellen sich ein geistiges Bild von sich vor und scannen dann die rückwärtigen Chakras dieser Visualisierung. Vergegenwärtigen Sie sich anhand von Abbildung 1.1 und Tabelle 1.I, wo Ihre rückwärtigen Chakras sitzen.

Visualisierungstipps

Es gibt verschiedene Möglichkeiten, sich zu visualisieren, und bei jedem funktioniert eine Methode besser als andere. Dazu hier ein paar Tipps und Überlegungen. Experimentieren Sie, um herauszufinden, welcher Visualisierungsstil bei Ihnen am besten funktioniert.

- Viele Menschen halten es für hilfreich, die Augen zu schließen, bevor sie mit dem Visualisieren beginnen, während andere die Augen offen halten, aber ohne sie zu fokussieren, das heißt, sie schauen ins Leere, als ob sie tagträumen würden.
- Falls Sie ein eher nüchterner Mensch sind, versuchen Sie, ein lebensgroßes Abbild von sich selbst in etwa 60 bis 90 Zentimeter Entfernung vor sich zu sehen. Sie können es sich vor einem schwarzen Hintergrund vorstellen. Manche Menschen bevorzugen einen schwarzen Hintergrund, andere stellen fest, dass ein weißer Hintergrund, ähnlich einer Kinoleinwand, besser funktioniert. Wieder andere visualisieren das Bild gern direkt vor sich im Raum – ihnen gefällt die 3-D-Qualität einer solchen Visualisierung.
- Manche Menschen wollen mehr Details sehen. Wenn Ihnen detaillierte Bilder helfen, erstellen Sie Ihre Visualisierung so anatomisch genau wie nur möglich. Sie können sogar ein medizinisches Handbuch für nähere Informationen heranziehen. Fügen Sie Farben und eine Tiefenperspektive hinzu. Andere Menschen mögen lieber eine

einfachere zweidimensionale comicartige oder animierte Darstellung.
- Stellen Sie sich vor, Sie würden sich mit Filzstiften auf eine weiße Tafel zeichnen oder mit kräftigen Farben auf eine Leinwand malen.
- Manche Menschen arbeiten gern mit lebensgroßen Bildern, andere bevorzugen eine Darstellung in kleinerem Maßstab, weil sie das Gefühl haben, sie könnten sich auf ein kleineres Bild besser konzentrieren. In Prana-Heilungskursen wird den Schülern beigebracht, eine Visualisierung von sich zu scannen, die halb oder ein Drittel so groß wie sie selbst oder noch kleiner ist, eine Technik, die die meisten für sehr hilfreich halten. »Ich habe mich mit Hilfe dieser Methode gescannt und war erstaunt, dass ich tatsächlich einen Prana-Stau als Beule im Solarplexus fühlen konnte«, sagt Tracy Johns. »Ich habe dies auch beim Fern-Scanning (das Scanning von jemandem, der nicht im selben Raum wie Sie ist) angewandt.«
- Kreative Menschen mit fortgeschrittenen Visualisierungsfähigkeiten können die Mikroskoptechnik probieren, bei der sie ein bestimmtes Chakra oder einen Bereich eines möglichen Gesundheitsproblems vergrößern oder heranzoomen.
- Versuchen Sie Ihre vorderen Chakras mittels Visualisierung zu scannen. Sobald Sie gelernt haben, eine Visualisierung Ihrer rückwärtigen Chakras zu scannen, werden Sie es vielleicht vorziehen, auch Ihre vorderen Chakras mittels Visualisierung statt direkt am physischen Körper zu scannen. Das ist in Ordnung.

Übung 6.C: Scanning Ihrer rückwärtigen Chakras

Sie können bei dieser Übung sitzen oder stehen. Führen Sie Ihr vierstufiges Aufwärmprogramm durch, und fahren Sie dann fort.

1. Wenden Sie Ihre bevorzugte Visualisierungsmethode an, um ein Bild Ihrer selbst vor sich zu projizieren. Drehen Sie es um, sodass Sie die Rückseite Ihres Abbilds vor sich haben.
2. Lokalisieren Sie Ihr rückwärtiges Solarplexuschakra (Abbildung 6.4). Stimmen Sie sich auf Ihr Ziel ein, und formulieren Sie Ihre Absicht zu scannen. Es gibt noch eine andere Möglichkeit, Ihre Sensibilität zu erhöhen, wenn Sie eine Visualisierung scannen: Wiederholen Sie dreimal Ihren Namen, bevor Sie anfangen. Dies ist eine

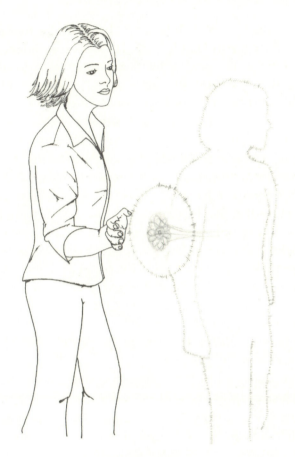

Abbildung 6.4

einfache, aber äußerst wirkungsvolle Technik zur Erhöhung der Sensibilität. An diesem Punkt scannen die Schüler in unseren Kursen zunächst den Rücken ihrer Aura auf einen Stau oder Mangel hin, und zwar ohne besondere Anweisungen. Dann werden sie angewiesen, vor dem Scanning dreimal ihren Namen zu sagen und dann die Scanning-Übung zu wiederholen. Stets stellen die Schüler fest, dass alle taktilen Empfindungen – Druck, Temperatur, Kitzeln – viel deutlicher auftreten.

3. Atmen Sie langsam und tief mit Hilfe der Prana-Atmung. Sobald Sie Ihr Zielchakra angeschaut haben, um Ihre Absicht zu formulieren, richten Sie Ihre Wahrnehmung während der ganzen Scanning-Übung auf Ihr Scanning. Bewahren Sie eine positive, aufgeschlossene Einstellung.

4. Heben Sie die scannende Hand, und beginnen Sie mit offener Handfläche und lockerem Handgelenk das Scanning, indem Sie die Hand auf Ihr Zielchakra zu bewegen. Scannen Sie Ihr rückwärtiges Solarplexuschakra genauso, wie Sie es mit dem vorderen getan haben, und fühlen Sie seine Tiefe, Stärke und Breite.
5. Eine Visualisierung zu scannen erfordert mehr Konzentration, also gehen Sie langsam vor, atmen Sie tief, und richten Sie Ihre Wahrnehmung unverwandt auf das Handchakra Ihrer scannenden Hand.
6. Wenn Sie Ihr rückwärtiges Solarplexuschakra auf Tiefe, Stärke und Breite hin gescannt haben, halten Sie einen Augenblick inne, und schreiben Sie Ihre Eindrücke auf. Dann gehen Sie zum Scanning des nächsten rückwärtigen Chakras über, oder machen Sie, wenn nötig, eine Pause, holen ein paarmal tief Atem und gehen eine oder zwei Minuten lang herum.

Interpretation Ihrer Scanning-Ergebnisse

Die Interpretation Ihrer Scanning-Ergebnisse ist ein zweiteiliger Prozess. Zuerst ermitteln Sie Ihre »energetische Grundlinie«, die allgemeine Größe und Stärke Ihrer gesamten Aura zu einem bestimmten Zeitpunkt, die eine allgemeine Auskunft über Ihr Gesamtenergieniveau und -wohlbefinden gibt. Sodann ermitteln Sie Ihre »chakrale Grundlinie«, die Größe und Stärke einzelner Chakras, die Ihnen ein Gefühl für einige spezielle Indikatoren Ihrer Gesundheit und Ihres Wohlbefindens vermittelt.

Ihre energetische Grundlinie

Im 5. Kapitel haben Sie die Innenseite Ihres Unterarms sowie mehrere andere Teile Ihres Körpers gescannt, um sich eine grobe Vorstellung von der allgemeinen Stärke Ihrer Aura zu machen. Aber keine einzelne Messung liefert an sich schon eine genaue Einschätzung der Gesamtgröße und -stärke Ihrer Aura. Um diese Gesamtdeutung vornehmen zu können, müssen Sie Ihre gesamte energetische Anatomie scannen. Aber Sie brauchen sich gar nicht an Dutzenden von Punkten von Kopf bis Fuß zu scannen. Es gibt nämlich eine bessere, raschere Möglichkeit.

Um Ihre Grundlinie zu ermitteln, teilen Sie Ihren Körper in vier Quadranten ein – den tiefen, mittleren, hohen und obersten Quadranten – und wenden eine spezielle Scanning-Routine an zwei Schlüsselstellen in jedem der vier Quadranten an: die Außenseie beider Knie (tiefer Quadrant), die Außenseite beider Hüften (mittlerer Quadrant), die Innenseite beider Unterarme (hoher Quadrant) und beide Schläfen (oberster Quadrant). Diese bestimmten Stellen sind leicht zu erreichen und vermitteln zusammen eine repräsentative Vorstellung von Ihrer gesamten Aura. Dieses abgekürzte Verfahren ermöglicht es Ihnen, Ihre energetische Grundlinie innerhalb von Minuten zu ermitteln.

Sie scannen diese acht Punkte in den vier Quadranten dreimal hintereinander in der gleichen Reihenfolge: die Knie, die Hüften, die Unterarme und dann die Schläfen. Dies ist ein Satz. Scannen Sie sie dann ein zweites Mal in der gleichen Reihenfolge – das ist der zweite Satz. Schließlich scannen Sie sie ein drittes Mal, und das ist dann Ihr dritter Satz.

Ein Ziel mehrmals hintereinander zu scannen, bis sich jedes Mal die gleichen Einschätzungen ergeben, ist die beste Möglichkeit, für Genauigkeit zu sorgen. Insbesondere bei Anfängern bedeuten konsistente Ergebnisse auch genaue Ergebnisse. Wenn Sie fortgeschrittener sind, werden Sie einmal scannen und die Ergebnisse genau und sicher interpretieren können. Aber wir erleben es immer wieder in unseren Kursen, dass die Ergebnisse von Anfängern, die beim Scannen interpretieren wollen, bevor sie konsistente Messungen erzielen, unvollständig oder falsch sind. Folglich werden diese Schüler frustriert und fangen an, sich zu fragen, ob das Scanning und dieses »Energiezeugs« wirklich funktionieren.

Als Anfänger erzielen Sie genauere Messungen und lernen rascher, indem Sie in Sätzen scannen, statt die Knie dreimal hintereinander, dann die Hüfte dreimal hintereinander zu scannen und so weiter, weil Sie damit den Kontakt mit dem Scanning-Ziel zwischen den einzelnen Vorgängen unterbrechen. Wenn Sie den Kontakt nicht unterbrechen, können Sie unbewusst von Ihrem ersten Scanning beeinflusst werden. So können Sie sich beispielsweise daran erinnern, dass beim ersten Scanning der Hüfte Ihre Hand im Abstand von 13 Zentimetern gestoppt wurde, und wenn Sie dann ein zweites Scanning der Hüfte direkt anschließen, denken Sie vielleicht, dass die Hand ebenfalls im

Abstand von 13 Zentimetern innehalten sollte. Vielleicht sollte sie das ja auch, weil das erste Scanning korrekt war. Aber bei Anfängern, die ihre Fähigkeit zu scannen noch nicht voll entwickelt haben, ist es auch durchaus möglich, dass das erste Scanning nicht genau war. Das Scanning in Sätzen hingegen sorgt für Genauigkeit.

ÜBUNG 6.D: *Ermitteln Ihrer energetischen Grundlinie*

Sie können während dieser Übung sitzen oder stehen. Absolvieren Sie Ihr vierstufiges Aufwärmprogramm, und fahren Sie dann fort.

1. Scannen Sie die Außenseite Ihres rechten Knies mit der rechten Hand, und stellen Sie die Tiefe und Stärke der Aura fest. Scannen Sie die Außenseite des linken Knies, und stellen Sie die Tiefe und Stärke der Aura fest. Wenn Sie wollen, können Sie beide Knie gleichzeitig mit beiden Händen scannen.
2. Scannen Sie Ihre rechte Hüfte mit der rechten Hand, und stellen Sie die Tiefe und Stärke der Aura fest. Scannen Sie Ihre linke Hüfte mit der linken Hand, und stellen Sie die Tiefe und Stärke der Aura fest. Wenn Sie wollen, können Sie beide Hüften gleichzeitig mit beiden Händen scannen.
3. Scannen Sie Ihren Unterarm, wie Sie es in Übung 5.B im vorigen Kapitel getan haben; dann scannen Sie mit der anderen Hand den anderen Unterarm.
4. Scannen Sie Ihren Kopf an der rechten Schläfe mit der rechten Hand, und stellen Sie die Tiefe und Stärke der Aura fest. Scannen Sie Ihren Kopf an der linken Schläfe mit der linken Hand, und stellen Sie die Tiefe und Stärke der Aura fest. Wie bei den anderen Schritten können Sie, wenn Sie wollen, beide Schläfen gleichzeitig mit beiden Händen scannen.
5. Machen Sie eine Pause von ein oder zwei Minuten.
6. Wiederholen Sie diese Abfolge, bis Sie die gleichen Tiefen- und Stärkenmasse aus zwei oder drei aufeinander folgenden Scanningsätzen erhalten.

Wenn Sie bei diesen vier Körperbereichen konsistente Ergebnisse erzielen – also beispielsweise nach drei Scanning-Sätzen feststellen, dass Ihre Aura an jedem Punkt ringsum 13 Zentimeter tief ist oder dass sie am rechten Knie 8 Zentimeter, an der rechten Hüfte 15 Zentimeter, an beiden Schläfen 10 Zentimeter tief ist usw. –, dann stellt diese Messung Ihre energetische Grundlinie dar.

Und das bedeutet diese Messung: Wenn Ihre Aura gleichmäßig groß ist – zum Beispiel an allen acht Punkten 25 Zentimeter tief –, sind Sie wahrscheinlich ganz gesund und hoch energetisiert. Wenn Ihre Aura gleichmäßig klein ist – zum Beispiel an allen acht Punkten 5 Zentimeter tief –, weist dies auf einen allgemeinen Zustand von schwacher Energie hin, der sich in allen möglichen Gesundheitsproblemen manifestieren kann. Wenn Ihre Aura unregelmäßig groß ist – wenn sie beispielsweise an der rechten Hüfte 20 Zentimeter und an der linken Schläfe 8 Zentimeter tief ist –, haben Sie ein energetisches Ungleichgewicht. In einer unregelmäßigen Aura ist ein überdurchschnittlich großer Bereich ein Beweis für eine lokale Stauung, während ein unterdurchschnittlich kleiner Bereich auf einen lokalen Mangel hindeutet. Eine energetische Stauung ist eine verdichtete Ausbuchtung schmutziger Energie und wird von jedem Menschen anders empfunden. Unsere Schüler bezeichnen sie als »Beule« – sie fühlt sich wie die abstoßende Kraft an, die entsteht, wenn Sie die Nordpole zweier Magneten einander annähern. Energiemangel ist eine Lücke in der Aura, die beim Scannen fast immer als Absenkung im Energiefeld verspürt wird. Ihre Hand sinkt tatsächlich zum Körper hin ein, wenn Sie den Bereich passieren. Ein Stau oder Mangel kann auf ein gegenwärtiges oder unmittelbar drohendes Gesundheitsproblem in dem Bereich hindeuten, wo Sie ein Ungleichgewicht haben. In späteren Kapiteln werden Sie lernen, wie Sie einen lokalen Stau durch Reinigen oder Sweeping beseitigen und wie Sie lokale Mangelbereiche energetisieren können.

Achtung: Sie könnten aufgrund Ihres Scannings und anhand von Tabelle 1.I, die die Chakras mit bestimmten Organen oder körperlichen Funktionen verbindet, auf ein bestimmtes Gesundheitsproblem schließen. Versuchen Sie jedoch nicht, sich selbst oder jemand anderen zu diagnostizieren! Teilen Sie Ihre Informationen einem Arzt Ihres Vertrauens zur weiteren Diagnose und Behandlung mit. In diesem Buch erlernen Sie ein Programm, das nachgewiesenermaßen wirkungsvoll gewisse medizinische Befindlichkeiten anspricht, die bereits existieren und diagnostiziert worden sind. Wir fordern unsere Leser nicht auf, sich auf der Grundlage des Scannings der energetischen Anatomie selbst Diagnosen zu stellen. Die Prana-Heilung und die allgemeine

Energiemedizin sind wirkungsvolle Instrumente, die die traditionelle westliche Medizin ergänzen, aber nicht ersetzen.

Schwankungen der energetischen Grundlinie

Die Größe Ihrer Aura schwankt tagsüber und nachts, da Ihr Energieniveau von vielen Faktoren beeinflusst wird – von Ihrer Ernährung, Ihrer emotionalen Verfassung, dem Stress, unter dem Sie stehen, und so weiter. Wenn Sie feststellen, dass Ihre Aura im Laufe mehrerer Tage zwischen einer Tiefe von 10 bis 15 Zentimetern schwankt, dann ist das normal. Dramatischere Veränderungen – wenn Sie beispielsweise feststellen, dass Ihre Aura insgesamt auf 5 Zentimeter schrumpft, oder wenn Sie in manchen Bereichen bis zu über 20 Zentimeter große Beulen entdecken – sind energetische Störungen, die auf Gesundheitsprobleme hindeuten könnten.

Ihre chakrale Grundlinie

Das vollständigste Bild der speziellen energetischen Gesundheitsindikatoren ergibt sich aus dem Scanning aller elf Hauptchakras, bei dem man die Größe und Stärke jedes einzelnen Chakras ermittelt. Wie bei der Ermittlung Ihrer allgemeinen energetischen Grundlinie scannen Sie Ihre Chakras nacheinander in mehreren Sätzen, um genaue Messungen zu ermöglichen. Sobald Sie einige Erfahrung im Scanning haben, können Sie die Tiefe, Stärke und Breite Ihrer Chakras in einem einzigen Satz scannen. Die Richtung und Abfolge, in der Sie Ihre Chakras scannen, beeinflussen die Qualität Ihrer Messungen nicht. Aber damit Sie eine gewisse Ordnung und Struktur in den Anfangsstadien Ihrer Praxis haben, empfehlen wir diese Abfolge: Kronenchakra, Stirnchakra, Ajnachakra, Halschakra, vorderes Herzchakra, vorderes Solarplexuschakra, vorderes Milzchakra, Nabelchakra, Sexualchakra, Wurzelchakra, Meng-Mein-Chakra, rückwärtiges Milzchakra, rückwärtiges Solarplexuschakra und rückwärtiges Herzchakra.

ÜBUNG 6.E: *Ermitteln Ihrer chakralen Grundlinie*

Sie können während dieser Übung sitzen oder stehen. Absolvieren Sie Ihr vierstufiges Aufwärmprogramm, und fahren Sie dann fort.

1. Scannen Sie Ihre 11 Hauptchakras in allen drei Dimensionen, wie Sie es in den Übungen 6.A, 6.B und 6.C gelernt haben. Denken Sie daran, dass Sie Ihre Absicht darauf ausrichten, sich auf das Chakra und nicht auf die allgemeine Aura zu konzentrieren und auch das Gefühl der Konzentration zu erspüren, das ein Chakra von der Aura unterscheidet. Stellen Sie die Tiefe, Stärke und Breite jedes Chakras fest.
2. Legen Sie eine Pause von ein paar Minuten ein.
3. Wiederholen Sie diese Abfolge – indem Sie die Hauptchakras in der oben dargestellten Reihenfolge scannen und dann eine Pause einlegen –, bis Sie zwei- oder dreimal hintereinander konsistente Messungen erzielen.

Wenn Sie dies haben, können Sie Ihre Ergebnisse interpretieren. Das Interpretieren Ihrer chakralen Grundlinie ähnelt dem Interpretieren Ihrer energetischen Grundlinie. Die Chakras eines normalen gesunden Erwachsenen sind etwa 12, 13 Zentimeter tief und 10 Zentimeter breit. Wenn all Ihre Chakras größer als im Durchschnitt sind, sind Sie wahrscheinlich ganz gesund und hoch energetisiert. Wenn all Ihre Chakras kleiner als im Durchschnitt sind, haben Sie wahrscheinlich einen allgemeinen Zustand von schwacher Energie, der sich in einer Reihe von Gesundheitsproblemen manifestieren kann. Falls die Größe Ihrer Chakras schwankt – wenn sie beispielsweise unterschiedlich breit und tief sind und wenn manche sich erheblich stärker oder schwächer anfühlen als andere –, dann haben Sie ein Ungleichgewicht in Ihrem Energiekörper, das auf ein gegenwärtiges oder unmittelbar drohendes Gesundheitsproblem hindeuten kann. Ein überdurchschnittlich großes Chakra ist der Beweis für einen Stau; ein unterdurchschnittlich kleines Chakra deutet auf einen Mangel hin. Gibt es eine Energiestörung in einem bestimmten Chakra, kann in dem Organ oder der Körperfunktion, das oder die von diesem Chakra gesteuert wird, ein Gesundheitsproblem auftreten. Wenn beispielsweise Ihr Nabel- und Ihr Wurzelchakra einen Mangel aufweisen, kann sich dies als ein Zustand von allgemein schwacher Energie oder als ein Leiden manifestieren, das eine reduzierte

Gesamtenergie verursacht. Wenn Ihr Meng-Mein-Chakra verstopft oder überaktiviert ist, kann sich dies in hohem Blutdruck äußern. In den folgenden Kapiteln werden Sie lernen, wie Sie einen Stau durch Sweeping bereinigen und Mangelbereiche energetisieren.

Schwankungen der chakralen Grundlinie

Die Größe Ihrer Chakras dehnt sich genau wie die Größe Ihrer allgemeinen Aura ständig aus und zieht sich wieder zusammen, und zwar in einem Bereich, der es Ihnen ermöglicht festzustellen, ob ein bestimmtes Chakra ungewöhnlich groß oder klein, stark oder schwach und damit ein möglicher Indikator für ein spezielles Gesundheitsproblem ist. Die Größe und Stärke eines gesunden Chakras schwanken nicht plötzlich und dramatisch, sondern weisen wie die allgemeine Aura über den Tag- und Nachtrhythmus feine Schwankungen auf.

Die tägliche 6-Schritte-Übungsroutine – aktualisiert

1. Direktes Reinigen (Übungen 3.A und 3.B), falls nötig.
2. Dehnen und Lockern des Zwerchfells (Übung 4.A), falls nötig oder zur Abwechslung.
3. Handsensibilisierungs-Übung 1 oder 2 (Übung 1.A oder 5.A).
4. Prana-Atmung (Übung 4.B). Wenden Sie Ihr bevorzugtes Schema von Rhythmus und Verhalten an.
5. Allgemeines Scanning (Übungen 5.B bis 5.E). Üben Sie mit verschiedenen Zielen: Ihrem Arm, Ihrem Bein und anderen Körperteilen; mit Pflanzen, Tieren oder anderen Menschen. Ergänzend: energetische Grundlinie ermitteln (Übung 6.D).
6. Spezielles Scanning. Üben Sie an kleinen Zielen (zum Beispiel Ihrem linken Handgelenk oder Ihrem rechten Ohr), an einzelnen Chakras (Übungen 6.A und 6.B), an der chakralen Grundlinie (Übung 6.E), beim Selbst-Scanning mittels Visualisierung (Übung 6.C), das spezielle Scanning mit Ihrer nichtdominanten Hand.

Wenn Sie mehr Techniken erlernen, werden Sie vielleicht nicht die Zeit haben, sie alle jeden Tag zu üben. Das ist in Ordnung. Sie sollten manche an unterschiedlichen Tagen üben oder sich zur Abwechslung mehrere Routinen entwickeln. Sie werden auch ein wenig Zeit sparen können, wenn Sie das Scanning besser beherrschen. So müssen Sie beispielsweise die Handsensibilisierungs-Übungen nicht regelmäßig praktizieren, weil Ihre Sensibilität gut entwickelt sein wird. Sie müssen dann nichts weiter tun, als die Zunge an den Gaumen zu drücken, ein paar Prana-Atmungszyklen zu absolvieren, eine rasche Handsensibilisierungs-Übung (1 oder 2) durchführen und auf Ihr Herzchakra tippen – schon sind Sie bereit zum Scanning.

Im nächsten Kapitel erlernen Sie die zweite Technik zur Energiemanipulation: das Sweeping.

7

Raus mit dem Alten – Gestaute Energie durch Sweeping beseitigen, Reinigen der Aura

Ich arbeite oft lange auf harten Betonbühnenböden. Das kann für den Körper sehr anstrengend sein. Nach etwa sechs Stunden beginnen die Schmerzen in den Füßen und wandern dann über meine Beine und Knie hoch in meinen unteren Rücken. Es wird auch sehr schwierig, sich spät am Tag (und da ist mein Job am anstrengendsten) zu konzentrieren. Früher habe ich es mit Aspirin und Kaffee versucht, aber das hat mir den Magen verdorben und mich mürrisch gemacht. Für mich war das allgemeine und das lokale Sweeping ein wahres Wunder. Ich streiche mir die Müdigkeit aus den Augen, die Schmerzen aus meinen Füßen, Knien und dem unteren Rücken, und ich kann meine Arbeit mit überraschender Energie und einem Lächeln fortsetzen. Es hat mich zu einer besseren Regisseurin gemacht, und dafür bin ich ewig dankbar. Ich danke Ihnen! Das Sweeping dauert nur ein paar Augenblicke, und die Linderung hält Stunden an.

PAM D., LOS ANGELES

Sauberkeit ist ein wesentlicher Teil jeder Heilmethode. Die traditionelle Medizin versucht den Schmutz und die Keime, die eine Infektion verursachen, auf ein Minimum zu reduzieren. Darum säubert eine Krankenschwester einen offenen Schnitt mit Peroxid, und ein Chirurg schrubbt sich vor einer Operation gründlich Hände und Arme. Auch die nichttraditionelle Energiemedizin achtet auf Sauberkeit: Sie versucht schmutzige Energie, die zu Gesundheitsproblemen führen könnte, aus der Aura zu entfernen. In Indien wedeln manche Heiler mit einer Pfauenfeder über dem Körper, und auf den Philippinen bestreichen Heiler den Patienten mit einem speziellen Besen. Hinter all diesen unterschiedlichen Methoden steckt ein und dieselbe Philosophie: Damit der Körper gesund ist, muss er frei von Unreinheiten sein, seien dies nun Mikroben oder schmutziges Prana.

In diesem Kapitel werden Sie das Sweeping erlernen, die Prana-Heilmethode, die für energetische Sauberkeit sorgt, indem sie manuell schmutzige Energie aus Ihrer Aura entfernt. Das Sweeping ist die zweite der drei Energiemanipulationstechniken.

Die Grundlagen des Sweepings

Es gibt zwei Arten von Sweeping: das allgemeine Sweeping und das örtliche oder lokale Sweeping. Das allgemeine Sweeping besteht aus einer Reihe von 10 streichenden Bewegungen mit beiden Händen – fünf Abwärtsbewegungen vorn über den Körper und fünf über den Rücken –, die zu einer Gesamtreinigung der energetischen Energie von Kopf bis Fuß und von vorn bis hinten führen. Das lokale Sweeping ist ein gezielteres manuelles Reinigen eines speziellen Körperteils oder Chakras. Es wird mit einer Hand ausgeführt und ist tiefer und konzentrierter.

Um das allgemeine Sweeping zu praktizieren, vollführen Sie mit beiden, wie eine Schale gehaltenen Händen lange, langsame und anmutige Bewegungen (Abbildung 7.1). Dies führt zum so genannten Heilzustand, einem Zustand fortgeschrittener physischer und mentaler Entspannung, in dem Sie für die Heilenergie und die Heilung optimal empfänglich sind. Menschen, die diesen sehr entspannten Zustand erleben, schildern ihn als »ein ungeheures Nachlassen von Spannung«, als »Verschwinden jeder Schwere« oder als »ein Gefühl von Leichtigkeit«. Diese Entspannung beruht auf der Beseitigung von schmutzigem Prana aus dem Energiekörper und einer indirekten Reinigung von negativen Emotionen. Wenn Sie die Energieblockaden oder funktionalen Grenzen aus Ihrer Aura wegstreichen, entspannen sich Körper und Geist vollkommen.

Man kann sich den Heilzustand auch auf andere Weise erklären. Ein elektrischer Strom fließt leicht durch einen hochwertigen Draht, da das

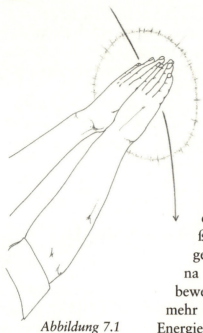

Abbildung 7.1

Metall, aus dem der Draht gefertigt ist, kaum Unreinheiten aufweist. Dagegen fließt die Elektrizität durch minderwertigen Draht nur mühsam, da das Metall viele Unreinheiten aufweist. Ein sauberer Energiekörper im Heilzustand ist wie hochwertiger Draht – das Prana fließt glatt durch ihn hindurch. Ein schmutziger Energiekörper hingegen ist wie minderwertiger Draht – das Prana kann durch ihn nicht sehr gut hindurchfließen, da er voller Unreinheiten oder gestauter Energie ist. Während das Prana sich durch eine schmutzige Aura zu bewegen versucht, verstopft es sie noch mehr und führt damit zu einem größeren Energieungleichgewicht und schließlich zu Gesundheitsproblemen.

Beim lokalen Sweeping verwendet man zwei Handbewegungen: eine Art Hundepaddeln (Abbildung 7.2) und eine enge Drehbewegung gegen den Uhrzeigersinn (Abbildung 7.3), die eine konzentriertere Reinigung kleinerer Bereiche Ihres Energiekörpers ermöglichen. Wenn Sie das lokale Sweeping an sich selbst mit der Drehbewegung gegen den Uhrzeigersinn praktizieren, stellen Sie sich einfach eine Uhr auf dem Körperteil vor – oder legen Sie sogar eine darauf –, an dem Sie arbeiten wollen, und folgen Sie den Zeigern (Abbildung 7.4) Wenn Sie das lokale Sweeping an einer Visualisierung von sich absolvieren, was Sie später tun werden, gilt die gleiche Regel. Stellen Sie sich eine Uhr auf dem visualisierten Teil vor, an dem Sie arbeiten wollen, und folgen Sie den Zeigern.

Es gibt auch mehrere Möglichkeiten, wie Sie Ihre Hand beim lokalen Sweeping einsetzen: indem die Finger zu Ihrem Ziel zeigen (für eine durchdringende Reinigung); mit der inneren oder äußeren Handkante (für ein weicheres Reinigen und um Bereiche zu reinigen, die mit der zum Ziel mit den Fingern zeigenden Handhaltung nur mühsam zu erreichen sind); und mit ein oder zwei Fingern (mit einer pulenden Bewegung, um zähe Staubereiche aufzulockern).

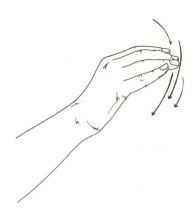
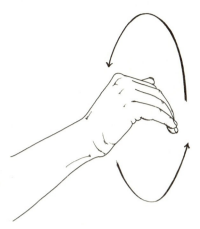

Abbildung 7.2   *Abbildung 7.3*

Zusätzliche Vorsichtsmaßnahmen zur höheren Energiemanipulation

Mit dem Sweeping beginnen Sie die höhere Energiemanipulation, und dazu müssen Sie weitere Maßnahmen treffen, um sich gegen eine Verschmutzung zu schützen. Diese Maßnahmen werden noch wichtiger sein, wenn Sie mit dem Energetisieren (8. Kapitel) und dem Anwenden von Heilmethoden bei speziellen Leiden (13. Kapitel) anfangen. Bitte ergänzen Sie Ihre Praxis von nun an um die folgenden Schritte.

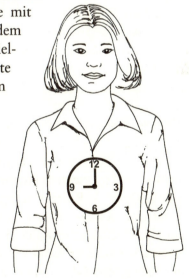

1. Bevor Sie anfangen, legen Sie Kleidungsstücke ab und entfernen andere Gegenstände, die schmutzige Energie aufnehmen können. Krempeln Sie sich die Ärmel auf, ziehen Sie die Schuhe aus, legen Sie den Gürtel ab, und holen Sie aus Ihren Taschen Geld, Schlüssel und andere Dinge. Lange Hemdärmel, besonders solche

Abbildung 7.4

aus Baumwolle, werden leicht verunreinigt, während Seide ein Isolator ist, der den Energiefluss behindert. Auch Leder ist ein Isolator. Da Geld durch so viele Hände geht, ist es im Allgemeinen in energetischer Hinsicht sehr schmutzig und kann Ihre Heilenergie verunreinigen.

2. Entsorgen Sie die schmutzige Energie richtig. Die einfachste und effektivste Möglichkeit, die schmutzige Energie, die Sie durch Sweeping aus Ihrer Aura entfernen, zu neutralisieren, besteht darin, dass Sie sie in eine bereitstehende Schüssel mit Salzwasser werfen (Abbildung 7.5). Wie Sie im 10. Kapitel erfahren werden, neutralisiert Salz schmutzige Energie. Für Ihren salzigen »Müllschlucker« verwenden Sie eine Schüssel oder einen Eimer mit etwa einem Liter Fassungsvermögen, füllen das Gefäß zu zwei Dritteln mit Wasser und geben etwa 200 Gramm Tafelsalz dazu. Am Ende jeder Sweeping- oder Heilungssitzung schütten Sie das schmutzige Salzwasser in die Toilette und spülen es hinunter. Falls Sie kein Salzwasser zur Verfügung haben, stellen Sie sich bildlich vor, dass in einem Eimer neben Ihnen ein grünes Feuer brennt, und werfen Sie die schmutzige Energie dort hinein. Wenn Sie das Sweeping beendet haben, löschen Sie die Flamme, indem Sie visualisieren, wie Sie einen Eimer Wasser darauf schütten.

3. Halten Sie Ihren fürs Sweeping oder Energetisieren verwendeten Arm rein. Während des Sweepings werden Sie vielleicht feststellen, dass sich Ihre Hand und Ihr Arm schwer anfühlen. Das liegt zum Teil an der wiederholten körperlichen Bewegung, aber vor allem daran, dass Ihr Arm schmutzige Energie aufnimmt. Bewahren Sie Ihre Hand und Ihren Arm davor, unnötig verschmutzt zu werden, indem Sie sie nach je zehn Sweeping-Bewegungen mit Alkohol, Hamamelis oder Salzwasser einsprühen. Eine Sprühflasche zum Einsprühen von Zimmerpflanzen eignet sich ideal dafür. Falls die Düse verstellbar ist, stellen Sie sie auf die feinste Sprühstufe. Sie können auch einen kleinen Pumpensprüher nehmen, den es in jeder Drogerie gibt. Wenn Sie einige Übung haben und leichter erkennen, wie Ihre Hände verunreinigt werden, können Sie sprühen, wenn es erforderlich ist, aber am Anfang sprühen Sie einfach nach je zehn Sweepingvorgängen. (Beachten Sie: Wenn wir von nun an von »Alkohol« oder einer »Alkoholflasche« sprechen, wissen Sie, dass Sie auch Hamamelis oder Salzwasser in Ihrer »Alkoholflasche« haben können.)

4. Beginnen Sie Ihre Übungs- oder Heilungssitzung mit einer Anru-

fung. Wenn Sie mit mehr Energie arbeiten, die von außerhalb Ihres Körpers herstammt, benötigen Sie vielleicht eine gewisse Führung bei Ihrer Heiltätigkeit. Bevor Sie mit irgendeiner Selbstheilungsroutine beginnen, schlagen wir daher vor, dass Sie ein höheres Wesen, einen Heiligen oder eine Gottheit Ihrer Wahl anrufen. Dies trägt zu einer sicheren Praxis und gegebenenfalls zur Sicherheit von jedem bei, an dem Sie praktizieren. Sie können dazu ein Lieblingsgebet sprechen oder einen inspirierenden Text rezitieren oder Ihre Anrufung sogar an eine unbestimmte höhere Macht richten. Sie kann einfach und

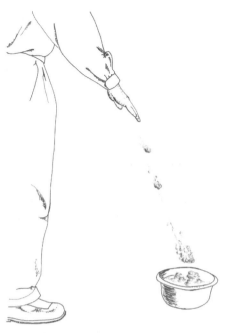

Abbildung 7.5

kurz sein. Ein Beispiel: »Ich danke dir ... für diese heilende Energie und für die Führung, sie sicher und richtig anzuwenden.«

5. Wenn Sie mit einer Frau arbeiten, die möglicherweise oder tatsächlich schwanger ist, sollten Sie nur das Scanning und ein mildes Sweeping praktizieren. Ein starkes Sweeping und Energetisieren sowie farbige Pranas können einem Fötus schaden. Es gibt zwar auch Sweeping- und Energetisierungsroutinen für schwangere Frauen, aber sie sind erfahrenen Prana-Heilern vorbehalten. Zusätzliche Warnungen für die Arbeit mit schwangeren Frauen enthalten die Kapitel über das Energetisieren (8. Kapitel) und die Verwendung farbiger Pranas (9. Kapitel).

6. Beenden Sie eine Sitzung, in der Sie an jemand anderem praktizieren, indem Sie die Bande abschneiden. Jedes Mal, wenn Sie mit jemand anderem energetisch arbeiten, besonders wenn die betreffende Person ein Gesundheitsproblem oder eine energetische Störung hat, gehen Sie eine »energetische Bindung« ein, die die Form eines Prana-Fadens oder -Bandes zwischen Ihrem Energiekörper und dem dieser Person annimmt. Lassen Sie dieses Band weiter beste-

hen, wenn Sie fertig sind, kann durch das Band schmutzige Energie zu Ihnen zurückfließen und Sie verunreinigen. So hatte zum Beispiel einmal eine Instruktorin eine Prana-Heilung an ihrem Vater durchgeführt, der an seinem Fuß einen Knochensporn hatte. Nach mehreren Sitzungen im Laufe von zwei Wochen berichtete ihr Vater, sein Zustand habe sich erheblich verbessert, aber dafür begann der Fuß der Instruktorin zu schmerzen, und sie hatte keine Ahnung, warum dies so war. Doch als ihr einfiel, dass sie das Band zwischen ihrem Vater und sich nicht zerschnitten hatte, holte sie dies nach, und ihre Fußschmerzen vergingen.

Das Abschneiden des Bandes verhindert eine Verunreinigung. Visualisieren Sie am Ende Ihrer Sitzung einfach einen Faden zwischen sich und Ihrer Testperson. Stellen Sie sich Ihre Hand als Messer vor, und schneiden Sie das Band dicht an Ihrem vorderen Solarplexuschakra mit einem schnellen, karateartigen Handkantenschlag ab.

Fortschreitende Sweeping-Übungen

Dies ist die Abfolge der aufeinander aufbauenden Sweeping-Übungen:

1. Vorbereitung der Hand, die das Sweeping ausführt
2. Allgemeines Sweeping einer anderen Person
3. Allgemeines Sweeping der Gesundheitsstrahlen einer anderen Person
4. Lokales Sweeping einer anderen Person
5. Allgemeines Selbst-Sweeping
6. Allgemeines Selbst-Sweeping Ihrer Gesundheitsstrahlen
7. Lokales Selbst-Sweeping

Beachten Sie, dass Sie das Sweeping an anderen Menschen praktizieren werden, bevor Sie mit dem Selbst-Sweeping beginnen. Wir haben in unseren Kursen festgestellt, dass es den Schülern generell leichter fällt, das Sweeping (und auch das Energetisieren) zu erlernen, indem sie zunächst an jemand anderem üben. Wie beim Scanning stellen wir Ihnen hier eine optimale Abfolge vor, um das Sweeping zu erlernen.

Genauso wie Sie das Scanning dennoch erlernen können, auch wenn Sie keine Pflanzen und Tiere zum Üben haben, indem Sie mehr an sich selbst üben, können Sie auch das Sweeping erlernen, wenn Sie keinen Übungspartner haben. Sie arbeiten einfach mehr mit den Selbst-Sweeping-Übungen. Bemühen Sie sich, sich an diese Abfolge zu halten, aber wenn Ihnen dies nicht möglich ist, sind Sie dennoch in der Lage, das Sweeping durch beständiges, regelmäßiges Üben der Schritte zu erlernen, die Sie praktizieren können.

Die meisten Menschen beherrschen das Sweeping innerhalb von ein paar Wochen täglicher Praxis, nachdem sie eine einigermaßen gute Handsensibilität und Scanning-Fähigkeit entwickelt haben. Aber wie beim Scanning gehen Sie einfach zur nächsten Übung über, falls Sie bei einer Stufe nicht weiterkommen. Sie werden sie in Kürze beherrschen.

Vorbereitung der Hand, die das Sweeping ausführt

Die Vorbereitung der Hand vor dem Sweeping ist im Prinzip eine fortgeschrittene Handsensibilisierungs-Übung. Sie erlernen sie zunächst als eigenständige Übung, doch wenn Sie Fortschritte machen, integrieren Sie sie in Ihre normale Selbstheilungsroutine.

ÜBUNG 7.A: *Vorbereitung der Hand vor dem Sweeping*

Sie können bei dieser Übung sitzen oder stehen. Absolvieren Sie Ihr vierstufiges Aufwärmprogramm, und fahren Sie dann fort.

1. Drehen Sie aus der Grundposition der Handsensibilisierungs-Übung (bei der die Ellbogen um 90 Grad abgewinkelt sind) Ihre Handflächen nach oben.
2. Bewegen Sie die Oberarme leicht vom Körper weg, um die Achselhöhlen etwas weiter zu öffnen.
3. Bedanken Sie sich durch Anrufung für die Heilenergie, das Wissen, sie richtig anzuwenden, und ihre sichere Anwendung.
4. Richten Sie Ihre Wahrnehmung auf die Handchakras beider Hän-

> **Sweeping heilt!**
>
> Der tibetische Meister Djwhal Khul hat gesagt: »Jede Krankheit ist die Folge eines behinderten Seelenlebens... Die Kunst des Heilers besteht darin, dass er die Seele befreit, sodass sie durch das Aggregat der Organismen fließen kann, aus denen sich jede bestimmte Form zusammensetzt... Die wahre und zukünftige Heilung wird herbeigeführt, wenn das Leben der Seele ohne Behinderung und Einschränkung durch jeden Aspekt der Form fließen kann. Dann kann sie sie beleben.« Dies bedeutet: Je reichlicher spirituelle Energie (Seelenleben) in den Körper durch das Kronenchakra fließt, desto schneller wird die Heilung erfolgen. Hier kommt nun das Sweeping ins Spiel. Durch richtiges Sweeping und Beseitigen der Blockaden in der Energieaura kann das Seelenleben leicht durch das Kronenchakra hineingelangen und dann zu den verschiedenen Teilen des Körpers fließen.
>
> Durch die Anwendung des gezielten Sweepings unterscheidet sich die Prana-Heilung von anderen Formen der Energiemedizin. Anstatt einem Kranken einfach Energie zu vermitteln, führen Prana-Heiler zunächst ein ausgiebiges Sweeping durch, um Energieblockaden zu beseitigen, die die Aufnahme der allerreinsten Heilenergie behindern könnten – der göttlichen Energie oder des Seelenlebens. Wie Sie später erfahren werden, beträgt das optimale Verhältnis zwischen Sweeping und Energetisieren in der Prana-Heilung vier oder fünf zu eins.
>
> Meister Stephen Co

de, und absolvieren Sie drei Zyklen Prana-Atmung. Sollten Sie spüren, wie Ihre Hände warm oder rot werden oder kitzeln, ist das absolut in Ordnung.

Nun sind Sie bereit für das Sweeping.

Allgemeines Sweeping einer anderen Person

Der prinzipielle Vorteil, das Sweeping an einer anderen Person zu praktizieren, ist das Feedback. Wenn unsere Schüler mit dem Sweeping beginnen, sind sie sich oft nicht sicher, ob sie die Technik richtig anwenden und ob sie irgendwelche Ergebnisse erzielen. Daher sind unmittelbare Kommentare einer Testperson von unschätzbarem Wert, wenn man bei der höheren Energiemanipulation eine gewisse Selbstsicherheit entwickeln will. Sie können Ihre Testperson vor dem Sweeping fragen, ob sie derzeit irgendwelche Gesundheitsprobleme hat, und nach dem Sweeping, ob sie sich irgendwie anders fühlt.

ÜBUNG 7.B: *Allgemeines Sweeping einer anderen Person*

Bei dieser Übung stehen Sie. Absolvieren Sie Ihr übliches vierstufiges Aufwärmprogramm, und fügen Sie dann die folgenden vier Schritte hinzu. (Künftig werden Sie die ersten beiden der folgenden Schritte vor allen Übungssitzungen, die ein Sweeping oder Energetisieren beinhalten, in Ihr Aufwärmprogramm einbeziehen. Wenden Sie alle vier Schritte an, wenn Sie an einer anderen Person arbeiten.)

- Richten Sie Ihre Schüssel mit Salzwasser und die Sprühflasche mit Alkohol, Hamamelis oder Salzwasser her. Stellen Sie die Schüssel mit Salzwasser in Reichweite, aber so, dass Sie nicht darüber stolpern.
- Führen Sie die Vorbereitung der Hand, die das Sweeping vollzieht, durch (Übung 7.A), einschließlich der Anrufung.
- Fragen Sie Ihre Testperson eventuell, ob sie derzeit irgendwelche Gesundheitsprobleme hat. (Es liegt bei Ihnen, ob sie dies tun. Falls sie Ihnen sagt, wo sie Schwierigkeiten hat, kann es Sie beeinflussen, sich beim Sweeping daran zu erinnern, wo die Probleme sitzen, und dann kann Ihnen die Übung ein weniger intensives Lernerlebnis vermitteln. Falls sie Ihnen nichts verrät und Sie entdecken dann eine mit den Problemen verbundene energetische Störung, kann dies Ihr Selbstbewusstsein gewaltig stärken. Aber vielleicht brauchen Sie ja

am Anfang diese Hilfe. Experimentieren Sie, und finden Sie heraus, bei welcher Möglichkeit Sie besser lernen.)
- Fordern Sie die Testperson auf, die Zunge an den Gaumen zu drücken, weil dies die Sensibilität erhöht.

1. Scannen Sie Ihre Testperson an mehreren Stellen, um rasch eine energetische Grundlinie zu ermitteln. Als Sie Ihre eigene energetische Grundlinie gescannt haben, scannten Sie vier Quadranten in drei Sätzen. Hier müssen Sie nicht so ins Detail gehen. Sie sollen nur einen groben Eindruck von der Tiefe und Stärke der Aura Ihrer Testperson an einer Reihe von Punkten gewinnen. Scannen Sie die linke und dann die rechte Schulter mehrmals, bis Sie ein Gefühl für die Grundstärke und den Umriss der energetischen Anatomie Ihrer Testperson bekommen. Selbst wenn Sie die Energie nicht perfekt spüren können, fahren Sie einfach mit der Sweeping-Übung fort. Auch das Sweeping erhöht Ihre Sensibilität.
2. Erneuern Sie Ihre Absicht, indem Sie sich stumm erklären, dass Sie die Absicht haben, das schmutzige Prana aus dem Energiekörper dieser Person durch Sweeping und Reinigung zu entfernen.
3. Während Ihre Hände die leicht schalenförmige allgemeine Sweeping-Position einnehmen, führen Sie sie zusammen, sodass die Zeigefinger und die Innenkanten der Hände sich berühren (Foto 7.a). Richten Sie Ihre Finger ein wenig über den Kopf Ihrer Testperson. Wenn Sie in einem Abstand von etwa einem Meter vor ihr stehen, werden Ihre Hände etwa 10 bis 15 Zentimeter vom Körper Ihrer Versuchsperson entfernt sein. Später werden Sie feststellen, dass Sie das Scanning und Sweeping aus viel größerer Entfernung anwenden können, aber einstweilen wird Ihnen die Nähe dabei behilflich sein, die Fähigkeit des Sweepings zu entwickeln.
4. Stellen Sie sich vor, dass Strahlen von weißem Licht aus Ihren Fingern strömen und ein paar Zentimeter weit in den Körper Ihrer Testperson eindringen (Foto 7.b). Die Tiefe Ihres Sweepings können Sie selbst bestimmen. Drücken Sie die Zunge an den Gaumen, und fahren Sie während des Sweepings mit der Prana-Atmung fort.
5. Während Ihre Hände zusammenbleiben, streichen Sie langsam über die Mitte des Körpers Ihrer Testperson nach unten, ganz oben am Kopf (Kronenchakra) beginnend, über das Gesicht, den Hals, die Brust, den Rumpf und die Genitalien und über die Beine bis zu den Füßen hinunter (Foto 7.c). Sie können selbst festlegen, wie langsam

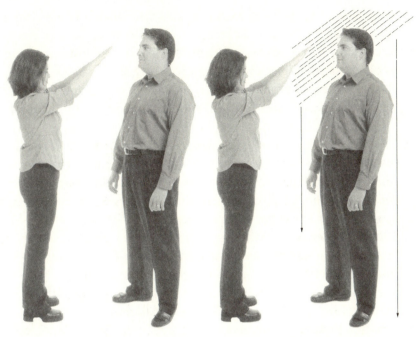

Foto 7.a   Foto 7.b

jedes Sweeping sein sollte, wenn Sie mehr Übung haben, aber für den Anfang sind 10 bis 15 Sekunden pro Streichvorgang eine gute Faustregel. Während Sie streichen, nehmen Sie alle schweren, klebrigen oder deprimierten Gefühle wahr, die Sie mit Ihren Händen spüren könnten.

6. Sie sollten sich vorstellen, wie die Lichtstrahlen dunkle, gräulichbraune schlammige Materie abstreifen, die an den Strahlen kleben bleibt, während sie sich nach unten bewegen.

7. Wenn Sie über die Füße hinausgestrichen haben, ziehen Sie die Hände weg und entsorgen die schmutzige Energie in Ihren Händen durch kräftiges Ausschütteln ins Salzwasser. Sie sollten vielleicht visualisieren, wie die dunkle Materie ins Salzwasser geschleudert wird. Manche Menschen sehen sogar, wie es ein wenig aufspritzt. Dies ist der erste der fünf Sweeping-Durchgänge über die Vorderseite des Körpers.

8. Bringen Sie die Hände für den zweiten Durchgang in die Ausgangsposition zurück. Zielen Sie wieder mit den Händen über den Kopf Ihrer Versuchsperson, aber entfernen Sie sie nun um etwa einein-halb Handbreit voneinander. Streichen Sie wieder über die Vorder-

seite des Körpers vom Kopf bis zu den Zehen mit der gleichen Bewegung (Foto 7.d). Achten Sie auf alle Gefühle von energetischen Störungen. Wenn Sie über die Füße hinausgestrichen haben, schleudern Sie die schmutzige Energie wieder ins Salzwasser.

9. Nach je zwei Sweeping-Durchgängen besprühen Sie Ihre Hände ein- oder zweimal aus Ihrer Alkoholflasche. Es macht nichts, wenn es von Ihren Händen tropft.
10. Um zum dritten Durchgang anzusetzen, bringen Sie Ihre Hände erneut in die Ausgangsposition. Zielen Sie damit über den Kopf Ihrer Testperson hinweg, und entfernen Sie sie dann um drei Handbreit voneinander. Streichen Sie nach unten, wie Sie es beim ersten und zweiten Durchgang getan haben.
11. Um zum vierten Durchgang anzusetzen, bringen Sie Ihre Hände erneut in die Ausgangsposition. Zielen Sie mit ihnen über den Kopf Ihrer Testperson hinweg, und entfernen Sie sie etwa um viereinhalb Handbreit voneinander. Streichen Sie nach unten, und besprühen Sie anschließend Ihre Hände mit Alkohol.
12. Für den fünften und letzten Durchgang an der Vorderseite des Körpers lassen Sie Ihre Testperson die Arme leicht seitlich ausstrecken (Foto 7.e). Bei diesem fünften Durchgang werden Ihre Hände oder die Strahlen, die in Ihrer Visualisierung von ihnen ausgehen, dem Umriss des Körpers Ihrer Testperson folgen. Bringen Sie Ihre Hände in die Ausgangsposition, zeigen Sie über den Kopf der Testperson, und drehen Sie sie dann einwärts, sodass sich Ihre Hand- und Fingerrücken berühren. Es ist die gleiche Handhaltung, die Sie einnehmen würden, wenn Sie einen zweiteiligen Vorhang mit beiden Händen aufziehen wollten.
13. Streichen Sie aus dieser Position über den Umriss des Körpers nach unten. Streichen Sie abwärts um den Kopf, über die Ohren und Schultern und entlang der Außenseite der leicht ausgestreckten Arme. Dann streichen Sie aufwärts über die Innenseite der Arme (das einzige Mal, dass Sie aufwärts streichen) bis zur Achselhöhle. Bei der Achselhöhle beginnen Sie wieder damit, nach unten zu streichen, entlang der Außenseite des Körpers und der Beine bis zu den Füßen hinab. Schließen Sie den Durchgang ab, indem Sie die Hände ins Salzwasser ausschütteln und dann mit Alkohol besprühen.
14. Als Nächstes führen Sie das Sweeping der Rückseite der Aura durch. Bitten Sie Ihre Testperson, die Arme wieder an den Seiten

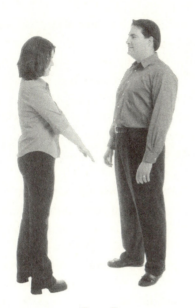

Foto 7.c

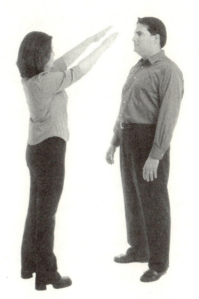

Foto 7.d

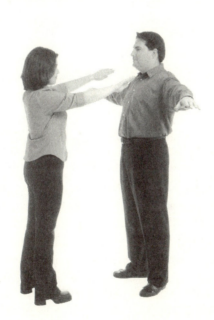

Foto 7.e

hängen zu lassen und sich umzudrehen (oder gehen Sie um sie herum, bis Sie ihren Rücken vor sich haben).
15. Am Anfang kann es hilfreich sein, Ihre Absicht gelegentlich zu erneuern, indem Sie sich erklären, dass Sie nun die Absicht haben, »den Rücken von Soundso einem Sweeping zu unterziehen«. Wenn Sie irgendwann das Gefühl haben, Sie müssten Ihre Sensibilität wieder aufladen, machen Sie ein paar tiefe Prana-Atemzüge, wiederholen eine der Handsensibilisierungs-Übungen oder die Vorbereitungsübung vor dem Sweeping.
16. Unterziehen Sie den Rücken Ihrer Testperson einem Sweeping in fünf Durchgängen, wie Sie es bei der Vorderseite getan haben. Beim fünften Durchgang am Rücken streckt Ihre Testperson ebenfalls die Arme leicht seitlich aus.
17. Scannen Sie erneut die Aura Ihrer Testperson. Stellen Sie fest, ob sie inzwischen ausgeglichener ist.
18. Wenn Sie fertig sind, zerschneiden Sie das Band zwischen Ihnen und Ihrer Testperson (Abbildung 7.6).

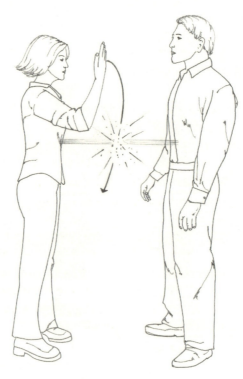

Abbildung 7.6

> **Sweeping zum Heilen einer Verbrennung**
>
> Kurz nachdem ich die Prana-Heilung erlernt hatte, spritzte meiner Mutter beim Kochen heißes Fett über den Arm. Ich begann ihren ganzen Arm einem Sweeping zu unterziehen, und innerhalb von Sekunden bemerkte ich, wie die Röte schwand. Meine Mutter berichtete, dass auch die Schmerzen vergingen. Als ich eine Pause von einer Viertelstunde machte, trat die Rötung wieder auf. Ich begann einen Sweepingzyklus von mehreren Minuten und ruhte mich 20 Minuten lang aus. Nach zwei Stunden sah es so aus, als hätte sie sich nie verbrannt. Als ich Großmeister Choa später fragte, warum die Rötung immer wieder auftrete, sagte er, das liege daran, dass sich die Hitzeenergie tief in der Haut befinde und dass diese Hitzeenergie beim Sweeping buchstäblich Schicht um Schicht »ausgegraben« würde.
>
> Meister Stephen Co

19. Schließen Sie die Übung ab, indem Sie die Hände ausschütteln und erneut mit Alkohol besprühen. Machen Sie ein paar Prana-Atemzüge, und entspannen Sie sich.

Sie sollten nun Ihre Eindrücke von jeder Klebrigkeit, Schwere oder Vertiefung in der Energieaura mitteilen. Stimmen diese Eindrücke mit einem bestehenden physischen Leiden überein, von dem Ihnen Ihre Testperson berichtet hat, nutzen Sie dies als positive Verstärkung. Wenn Sie keinerlei Eindrücke gewonnen haben, ist das auch in Ordnung. Sie sollten Ihre Testperson auch fragen, wie sie sich fühlt. Wenn sie sich entspannter oder ruhiger fühlt, nutzen Sie dies als positive Verstärkung, dass Sie das Sweeping richtig vollziehen; wenn nicht, ist das auch in Ordnung. Sogar während der ersten allgemeinen Sweeping-Übung verspüren viele Testpersonen greifbare Ergebnisse, weil Sie mehrere Bereiche passieren, die häufig verspannt und verstopft sind: das vordere und das rückwärtige Herz- und Solarplexuschakra sowie Brust und Bauch.

Es wäre für Sie von Vorteil, wenn Sie das Scanning und Sweeping an verschiedenen Menschen anwenden können, um deren Auren und alle Bereiche von Energiestaus miteinander zu vergleichen.

Allgemeines Sweeping der Gesundheitsstrahlen einer anderen Person

Die Gesundheitsaura, eine Ansammlung etwa 30 Zentimeter langer Energiestrahlen, die aus unseren Poren strömen, bedarf ebenso einer Gesundheitspflege wie die innere Aura und die Chakras. Die Gesundheitsaura fungiert als eine Art »psychischer Schild«, der Sie vor den negativen Emotionen und Gedanken anderer Menschen schützt. Wenn Sie physisch krank sind, sind Ihre Gesundheitsstrahlen schwach und herabhängend, und Sie sind anfälliger für eine Verschmutzung durch negative Energien, Emotionen und Gedanken anderer Menschen. Eine starke Gesundheitsaura ist wichtig für Ihr physisches, mentales und emotionales Wohlbefinden. Sie erhalten sich eine starke Gesundheitsaura, indem Sie die Gesundheitsstrahlen einem Sweeping oder »Kämmen« mit der gleichen beidhändigen allgemeinen Sweeping-Haltung unterziehen, aber mit einer geringfügigen Abweichung: Sie streichen nicht mit fest geschlossenen, sondern mit offenen und gespreizten Fingern (Abbildung 7.7). Ansonsten ist die Abfolge fast genau die gleiche wie beim allgemeinen Sweeping. Das Sweeping der Gesundheitsstrahlen ist eher eine aus dem allgemeinen Sweeping abgeleitete als eine eigenständige Technik. Nachdem Sie das allgemeine Sweeping an Ihrer Testperson absolviert haben (Übung 7.B), fahren Sie nun mit diesen Schritten fort. Falls Sie die Gesundheitsstrahlen direkt nach dem allgemeinen Sweeping einem Sweeping unterziehen, müssen Sie die Vorbereitungsschritte nicht mehr anwenden.

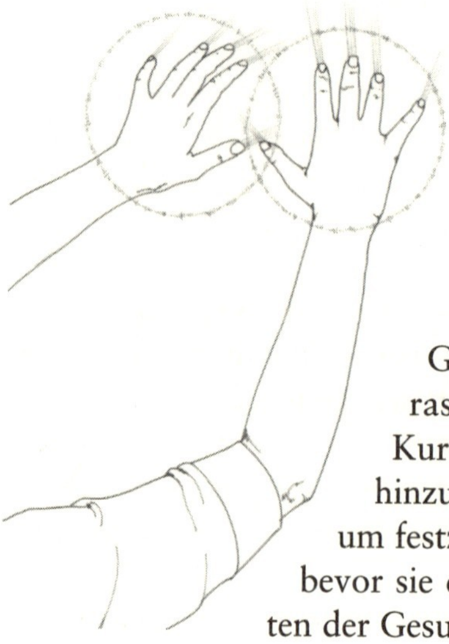

Das Glätten und Ausrichten der Gesundheitsstrahlen kann eine sehr rasche Heilwirkung haben. In unseren Kursen weisen wir unsere Schüler an, sich hinzustellen und ihren Rücken zu dehnen, um festzustellen, wie verspannt er sich anfühlt, bevor sie das allgemeine Sweeping und das Glätten der Gesundheitsstrahlen üben. Nachdem sie nur 5 Minuten lang das allgemeine Sweeping und das

Abbildung 7.7

Glätten der Gesundheitsstrahlen praktiziert haben, berichten fast alle Schüler, dass ihr Rücken sich entspannter anfühle, und wer irgendwelche Rückenschmerzen hatte, berichtet, dass sie erheblich zurückgegangen seien.

Das Glätten der Gesundheitsstrahlen kann auch sehr entspannend wirken. Die Prana-Heilungsschülerin Karla Alvarez führte ein allgemeines Sweeping und ein Glätten der Gesundheitsstrahlen an einer Frau durch, die einfach ihren Stress loswerden wollte. Nach ein paar Minuten war die Frau tief eingeschlafen. Zehn Minuten später erwachte sie erfrischt und entspannt.

ÜBUNG 7.C: *Allgemeines Sweeping der Gesundheitsstrahlen einer anderen Person*

Falls erforderlich, erneuern Sie Ihre Absicht, indem Sie sich stumm erklären, dass Sie das schmutzige Prana aus der Gesundheitsaura dieser Person durch Sweeping beseitigen wollen.

1. Halten Sie Ihre Hände in der allgemeinen Sweeping-Position, aber mit gespreizten Fingern, und zielen Sie mit den Fingern ein wenig über den Kopf Ihrer Testperson hinaus. Wenn Sie in einer Entfernung von etwa einem Meter stehen, sollten Ihre Hände einen Abstand von 10 bis 15 Zentimetern vom Körper Ihrer Testperson haben.
2. Stellen Sie sich vor, dass von Ihren gespreizten Fingern Strahlen von weißem Licht ausgehen und ein paar Zentimeter in den Körper Ihrer Testperson eindringen.
3. Kämmen Sie nun langsam über die Mitte des Körpers Ihrer Testperson abwärts, von der obersten Stelle des Kopfes (Kronenchakra) über Gesicht, Hals, Brust, Rumpf und Genitalien und Beine hinab zu den Füßen (Abbildung 7.8). (Achtung: Kämmen Sie, ohne zu kratzen. Kratzen ist eine aggressivere Bewegung, die die Energie einer Person stören kann. Sie bekunden diesen Unterschied durch Ihre Absicht und die Bewegung Ihrer Hand. Richten Sie Ihre Absicht weiterhin auf das Kämmen, und machen Sie eine glatte, sanfte Sweeping-Bewegung.) Die Geschwindigkeit, die Sie schon beim allgemeinen Sweeping eingehalten haben, also 10 bis 15 Sekunden, ist gut. Denken Sie daran, die Zunge an den Gaumen zu drücken, und fahren Sie während des Sweepings mit der Prana-Atmung fort.

4. Während Sie kämmen, nehmen Sie alle energetischen Störungen wahr: Gefühle von Schwere, Klebrigkeit oder Vertiefung.

5. Wenn Sie möchten, visualisieren Sie, dass Lichtstrahlen durch die Gesundheitsstrahlen fahren und sie glätten, während sie dunkle, gräulich braune schlammige Materie herauslösen.

6. Wenn Sie über die Füße hinausgestrichen haben, nehmen Sie die Hände weg und schleudern die schmutzige Energie ins Salzwasser. Dies ist der erste von fünf Durchgängen an der Vorderseite des Körpers.

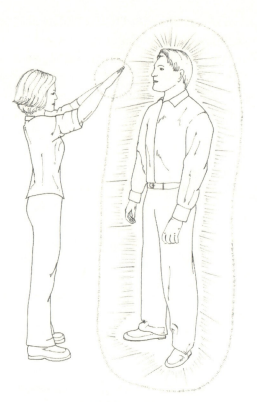

Abbildung 7.8

7. Fahren Sie fort, wie Sie es beim allgemeinen Sweeping getan haben, bewegen Sie also die Hände wieder etwas höher als bis zum Kopf der anderen Person, entfernen Sie sie um etwa eineinhalb Handbreit voneinander, und kämmen Sie erneut abwärts. Nach je zwei Durchgängen sprühen Sie Ihre Hände mit Alkohol ein. Beim fünften und letzten Durchgang an der Vorderseite des Körpers soll Ihre Testperson die Arme leicht seitlich strecken.

8. Kämmen Sie nun die Gesundheitsstrahlen Ihrer Testperson am Rücken. Schleudern Sie nach jedem Durchgang die schmutzige Energie von Ihren Händen ins Salzwasser, und sprühen Sie sich nach jeweils zwei Durchgängen mit Alkohol ein.

9. Scannen Sie erneut die Aura Ihrer Testperson. Stellen Sie fest, ob sie inzwischen ausgeglichener ist.

10. Wenn Sie fertig sind, zerschneiden Sie das Band zwischen Ihnen und der Testperson.

11. Schließen Sie die Übung ab, indem Sie die Hände ausschütteln und

sie erneut mit Alkohol einsprühen. Machen Sie ein paar tiefe Prana-Atemzüge, und entspannen Sie sich.

Wenn Sie die Gesundheitsstrahlen Ihrer Testperson unmittelbar nach dem allgemeinen Scanning durchkämmt haben, sollten Sie sie erneut fragen, wie sie sich fühlt, und ihr Ihre Eindrücke mitteilen.

Lokales Sweeping einer anderen Person

Beim lokalen Sweeping wenden Sie die Hundepaddelbewegung bei kleinen Bereichen oder Gelenken und die schraubende Handbewegung gegen den Uhrzeigersinn bei den Chakras an. Wie beim allgemeinen Scanning ist es hilfreich, an einer Testperson zu üben, die ein Ihnen bekanntes, allerdings einfaches Gesundheitsproblem hat. Gut lässt sich an Kopfschmerzen, einem steifen Nacken, einer Nebenhöhlenverstopfung oder einem entzündeten Knie arbeiten.

ÜBUNG 7.D: *Lokales Sweeping einer anderen Person – spezielle Bereiche und Gelenke*

Stehen Sie bei dieser Übung. Führen Sie das gleiche Aufwärmprogramm durch wie bei Übung 7.B. Fahren Sie dann fort.

1. Scannen Sie den angepeilten oder vereinbarten Bereich aus mehreren Winkeln. Wenn Ihre Testperson beispielsweise ein Nebenhöhlenproblem hat, scannen Sie direkt vorm Gesicht, dann vielleicht an jeder Seite des Gesichts in der Nähe der Wangenknochen. Hat Ihre Testperson ein entzündetes Knie, scannen Sie auf allen vier Seiten. Achten Sie auf Ihre Eindrücke bei allen energetischen Störungen: Ausbeulungen, Schwere, Klebrigkeit oder Vertiefungen.
2. Erneuern Sie Ihre Absicht, indem Sie sich stumm erklären, dass Sie beabsichtigen, das schmutzige Prana aus diesem Bereich mittels Sweeping zu beseitigen. Denken Sie daran, die Zunge an den Gaumen zu drücken, und fahren Sie beim Sweeping mit der Prana-Atmung fort.

3. Halten Sie Ihre dominante Hand in der leicht schalenförmigen Sweeping-Haltung 10 bis 15 Zentimeter vom Zielbereich entfernt. Beginnen Sie das Sweeping mit der Hundepaddelbewegung in kurzen, raschen Zügen, abwärts und vom Körper der Testperson wie von Ihnen weg (Abbildung 7.9). Eine Sekunde pro Bewegung ist ein gutes Tempo. Erfassen Sie den gesamten Zielbereich mit Ihrem Sweeping, wobei Sie am linken Ende des Bereichs beginnen und sich nach rechts vorarbeiten. Ihre Streichbewegungen von links nach rechts sollten sich leicht überlappen. Wenn Sie das Sweeping an einem großen Bereich, etwa am Magen, durchführen, können Sie bis zu 10 Bewegungen mit minimalem Überlappen absolvieren. Bei einem kleineren Bereich, etwa einem Knie oder Ellbogen, bearbeiten Sie den Bereich mehrmals. Bei diesen kleinen Bereichen verdoppeln oder verdreifachen Sie Ihre Sweeping-Durchgänge; streichen Sie in der gleichen Rille zwei- oder dreimal abwärts, bevor Sie sich weiterbewegen.
4. Achten Sie bei jedem Sweeping-Durchgang auf Gefühle von Schwe-

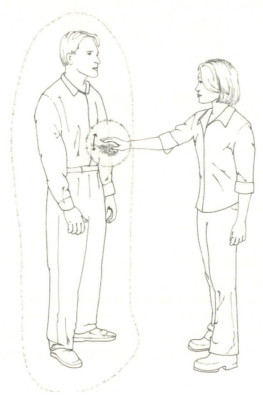

Abbildung 7.9

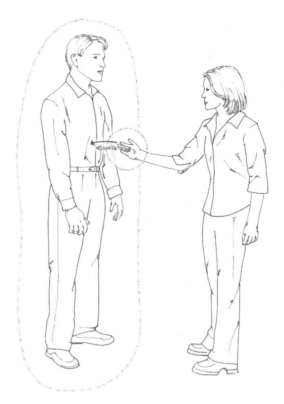

Abbildung 7.9

re, Klebrigkeit oder Vertiefungen, die Sie mit Ihren Händen spüren. Konzentrieren Sie sich auf jede Unregelmäßigkeit, die Sie feststellen, und entfernen Sie sie, indem Sie Ihre Absicht verstärken und diese Bereiche mit mehr Willenskraft durchstreichen.

5. Arbeiten Sie auch mit Visualisierungen, wenn Sie möchten. Sehen Sie Lichtstrahlen aus Ihren Fingern strömen und mehrere Zentimeter in die Haut eindringen, um die gräulich braune, schmutzige Energie herauszuholen.
6. Nach etwa 10 Sweeping-Durchgängen sollten Sie ein Akkumulations-Sweeping durchführen – ein horizontales Sweeping, das das nach unten gestrichene schmutzige Prana beseitigt (Abbildung 7.10).
7. Ungeachtet der Größe des Zielbereichs und egal, ob Sie das Akkumulations-Sweeping anwenden oder nicht, ziehen Sie Ihre Hand nach 10 Durchgängen nach unten weg und schütteln sie zum Salzwasser hin aus.

8. Bearbeiten Sie den Bereich erneut mit 10 Durchgängen, wobei Sie sich von links nach rechts über den Bereich bewegen, wenden Sie das Akkumulations-Sweeping an, wenn Sie möchten, und schütteln Sie dann das schmutzige Prana ins Salzwasser aus. Sprühen Sie Ihre Hände nach zwei Sätzen von je 10 Durchgängen mit Alkohol ein.
9. Wiederholen Sie diese Abfolge von zwei Sätzen von je 10 Durchgängen noch vier Mal, sodass Sie den Bereich mit insgesamt 100 Sweeping-Durchgängen bearbeiten.
10. Wenn Sie irgendwann das Gefühl haben, Ihre Absicht oder Ihre Handsensibilität zu verlieren, machen Sie eine Pause, gehen herum und absolvieren die entsprechenden Übungen.
11. Scannen Sie den Bereich erneut, um festzustellen, ob die energetische Störung behoben worden ist.
12. Zerschneiden Sie das Band, wenn Sie fertig sind.
13. Schließen Sie die Übung ab, indem Sie Ihre Hände ausschütteln und erneut mit Alkohol einsprühen. Machen Sie ein paar Prana-Atemzüge, und entspannen Sie sich.

Fragen Sie Ihre Testperson, wie sich der Bereich oder das Problem anfühlt. Sind die Schmerzen weniger stark? Ist das Unwohlsein geringer geworden? Lautet die Antwort Ja, nehmen Sie dies als positive Verstärkung. Gibt es anscheinend keine Veränderung, ist auch das in Ordnung. Wenn Sie das Problem weiter behandeln wollen und Ihre Testperson dazu bereit ist, sollten Sie den Bereich mit 100 weiteren Sweeping-Durchgängen bearbeiten.

ÜBUNG 7.E: *Lokales Sweeping einer anderen Person – Chakras*

Bei dieser Übung nehmen Sie sich das vordere Solarplexuschakra als Ziel vor.

Stehen Sie bei dieser Übung. Das Aufwärmprogramm ist das gleiche wie bei Übung 7.B. Fahren Sie nun fort.

1. Scannen Sie das vordere Solarplexuschakra Ihrer Testperson, und stellen Sie alle energetischen Störungen fest.
2. Erneuern Sie Ihre Absicht, indem Sie sich stumm erklären, dass Sie beabsichtigen, das schmutzige Prana aus dem vorderen Solarplexus-

Lokales Sweeping stoppt eine Blutung

Eines Abends wurde ich in die Notaufnahme gerufen, um eine Frau zu behandeln, die eine Urinprobe mit großen Mengen von hellrotem Blut und Gerinnseln abgegeben hatte. Vor mehreren Monaten hatte sie Anzeichen von fortgeschrittenem Blasenkrebs aufgewiesen. Dieser Krebs hatte bereits Metastasen in anderen Körperteilen gebildet, daher war die Blase nicht entfernt worden, und nun blutete der Tumor stark. Normalerweise legen wir in solchen Fällen einen großen Katheter in die Blase, um die Gerinnsel zu entfernen, und füllen dann die Blase mit einer Salzlösung. Gewöhnlich stoppt dies die Blutung. Ich führte dieses Verfahren durch, aber die Frau blutete weiter, also musste als Nächstes operiert werden, um die Blutung unter Kontrolle zu bringen. Ich rief das Operationsteam zusammen. Während wir darauf warteten, dass sie in den Operationssaal gebracht wurde, scannte ich die Frau und bemerkte, dass sich über Ihrem Sexualchakra dicke, gestaute, schmutzige Energie befand. Ich dachte: Wie kann sie denn überhaupt heilen oder die Blutung stoppen, wenn sich schmutzige gestaute Energie im Blasenbereich befindet? Stumm absolvierte ich eine Anrufung und begann damit, die schmutzige Energie aus ihrem Becken mittels Sweeping zu entfernen. Ich wies die Patientin an, die Prana-Atmung anzuwenden. Innerhalb von fünf Minuten war die Blutung völlig gestillt, und der Urin blieb während der nächsten 24 Stunden sauber. Am nächsten Tag wurde sie entlassen und musste sich nie dieser Operation unterziehen.   Eric B. Robins, M.D.

chakra durch Sweeping zu beseitigen. Denken Sie daran, die Zunge an den Gaumen zu drücken, und führen Sie während des Sweepings die Prana-Atmung durch.

3. Halten Sie Ihre dominante Hand in der leicht schalenförmigen Sweeping-Haltung etwa 10 bis 15 Zentimeter vom vorderen Solarplexuschakra Ihrer Testperson entfernt. Beginnen Sie mit einer engen Sweeping-Bewegung des Handgelenks gegen den Uhrzeigersinn, und zwar in Sätzen von je fünf Drehungen (Abbildung 7.11). Eine Sekunde pro Drehung ist ein gutes Tempo. Nach fünf Drehungen ziehen Sie Ihre

Hand nach unten und beiseite und schütteln sie zum Salzwasser hin ab. Nach zwei Sätzen von je fünf Sweepings (also insgesamt 10 Sweepings) sprühen Sie Ihre Hand mit Alkohol ein.

4. Achten Sie während des Sweepings auf alle schweren oder klebrigen Empfindungen. Ein Chakra ist zwar ein kleineres Ziel als ein Arm, ein Bein oder der Rumpf, dennoch kann es im Chakra Taschen von Energiestaus geben. Visieren Sie jede Tasche an, und beseitigen Sie sie, indem Sie Ihre Absicht verstärken und Ihr Sweeping durch diese Bereiche mit mehr Willenskraft absolvieren.

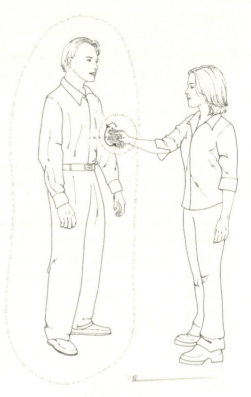

Abbildung 7.11

5. Sie können auch mit einer Visualisierung arbeiten, wenn Sie möchten. Sehen Sie vor sich, wie Lichtstrahlen aus Ihren Fingern strömen und in das Chakra mehrere Zentimeter tief eindringen, um gräulich braune, schmutzige Energie daraus zu entfernen.

6. Wiederholen Sie diese Abfolge von zwei Sätzen zu je fünf Drehungen gegen den Uhrzeigersinn noch fünfmal, sodass Sie das vordere Solarplexuschakra mit insgesamt 60 Sweepings bearbeiten.

7. Wenn Sie irgendwann das Gefühl haben, Ihre Absicht oder Handsensibilität zu verlieren, machen Sie eine Pause, gehen herum und absolvieren die entsprechenden Übungen.

8. Scannen Sie erneut das vordere Solarplexuschakra, um festzustellen, ob die gestaute Energiemenge reduziert worden ist.

9. Zerschneiden Sie das Band, wenn Sie fertig sind.

10. Schließen Sie die Übung ab, indem Sie Ihre Hände ausschütteln und Sie erneut mit Alkohol einsprühen. Machen Sie ein paar Prana-Atemzüge, und entspannen Sie sich.

Da das vordere Solarplexuschakra als Sitz der Emotionen häufig verstopft ist, wenn wir gestresst sind, erzielt das Sweeping oft rasch einen Zustand der Entspannung. Wenn Ihre Testperson danach sagt, dass sie weniger verspannt sei, nehmen Sie dies als positive Verstärkung. Wenn es anscheinend keine Veränderung gibt, ist auch das in Ordnung.

Zum Vergleich sollten Sie noch andere Chakras oder weitere Menschen einem Scanning und Sweeping unterziehen.

Lokales Sweeping von Chakras lindert emotional bedingte physische Schmerzen

In einem Kurs in Houston wollte ich wissen, ob einer der Teilnehmer Rückenschmerzen habe. Eine Frau meldete sich und demonstrierte den Kursteilnehmern, dass sie sich nur um etwa 20 Grad nach vorn beugen konnte. Nach einem fünfminütigen sanften Sweeping konnte sie den Boden mit den Händen berühren. Am letzten Tag des Kurses gab ich ihr eine Anschlussbehandlung, mit einem lokalen Sweeping von jedem einzelnen Chakra. Als ich über ihr rückwärtiges Solarplexuschakra strich, schrie sie laut »Nein!« und begann im Raum herumzulaufen. Als sie wieder zu mir kam, fuhr ich mit dem Sweeping ihrer ganzen Aura fort, aber speziell ihres vorderen und ihres rückwärtigen Solarplexuschakras. Sie beruhigte sich, und ihr Gesichtsausdruck veränderte sich, als ob ihr eine lebenslange Last genommen wäre. Wir fragten sie, was geschehen sei, und sie erwiderte, dass sie ein entsetzliches emotionales Trauma gehabt habe: Als sie ein Kind war, hatte ihre Mutter sie töten wollen, damit ihr erspart bliebe, mit der übrigen Familie in einem Konzentrationslager leiden zu müssen. Dies hatte bei ihr eine emotionale Narbe hinterlassen, die ihr über fünfzig Jahre geblieben war und die sich physisch als Rückenschmerz manifestiert hatte. Das Sweeping beseitigte die schmutzige emotionale Energie – und das Trauma, das sie durch keine andere Behandlung hatte loswerden können. Am nächsten Tag waren ihre Verwandten und Freunde erstaunt über ihre Verwandlung. Sie meinten, sie sähe wie ein ganz anderer Mensch aus!

Meister Stephen Co

Allgemeines Selbst-Sweeping

Sie haben die Wahl zwischen zwei verschiedenen Formen des allgemeinen Selbst-Sweepings. Die erste – Übung 7.F – ist eine Technik der kompletten Visualisierung, bei der Sie die 10-Durchgänge-Routine von Übung 7.B an sich selbst anwenden. Die zweite – Übung 7.G – basiert nur zum Teil auf Visualisierung und stellt eine etwas andere Form dar, bei der Sie die Hundepaddelbewegung an Ihrem Energiekörper anwenden müssen. Beide sind gleichermaßen effektiv. Stellen Sie fest, welche bei Ihnen besser funktioniert.

ÜBUNG 7.F: *Allgemeines Selbst-Sweeping –*
10-Durchgänge-Routine

Bei dieser Übung können Sie sitzen oder stehen. Das Aufwärmprogramm ist das gleiche wie bei Übung 7.B, außer dass Sie keine Testperson haben, die Sie nach einem schon vorhandenen Gesundheitsproblem befragen können. Fahren Sie dann fort.

1. Ermitteln Sie rasch Ihre energetische Grundlinie. Ermitteln Sie die relative Form und Stärke Ihrer Aura ebenso wie alle Stau- oder Mangelbereiche.
2. Falls nötig, erneuern Sie Ihre Absicht, indem Sie sich stumm erklären, dass Sie beabsichtigen, das schmutzige Prana aus Ihrem Energiekörper durch Sweeping zu beseitigen.
3. Stellen Sie sich vor, dass Sie etwa 60 bis 90 Zentimeter vor sich selbst stehen, wobei Sie Ihre bevorzugte Visualisierungstechnik anwenden. Denken Sie daran, dass Sie die Identifikation mit der Visualisierung erhöhen können, indem Sie Ihren Namen dreimal sagen. Drücken Sie wie immer die Zunge an den Gaumen, und fahren Sie während des Sweepings mit der Prana-Atmung fort.
4. Halten Sie Ihre Hände in der leicht schalenförmigen allgemeinen Sweeping-Haltung. Zielen Sie mit den Fingern leicht über den Kopf Ihres visualisierten Körpers hinweg.
5. Stellen Sie sich vor, dass weiße Lichtstrahlen aus Ihren Fingern strömen und etwa drei bis fünf Zentimeter in Ihren visualisierten Körper eindringen.

6. Folgen Sie bei dieser Visualisierung von sich selbst der beim allgemeinen Sweeping einer anderen Person angewandten Abfolge.
7. Nach je zwei Durchgängen sprühen Sie die Hände mit Alkohol ein.
8. Nachdem Sie das Sweeping der Vorderseite Ihrer visualisierten Gestalt abgeschlossen haben, drehen Sie sie um und unterziehen den Rücken einem allgemeinen Sweeping.
9. Nachdem Sie mit dem Rücken fertig sind, scannen Sie Ihre Aura erneut. Stellen Sie fest, ob sie inzwischen ausgeglichener erscheint. Stellen Sie auch fest, ob Sie sich leichter, entspannter oder erfrischter fühlen.
10. Schließen Sie die Übung ab, indem Sie die Hände ausschütteln und sie erneut mit Alkohol einsprühen. Machen Sie ein paar Prana-Atemzüge, und entspannen Sie sich.

ÜBUNG 7.G: *Allgemeines Selbst-Sweeping – Hundepaddelroutine*

Bei dieser Routine ist es besser, wenn Sie stehen. Beginnen Sie mit dem Aufwärmprogramm und den Schritten 1 und 2 aus Übung 7.F, und fahren Sie dann fort.

1. Während Sie Ihre Hände in der leicht schalenförmigen allgemeinen Sweeping-Position halten, bringen Sie sie knapp über Ihren Kopf am Kronenchakra.
2. Stellen Sie sich vor, dass Ihre Hände von einem Paddel aus strahlend weißem Licht umgeben sind. Sie werden das Sweeping mit der Innenseite (der Daumenseite) Ihrer Hände ausführen. Denken Sie daran, die Zunge an den Gaumen zu drücken, und fahren Sie während des Sweepings mit der Prana-Atmung fort.
3. Streichen Sie mit Hundepaddelbewegungen über die Mitte Ihres Körpers nach unten, vom Kronenchakra bis zu den Füßen (Abbildung 7.12). Es ist richtig, wenn Sie sich in der Taille oder den Knien beugen, während Sie das Sweeping über Ihre Beine hinab ausführen. Wenn Sie die Füße passiert haben, werfen Sie die schmutzige Energie ins Salzwasser.
4. Für den zweiten Durchgang bringen Sie die Hände wieder über den Kopf, aber leicht nach links, sodass sie bei der Bewegung etwa an der linken Seite Ihres Kopfes einsetzen und dann über die linke Sei-

te Ihres Rumpfes und Ihr linkes Bein bis zu Ihrem linken Fuß hinabstreichen. Werfen Sie die schmutzige Energie ins Salzwasser, und sprühen Sie Ihre Hände mit Alkohol ein.

5. Für den dritten Durchgang bringen Sie Ihre Hände etwas über Ihre linke Schulter und streichen mit der Hundepaddelbewegung nach unten. Nachdem Sie die Füße passiert haben, werfen Sie die schmutzige Energie ins Salzwasser und sprühen die Hände mit Alkohol ein.
6. Wiederholen Sie diese Abfolge bei der rechten Seite Ihres Körpers.
7. Wenden Sie Ihre bevorzugte Visualisierungsmethode an, und führen Sie auf die gleiche Weise das Hundepaddel-Sweeping des Rückens Ihres Energiekörpers

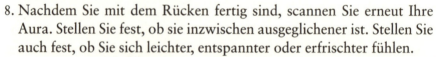

Abbildung 7.12

durch: einmal die Mittellinie und dann je zweimal über die linke und über die rechte Seite hinab.
8. Nachdem Sie mit dem Rücken fertig sind, scannen Sie erneut Ihre Aura. Stellen Sie fest, ob sie inzwischen ausgeglichener ist. Stellen Sie auch fest, ob Sie sich leichter, entspannter oder erfrischter fühlen.
9. Schließen Sie die Übung ab, indem Sie die Hände ausschütteln und sie erneut mit Alkohol einsprühen. Machen Sie ein paar Prana-Atemzüge und entspannen Sie sich.

Wenn Sie abends heimkommen und sich ein paar Minuten Zeit für das allgemeine Sweeping nehmen, werden Sie nach einem langen, stressreichen Tag wunderbar erholt sein. Die Prana-Heilungsschülerin Naila Vaura wendet diese Technik häufig an. Sie hat uns geschildert, wie sie sich eines Tages »erschöpft und völlig erledigt« gefühlt habe, ihr Rücken sei »verspannt« gewesen, und sie sei »emotional durcheinander« gewesen. Aber nach zehnminütigem allgemeinem Sweeping, sagte sie, »war mein Rücken entspannt, meine Emotionen waren klar, und ich war bereit, zum Essen auszugehen. Ich war verblüfft, wie rasch mein Körper auf das allgemeine Sweeping reagierte«.

Allgemeines Selbst-Sweeping Ihrer Gesundheitsstrahlen

Diese Technik kombiniert das allgemeine Sweeping der Gesundheitsstrahlen einer anderen Person mit Ihrer bevorzugten Visualisierungstechnik. Denken Sie daran, dass das Sweeping Ihrer Gesundheitsstrahlen an das allgemeine Sweeping anschließt oder es ergänzt, es ist keine eigenständige Technik.

ÜBUNG 7.H: *Allgemeines Sweeping Ihrer Gesundheitsstrahlen*

Stehen Sie bei dieser Übung. Das Aufwärmprogramm ist das gleiche wie bei Übung 7.B, außer dass Sie keine Testperson nach bereits bestehenden Gesundheitsproblemen befragen können. Künftig werden wir diese Abfolge Ihr »Standardaufwärmprogramm« nennen. Fahren Sie dann fort.

1. Wenden Sie Ihre bevorzugte Visualisierungsmethode an, wobei Ihre Hände leicht schalenförmig gewölbt und die Finger gespreizt sind, und zielen Sie mit den Fingern leicht über Ihre Visualisierung von sich selbst hinweg.
2. Stellen Sie sich vor, dass weißes Licht aus Ihren gespreizten Fingern strömt und drei bis fünf Zentimeter in Ihre Visualisierung eindringt. Denken Sie daran, die Zunge an den Gaumen zu drücken, und fahren Sie während des Sweepings mit der Prana-Atmung fort.
3. Kämmen Sie in der Mitte Ihres visualisierten Körpers nach unten, von oben auf dem Kopf (Kronenchakra) über Gesicht, Hals, Brust, Rumpf und Genitalien und dann an den Beinen hinab bis zu den Füßen. Denken Sie daran, zu kämmen und nicht zu kratzen. Wenn Sie möchten, fügen Sie die Visualisierung hinzu, dass die Lichtstrahlen durch die Gesundheitsstrahlen fahren und sie glätten, während sie dunkle, gräulich braune schlammige Materie herauslösen.

4. Während Sie kämmen, nehmen Sie alle schweren oder klebrigen Empfindungen wahr, die Ihre Hände spüren. Verstärken Sie Ihre Absicht, und kämmen Sie noch etwas kräftiger. Wenn Sie die Füße passiert haben, ziehen Sie Ihre Hände beiseite und schütteln sie heftig ins Salzwasser aus.
5. Fahren Sie nun fort, Ihre Visualisierung mit fünf Durchgängen an der Vorderseite und fünf am Rücken zu kämmen. Beim fünften und letzten Durchgang an beiden Seiten des Körpers hinab kämmen Sie Ihre Visualisierung mit leicht ausgebreiteten Armen.
6. Scannen Sie Ihre Aura erneut, oder nehmen Sie eine rasche Messung Ihrer energetischen Grundlinie vor. Stellen Sie fest, ob sie nun etwas ausgeglichener ist.
7. Schließen Sie die Übung ab, indem Sie die Hände ausschütteln und erneut mit Alkohol einsprühen. Machen Sie ein paar Prana-Atemzüge, und enstpannen Sie sich.

Lokales Selbst-Sweeping

Diese Technik kombiniert das lokale Sweeping einer anderen Person mit Ihrer bevorzugten Visualisierungstechnik. Es gibt zwei Möglichkeiten, das lokale Selbst-Sweeping anzuwenden: die vollständige Visualisierung und die teilweise Visualisierung. Da Sie diese Möglichkeiten bereits beim Scanning kennen gelernt haben, stellen wir sie hier als Varianten des Selbst-Sweepings vor statt als zwei verschiedene Übungen. Bei der vollständigen Visualisierung absolvieren Sie Ihr Selbst-Sweeping an einer Visualisierung von sich selbst, sogar wenn Sie an einem Bereich arbeiten, den Sie mit der Hand, die das Sweeping ausführt, erreichen können. Bei der teilweisen Visualisierung verwenden Sie die Visualisierung nur bei den Bereichen, die Sie mit der Hand nicht erreichen können.

Wenn Sie zum Beispiel Rechtshänder sind und Schmerzen in der linken Schulter haben, stellen Sie sich bei der vollständigen Visualisierung ein anschauliches Bild von sich selbst vor Ihnen vor und arbeiten dann an diesem Bild. Bei der teilweisen Visualisierung greifen Sie über Ihren Körper hinweg und führen das Sweeping konkret an der linken Schulter mit der rechten Hand aus. Beim Rücken und den rückwärtigen Chakras müssen Sie natürlich immer die Visualisierung anwenden. Wie bei allen Varianten und Möglichkeiten sollten Sie experimentieren und herausfinden, welche für Sie effektiver ist. Wenn Sie schließlich schon ein Gesundheitsproblem haben, etwa eine Entzündung am Knie oder Ellbogen oder Magenbeschwerden, können Sie es bei dieser Übung gleich als Ziel verwenden.

ÜBUNG 7.I: *Lokales Selbst-Sweeping – spezielle Bereiche und Gelenke*

Sitzen oder stehen Sie bei dieser Übung. Führen Sie Ihr Standardaufwärmprogramm durch.

1. Scannen Sie Ihren Zielbereich aus verschiedenen Winkeln, um ein Gefühl für irgendwelche energetischen Störungen zu bekommen.
2. Falls nötig, erneuern Sie Ihre Absicht, indem Sie sich stumm erklären, dass Sie beabsichtigen, das schmutzige Prana aus diesem speziellen Bereich durch Sweeping zu beseitigen. Denken Sie daran, die Zunge an den Gaumen zu drücken, und fahren Sie während des Sweepings mit der Prana-Atmung fort.
3. Halten Sie Ihre dominante Hand in der leicht schalenförmigen Sweeping-Position 10 bis 15 Zentimeter vom Bereich entfernt. Beginnen Sie das Sweeping mit einer Hundepaddelbewegung, und zwar in kurzen, zügigen Strichen nach unten und von dem Bereich weg. Sie können dazu die gesamte Handkante und nicht bloß die Finger verwenden.
4. Eine Sekunde pro Bewegung ist ein gutes Tempo. Decken Sie den ganzen Zielbereich mit Ihrem Sweeping ab, wobei Sie am linken Ende beginnen und sich nach rechts bewegen. Achten Sie darauf, dass sich die Sweeping-Durchgänge von links nach rechts leicht überlappen. Einen kleinen Bereich, etwa ein Knie oder einen Ellbogen, bearbeiten Sie mehrmals – verdoppeln oder verdreifachen Sie die Zahl der Durchgänge.
5. Während des Sweepings nehmen Sie alle schweren oder klebrigen Empfindungen wahr. Visieren Sie sie an, und beseitigen Sie sie, indem Sie Ihre Absicht und Ihr Sweeping durch diese Gebiete mit Willenskraft verstärken.
6. Nach etwa 10 Durchgängen fügen Sie, wenn Sie möchten, das Akkumulations-Sweeping hinzu.

7. Unabhängig von der Größe des Ziels und von der Anwendung des Akkumulations-Sweepings ziehen Sie nach 10 Durchgängen die Hand nach unten und beiseite und schütteln sie ins Salzwasser aus. Reinigen Sie nun den Bereich erneut mit 10 Durchgängen, indem Sie sich von links nach rechts bewegen, fügen Sie, wenn Sie möchten, das Akkumulations-Sweeping hinzu, und werfen Sie das schmutzige Prana ins Salzwasser. Sprühen Sie Ihre Hände nach je zwei Sätzen von 10 Durchgängen mit Alkohol ein.
8. Wiederholen Sie diese Abfolge von zwei Sätzen à 10 Durchgängen viermal, sodass sich insgesamt 100 Durchgänge ergeben.
9. Scannen Sie den Bereich erneut, um festzustellen, ob irgendein Energiestau zurückgegangen ist.
10. Schließen Sie die Übung ab, indem Sie Ihre Hände ausschütteln und erneut mit Alkohol einsprühen. Machen Sie ein paar Prana-Atemzüge, und entspannen Sie sich.

Analysieren Sie den Bereich oder das Problem. Wie fühlt er/es sich an? Wenn Sie irgendeinen Schmerz oder ein Unwohlsein hatten – hat er/es nachgelassen? Lautet die Antwort Ja, nehmen Sie sie als positive Verstärkung. Falls es keine Veränderung gibt, ist auch das in Ordnung. Wenn Sie an dem Bereich erneut arbeiten möchten, wiederholen Sie die Übung, und absolvieren noch einmal 100 Sweeping-Durchgänge.

> **Lokales Sweeping, um »die Heiler zu heilen«**
>
> Viele Massagetherapeuten kommen in meine Prana-Heilungsseminare. Wenn ich sie frage, wer unter wiederholt auftretenden Arm- und Schulterschmerzen leide, heben fast alle die Hand. Dann nehme ich mir den Therapeuten mit den schlimmsten Schmerzen vor und fange an, seinen Arm und seine Schulter einem Sweeping zu unterziehen. Nach etwa fünfminütigem lokalem Sweeping der Arme, Schultern und Achselhöhlen sind die Schmerzen normalerweise völlig verschwunden. Diese Schmerzen beruhen gewöhnlich auf wiederholten Bewegungen und der Anhäufung von schmutziger Energie, die die Therapeuten während der Sitzungen mit ihren Patienten absorbiert haben.
>
> Meister Stephen Co

ÜBUNG 7.J: *Lokales Selbst-Sweeping – Chakras*

In Analogie zu den früheren Übungen und weil es leicht zu erreichen ist, lernen Sie nun das Selbst-Sweeping Ihres vorderen Solarplexuschakras.
Sitzen oder stehen Sie bei dieser Übung. Führen Sie Ihr Standardaufwärmprogramm durch, und entscheiden Sie dann, ob Sie die Visualisierungstechnik anwenden wollen.

1. Scannen Sie Ihr vorderes Solarplexuschakra, und stellen Sie eventuelle Energiestörungen fest.
2. Erneuern Sie Ihre Absicht, indem Sie sich stumm erklären, dass Sie das schmutzige Prana aus dem vorderen Solarplexuschakra durch Sweeping beseitigen wollen. Denken Sie daran, die Zunge an den Gaumen zu drücken, und fahren Sie während des Sweepings mit der Prana-Atmung fort.
3. Wenn Sie das Selbst-Sweeping ohne Visualisierung durchführen wollen, drehen Sie Ihre dominante Hand um, sodass Ihre Finger aus einem Abstand von 10 bis 15 Zentimetern auf Ihr vorderes Solarplexuschakra zeigen. Wenn Sie die vollständige Visualisierung anwenden, stellen Sie sich vor, dass Ihre Fingerspitzen 10 bis 15 Zentimeter von Ihrem visualisierten Körper entfernt sind. In jedem Fall sollten Ihre Finger die leicht schalenförmige Sweeping-Haltung einnehmen. Führen Sie das Sweeping entweder an Ihrem realen Körper oder an Ihrer Visualisierung gegen den Uhrzeigersinn durch, indem Sie sich eine Uhr auf dem Körperteil vorstellen, den Sie bearbeiten wollen.
4. Beginnen Sie das Sweeping mit einer knappen Drehung des Handgelenks gegen den Uhrzeigersinn. Eine Sekunde pro Drehung ist ein gutes Tempo. Visualisieren Sie Lichtstrahlen, wenn Sie möchten.
5. Nach fünf Drehungen ziehen Sie die Hand nach unten und beiseite und schütteln sie ins Salzwasser aus. Nach je zwei Sätzen à fünf Sweepings besprühen Sie die Hand mit Alkohol.
6. Während des Sweepings nehmen Sie alle schweren oder klebrigen Empfindungen wahr, die Ihre Hand spürt. Ein Chakra ist zwar ein kleineres Ziel als ein Arm, ein Bein oder ein gesamter senkrechter Abschnitt des Körpers, dennoch kann es innerhalb eines Chakras größere Verschmutzungen geben. Visieren Sie alle an, die Sie finden, und beseitigen Sie sie, indem Sie Ihre Absicht und das Sweeping durch diese Bereiche mit etwas mehr Willenskraft verstärken.

7. Wiederholen Sie diese Abfolge von zwei Sätzen à fünf Drehungen gegen den Uhrzeigersinn noch fünfmal, sodass Sie das vordere Solarplexuschakra mit insgesamt 60 Sweepings bearbeiten.
8. Scannen Sie erneut Ihr vorderes Solarplexuschakra, um festzustellen, ob die angestaute Menge reduziert worden ist.
9. Schließen Sie die Übung ab, indem Sie die Hände ausschütteln und sie erneut mit Alkohol einsprühen. Machen Sie ein paar Prana-Atemzüge, und entspannen Sie sich.

Das vordere Solarplexuschakra ist der Sitz vieler negativer Emotionen. Ein gründliches Sweeping dieses Bereichs sollte ein ruhiges, entspanntes Gefühl bewirken. Wenn Sie sich entspannter fühlen, nehmen Sie es als positive Verstärkung. Falls es anscheinend keine Veränderung gibt, ist auch das in Ordnung. Wenn Sie erneut an Ihrem vorderen Solarplexuschakra arbeiten möchten, wiederholen Sie die Übung. Sie können auch andere Chakras scannen und durch Sweeping reinigen.

Ein paar abschließende Anmerkungen zum Sweeping

- Das Reinigen durch Sweeping kann nie zu viel sein – eher fällt es zu knapp aus. Eine effektive Energieheilung besteht zu 75 bis 80 Prozent im Reinigen. Wie Sie jedoch im nächsten Kapitel lernen werden, müssen Sie beim Energetisieren vorsichtig sein, denn Sie können einen Bereich oder ein Chakra überladen, und das kann zu einem Stau führen oder ein existierendes Problem verschlimmern. Bei den schrittweisen Energieheilmethoden werden Sie erfahren, dass das Verhältnis von Sweeping zu Energetisieren mindestens vier oder fünf zu eins beträgt. Daher reinigen Sie einen Bereich mit 40 oder 50 oder noch mehr Sweepingabfolgen und energetisieren ihn dann mit 10 Zyklen Prana-Atmung.
- Hier einige Tipps zur Visualisierung beim Sweeping: Wenn Sie das Licht um Ihre scannende Hand visualisieren, stellen Sie sich Ihre Hand als Tischtennisschläger oder als Spatel vor, oder als würde sie in einem Topfhandschuh stecken. Stellen Sie sich ein flaches, ovales Lichtfeld rings um Ihre Hand vor. Sie können Ihre Hand auch als Gartenschaufel visualisieren, die ja eine eher längliche Form hat. Sie können diese oder irgendeine andere Visualisierung auch dadurch ergänzen, dass Sie sich das Lichtfeld wie Fliegenpapier vor-

stellen, an dem die schmutzige Energie während des Sweepings kleben bleibt.
- Besonders stark können Sie Ihre Sweeping-Fähigkeit aufladen, indem Sie einen Tropfen Lavendelöl und fünf Tropfen Babyöl auf Ihre Handfläche geben und vor dem Scanning und Sweeping einmassieren. Oder Sie können für den häufigeren Gebrauch eine kleine Flasche mit einer Mischung aus diesen beiden Ölen im gleichen Verhältnis von 1:5 füllen. Im 10. Kapitel werden Sie erfahren, dass Lavendelöl stark reinigend ist. Falls Sie Lavendelöl verwenden, sprühen Sie weiterhin mit Alkohol, wie Sie es normalerweise tun würden. Wenn das Öl sich zu verflüchtigen beginnt, tragen Sie es einfach erneut auf.

Sweeping-Checkliste

Hier eine Zusammenfassung der wichtigen Schritte beim Sweeping, in der Abfolge der einzelnen Techniken.

Standardaufwärmprogramm:

1. Krempeln Sie die Ärmel auf, ziehen Sie die Schuhe aus, legen Sie den Gürtel ab, und leeren Sie Ihre Taschen.
2. Drücken Sie die Zunge an den Gaumen.
3. Wenden Sie die Prana-Atmung an.
4. Tippen Sie an Ihr Herzchakra.
5. Wenden Sie die Handsensibilisierungs-Übung 1 oder 2 an.
6. Stellen Sie Ihre Schüssel mit Salzwasser und Ihre Alkoholsprayflasche bereit.
7. Führen Sie die Handvorbereitungsübung 7.A einschließlich der Anrufung durch.
8. Wenn Sie an jemand anderem arbeiten/üben:
   - Fragen Sie die Testperson, ob sie aktuelle Gesundheitsprobleme hat.
   - Fordern Sie die Testperson auf, die Zunge an den Gaumen zu drücken.
   - Zerschneiden Sie das Band nach der Sitzung.
   - Holen Sie nach der Sitzung ein Feedback ein.

Allgemeines Selbst-Sweeping (10 Durchgänge mit beiden schalenförmig gewölbten Händen):

1. Scannen Sie die Aura an mehreren Punkten, um das allgemeine Energieniveau zu ermitteln.
2. Führen Sie zuerst ein Sweeping von Kopf bis Fuß entlang der Mittellinie durch, wobei Sie eine Visualisierung verwenden können, wenn Sie möchten.
3. Schleudern Sie das schmutzige Prana ins Salzwasser.
4. Beim zweiten Durchgang entfernen Sie die Hände um eine bis eineinhalb Handbreit voneinander.
5. Schleudern Sie das schmutzige Prana ins Salzwasser.
6. Sprühen Sie die Hände mit Alkohol ein.
7. Fahren Sie mit dem Sweeping fort, wobei sich die einzelnen Durchgänge überlappen sollten, wenn Sie die Hände jeweils um eine bis eineinhalb Handbreit nach außen bewegen.
8. Sprühen Sie die Hände nach jedem zweiten Durchgang mit Alkohol ein.
9. Beim fünften und letzten Durchgang fahren Sie mit leicht ausgebreiteten Armen den Umriss des Körpers hinab.
10. Wiederholen Sie das Ganze am Rücken.

Allgemeines Selbst-Sweeping (Hundepaddeln):

1. Scannen Sie die Aura an mehreren Punkten, um das allgemeine Energieniveau zu ermitteln.
2. Wenden Sie das erste Sweeping von Kopf bis Fuß entlang der Mittellinie mit Hilfe der Hundepaddelbewegung an.
3. Schleudern Sie das schmutzige Prana ins Salzwasser.
4. Bewegen Sie die Hände zur linken Seite des Kopfes, und wenden Sie das Sweeping an der Vorderseite des Körpers an.
5. Schleudern Sie das schmutzige Prana ins Salzwasser.
6. Sprühen Sie Ihre Hände mit Alkohol ein.
7. Bewegen Sie die Hände knapp über die linke Schulter, und wenden Sie das Sweeping an der Vorderseite des Körpers an.
8. Wiederholen Sie das Hundepaddel-Sweeping an der rechten Seite des Körpers.
9. Sprühen Sie die Hände nach jedem zweiten Durchgang mit Alkohol ein.

10. Wiederholen Sie das Ganze am Rücken mittels Visualisierung.

Allgemeines Selbst-Sweeping der Gesundheitsstrahlen (mit beiden Händen und gespreizten, gestreckten Fingern):

1. Wenden Sie zuerst das allgemeine Sweeping an.
2. Scannen Sie die Aura erneut, um die Stärke des Energiestaus zu ermitteln.
3. Führen Sie den ersten Sweeping-Durchgang von Kopf bis Fuß entlang der Mittellinie mit einer kämmenden Bewegung durch, wobei Sie eine Visualisierung verwenden können, wenn Sie möchten.
4. Schleudern Sie das schmutzige Prana ins Salzwasser.
5. Beim zweiten Durchgang entfernen Sie die Hände um eine bis eineinhalb Handbreit voneinander.
6. Schleudern Sie das schmutzige Prana ins Salzwasser.
7. Sprühen Sie die Hände mit Alkohol ein.
8. Fahren Sie mit dem Kämmen fort, wobei sich die einzelnen Durchgänge leicht überlappen sollen, während Sie die Hände jeweils um eine bis eineinhalb Handbreit nach außen bewegen.
9. Sprühen Sie nach jedem zweiten Durchgang die Hände mit Alkohol ein.
10. Beim fünften und letzten Durchgang, bei dem die Hände leicht nach außen gestreckt sind, fahren Sie den Umriss des Körpers entlang.
11. Wiederholen Sie das Ganze am Rücken.

Lokales Selbst-Sweeping eines Gelenks oder eines kleinen Körperbereichs (mit einer, normalerweise der dominanten, Hand):

1. Scannen Sie das Ziel, um die Stärke des Energiestaus zu ermitteln.
2. Wenden Sie einen ersten Satz von fünf bis zehn Hundepaddelbewegungen an, wobei Sie die Visualisierung verwenden können, wenn Sie möchten.
3. Schleudern Sie das schmutzige Prana ins Salzwasser.
4. Wenden Sie einen zweiten Satz von fünf bis zehn Hundepaddelbewegungen an.

5. Schleudern Sie das schmutzige Prana ins Salzwasser.
6. Sprühen Sie die Hand mit Alkohol ein.
7. Fahren Sie mit dem Sweeping fort, und scannen Sie dann zwischendurch, bis sich zeigt, dass der Bereich rein ist.
8. Sprühen Sie nach jedem zweiten Durchgang die Hand mit Alkohol ein.

Lokales Selbst-Sweeping eines Chakras *(mit einer, normalerweise der dominanten, Hand)*:

1. Scannen Sie das Zielchakra, um die Stärke des Energiestaus zu ermitteln.
2. Wenden Sie einen ersten Satz von fünf Sweeping-Drehungen gegen den Uhrzeigersinn an. (Stellen Sie sich dabei vor, dass auf dem Teil Ihres realen oder visualisierten Körpers, an dem Sie arbeiten, eine Uhr liegt.)
3. Schleudern Sie das schmutzige Prana ins Salzwasser.
4. Wenden Sie einen zweiten Satz von fünf Sweeping-Drehungen gegen den Uhrzeigersinn an.
5. Schleudern Sie das schmutzige Prana ins Salzwasser.
6. Sprühen Sie Ihre Hand mit Alkohol ein.
7. Fahren Sie mit dem Sweeping fort, und scannen Sie dann zwischendurch, bis sich zeigt, dass die Aura rein ist.
8. Sprühen Sie die Hand nach jedem zweiten Durchgang mit Alkohol ein.

Die tägliche 6-Schritte-Übungsroutine – aktualisiert

Falls erforderlich:
1. Direktes Reinigen (Übungen 3.A und 3.B).
2. Dehnen und Lockern des Zwerchfells (Übung 4.A).
3. Handsensibilisierungs-Übung 1 und 2 (Übungen 1.A und 5.A).

Tägliche Praxis:

4. Prana-Atmung (Übung 4.B). Wenden Sie Ihre bevorzugte Abfolge von Rhythmus und Verhaltung an.
5. Allgemeines Scanning (Übungen 5.B bis 5.E). Üben Sie an verschiedenen Zielen: Ihrem Arm, Ihrem Bein oder anderen Körperteilen; Pflanzen, Tieren und anderen Menschen; energetische Grundlinie.
6. Spezielles Scanning. Üben Sie an kleinen Zielen (zum Beispiel an Ihrem linken Handgelenk oder Ihrem rechten Ohr); an einzelnen Chakras (Übungen 6.A und 6.B). Ermittlung der chakralen Grundlinie (Übung 6.E); Selbst-Scanning mittels Visualisierung (Übung 6.C); spezielles Scanning mit Ihrer nichtdominanten Hand (der Hand, mit der Sie normalerweise nicht scannen); spezielles Scanning mit beiden Händen gleichzeitig.
7. Sweeping (Übungen 7.B bis 7.J). Allgemeines Sweeping einer anderen Person, allgemeines Selbst-Sweeping, Sweeping der Gesundheitsstrahlen einer anderen Person, Selbst-Sweeping der eigenen Gesundheitsstrahlen, Sweeping der Chakras einer anderen Person, Selbst-Sweeping der eigenen Chakras.

Nunmehr sollten Sie ein besseres Gefühl dafür haben, wie sehr Ihnen diese Übungen liegen, auf welche persönlichen Bereiche Sie sich konzentrieren müssen und wie viel Zeit Sie dieser Arbeit widmen möchten. Ihre Praxis sollte nun individueller sein. Verkürzen Sie die Zeit für die Grundtechniken, und verwenden Sie mehr Zeit fürs Scanning und Sweeping.

Im nächsten Kapitel werden Sie die dritte Energiemanipulationstechnik erlernen: das Energetisieren.

8
Aufpumpen –
Mangelbereiche energetisieren

Ich habe in den letzten Jahren verschiedene Heilungstechniken ausprobiert, aber keine hat sich als so eindeutig wirksam erwiesen wie die Prana-Heilung. Die Energie, die sich durch einen hindurchbewegt, während man eine Heilung durchführt, ist unglaublich. Ich finde es einfach, damit zu arbeiten, weil es dabei nicht auf Intuition ankommt. Man kann sich bei den verschiedenen Heilungsformen an eine Schritt-für-Schritt-Anleitung halten. Weil ich dieses Heilen an anderen und an mir selbst praktiziere, hat sich mein Leben auf so vielerlei wundervolle Weise verändert. Ich bin ewig dankbar für das Privileg, in diese äußerst wirkungsvolle Heilmethode eingeführt worden zu sein.

ELIZABETH SMITH, LAKEVILLE, MINNESOTA

Nachdem Sie Ihre Aura auf energetische Störungen gescannt und diese durch Sweeping beseitigt haben, müssen Sie den nunmehr reinen Bereich mit frischem Prana auffüllen. Wie Sie im 1. Kapitel erfahren haben, verfügen wir alle über die grundlegende Fähigkeit, uns die Lebenskraft anzueignen und sie zu nutzen – Ihr Körper weiß instinktiv, wie er Prana zur Heilung erzeugen und verwenden kann. Aber Sie können den Heilungsprozess des Körpers durch Energetisieren beschleunigen, die Methode der Prana-Heilung, mit der große Mengen hochwertiges Prana erzeugt und dann bewusst in Ihrem ganzen Körper verteilt werden. Das Energetisieren ist die dritte der drei Energiemanipulationstechniken.

Das Energetisierungsverfahren, das Sie hier erlernen, ist eine besonders effektive Methode, die so genannte Wasserpumptechnik. Sie nutzt die externe Erzeugung, das heißt, Sie greifen auf die nahezu unerschöpflichen Quellen des Pranas außerhalb Ihres Körpers zurück. Die externe Erzeugung ist leichter zu erlernen und effektiver als die interne Erzeugung, bei der Sie Ihren eigenen Energievorrat aufbauen – gewöhnlich durch die langwierige Praxis komplexer Meditationen, ausgiebiger Atem- und Körperübungen – und ihn zur Heilung nutzen. Qi Gong und taoistisches Yoga sind in erster Linie interne Erzeugungssysteme. Während die interne Erzeugung Ergebnisse liefert, verbraucht sie Ihre persönliche Energiebatterie, sodass Sie sie während des Heilens ständig aufladen müssen. Sie werden feststellen, dass es leichter und rascher zu erlernen ist, Luft-, Sonnen- und Erd-Prana aufzunehmen und zur Heilung zu nutzen.

Die Grundlagen des Energetisierens mit der Wasserpumpentechnik

Das Energiesystem der Prana-Heilung kombiniert drei externe Prana-Erzeugungstechniken – Prana-Atmung, Chakratechnik und göttliche Anrufung – zu einer wunderbaren Methode: der Wasserpumpentechnik.
Diese Technik ist aus vier Gründen optimal:

- Sie ist einfach zu erlernen. Sie können sie in einer Stunde erlernen und innerhalb von zwei Wochen damit arbeiten.
- Sie hängt in erster Linie von der Absicht und einer einigermaßen guten Form und Technik ab. Sie benötigen keine perfekten Visualisierungsfähigkeiten, um sie effektiv zu nutzen.
- Sie greift auf den nahezu unerschöpflichen Vorrat an Prana in der Luft, der Sonne und der Erde zurück. Sie müssen nicht Ihren eigenen begrenzten Prana-Vorrat abbauen.
- Sie nutzt alle drei Methoden der externen Aufnahme von Prana. Sie bekommen die maximale Menge an Energie.

Sie beginnen bei der Wasserpumpentechnik damit, dass Sie um göttliche Führung und die Fähigkeit bitten, diese Gabe der heilenden Energie auf angemessene Weise aufzunehmen und zu nutzen. Dies ist die göttliche Anrufung. Dann formulieren Sie Ihre Absicht, das Prana durch ein Quellenchakra aufzunehmen und es vom Chakra Ihrer projizierenden Hand zu Ihrem Ziel ausstrahlen zu lassen. Dies ist die Chakratechnik. Schließlich wenden Sie beim Atmen die Abfolge von Rhythmus und Verhaltung an, um Ihre Energiekapazität zu erhöhen. Dies ist die Prana-Atmung. Und dann verwenden Sie Ihre Absicht und die Visualisierung dazu, das Prana in die gewünschte Tiefe und in der entsprechenden Farbe zu projizieren. Mehr über das farbige Prana erfahren Sie im nächsten Kapitel.

Die richtige Handhaltung für das Energetisieren

Die korrekte Handhaltung für das Energetisieren ähnelt der Haltung, die Sie für das Scanning und Sweeping verwendet haben: Die Arme sind entspannt, die Achselhöhlen offen und die Handgelenke locker. Die empfangende Hand zeigt mit der Handfläche nach oben und ist leicht nach vorn und vom Körper weggestreckt. Die projizierende Hand wird so gehalten, dass die Handfläche leicht nach vorn zeigt, sodass das Handchakra Ihr Ziel anvisiert (Abbildung 8.1). Das Prana kann über eine erhebliche Entfernung hinweg projiziert werden. Ja, diese Technik lässt sich sogar zur Fernheilung anwenden, bei der Sie an einer Visualisierung von jemandem arbeiten, der sich nicht mit Ihnen im selben Raum befindet. Aber zunächst halten Sie Ihre projizierende Hand nur 10 bis 15 Zentimeter vom Ziel entfernt.

Beim Sweeping drehen Sie die Hand gegen den Uhrzeigersinn, um die schmutzige Energie herauszuholen. Wenn Sie energetisieren, bewegen Sie Ihre projizierende Hand im Uhrzeigersinn – dies treibt die Energie hinein. Das Prinzip ist das gleiche wie bei der Akupunktur. Ein Akupunkteur dreht die Nadeln im Uhrzeigersinn, um »zu stärken und zu tonifizieren«, und gegen den Uhrzeigersinn, um einen Energiekanal »zu entfernen oder zu

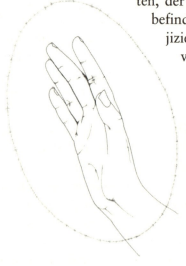

Abbildung 8.1

entblocken«. Die Richtung im Uhrzeigersinn ermitteln Sie genauso, wie Sie sie gegen den Uhrzeigersinn ermittelt haben: Stellen Sie sich vor, dass eine Uhr mit dem Zifferblatt nach oben auf dem Körperteil liegt, an dem Sie arbeiten wollen, und folgen Sie dann dem Lauf der Zeiger. Dies gilt sowohl für die Arbeit an Ihrem physischen Körper wie an einer Visualisierung Ihres Körpers.

Sweeping vor dem Energetisieren

Vor dem Energetisieren müssen Sie stets das Sweeping durchführen, egal, ob der Bereich einen Stau oder einen Mangel aufweist. Das Sweeping beseitigt alle verbliebene schmutzige Energie und bereitet den Bereich darauf vor, frisches Prana aufzunehmen.

Man kann dies mit dem Säubern einer Wunde vergleichen, bevor man eine frische Salbe aufträgt und den Verband erneuert. Sie können nicht zu viel säubern.

Wie lange muss man energetisieren?

Mit einiger Übung können Sie sich auf Ihre Fähigkeit verlassen, zu scannen und die entsprechende Stärke des Pranas zu spüren. Wenn Sie einen leichten Rückstoß von dem energetisierten Bereich oder Chakra verspüren oder das Gefühl haben, dass das Prana im Mangelbereich zu einem Niveau aufgebaut worden ist, auf dem es sich in die umgebende energetische Anatomie einfügt, haben Sie das Energetisieren abgeschlossen. Sie können ein intuitives Gefühl entwickeln, das Ihnen sagt: »Das ist genug Prana.« Wenn Sie an anderen Menschen arbeiten, können Sie sich auf deren Feedback verlassen. Falls Sie zum Beispiel das vordere Solarplexuschakra von jemandem energetisieren, und Ihre Testperson verweist auf eine Fülle oder Enge in der Brust, dann haben Sie zu viel energetisiert. Dafür gibt es eine einfache Abhilfe: Beseitigen Sie das überschüssige Prana durch Sweeping, bis es die angemessene Stärke in Relation zur umgebenden energetischen Anatomie erreicht. Solange Sie jedoch noch nicht über diese Erfahrung und Sensibilität verfügen, halten Sie sich an diese Faustregel: Energetisieren Sie bei einfachen Beschwerden, etwa leichten Kopfschmerzen, fünf bis sieben Zyklen Prana-Atmung lang und bei schwereren Problemen, etwa

Spüren, wie sich ein Mangelbereich mit Energie auffüllt

Einer meiner Blasenkarzinompatienten lag auf dem Untersuchungstisch und wartete auf eine Zystoskopie, ein rasches ambulantes Verfahren, bei dem wir die Blase des Patienten mit einem Endoskop untersuchen. Als ich den Raum betrat, bemerkte ich, wie er sich auf dem Tisch wand. Ich fragte ihn, ob er sich unwohl fühle, und er erwiderte, er habe schreckliche Schmerzen und Krämpfe im unteren Rückenbereich. Drei Jahre zuvor hatte er sich einer doppelseitigen Laminektomie wegen eines Bandscheibenvorfalls unterzogen, aber die Schmerzen waren geblieben. Auch eine Physiotherapie hatte nicht geholfen. Nach der Zystoskopie brachte ich ihn in einen Untersuchungsraum, wo ich seinen unteren Rückenbereich und sein Wurzelchakra scannte und feststellte, dass dort ein ziemlicher Energiemangel vorherrschte. Nach dem Sweeping in diesem Bereich energetisierte ich den unteren Rücken und das Wurzelchakra, bis ich einen Widerstand verspürte, als ob eine Feder gegen meine Handfläche drücken würde. Ich erkundigte mich, wie ich dies immer tue, bei dem Patienten, wie es ihm nun gehe. Er erklärte, die Schmerzen würden nachlassen. So weiß ich, dass ich einen Bereich oder ein Chakra genügend energetisiert habe.

Übrigens untersuche ich diesen Mann häufig wegen seines Karzinoms, und die Rückenschmerzen sind seit über eineinhalb Jahren nicht mehr aufgetreten.

Eric B. Robins

einer ernsthaften Verstauchung, zehn oder mehr Zyklen lang. Scannen Sie während des Energetisierens in regelmäßigen Abständen, um festzustellen, ob sich der Bereich schon auffüllt, bevor Sie die empfohlene Anzahl von Atemzyklen erreichen.

Das Stabilisieren des projizierten Pranas

Das Prana ist fließend, und frisch projiziertes Prana ist besonders fließend, und darum müssen Sie es stabilisieren, um dafür zu sorgen, dass es dort bleibt, wohin es projiziert wurde. Nachdem Sie eine Energetisierungstechnik abgeschlossen und zu Ihrer Zufriedenheit festgestellt haben, dass der zuvor mangelhafte Bereich nun gefüllt ist, stabilisieren Sie ihn auf zweierlei Weise: Entweder formulieren Sie eine Absicht, dass das Prana dort verbleibe, und sagen dreimal »Stabilisiere«, oder Sie visualisieren, wie Sie den Bereich oder das Chakra hellblau einfärben. (Wie Sie im nächsten Kapitel sehen werden, wirkt blaues Prana minimierend, verlangsamend oder hemmend.) Sie können sich einfach vorstellen, dass Sie Ihre projizierende Hand in eine Dose mit hellblauer Farbe tauchen und dann den Bereich dreimal sanft überstreichen.

Fortgeschrittene Energetisierungsübungen

Auch wenn Sie den Akt des Energetisierens nur üben, dürfen Sie nur Bereiche energetisieren, bei denen Sie durch Scanning einen Pranamangel festgestellt haben. Wenn Sie Prana in einen Bereich oder ein Chakra projizieren, der oder das bereits sauber und voll ist, können Sie einen Stau erzeugen. Und wenn Sie Energie in einen Bereich projizieren, der bereits verstopft ist, können Sie den Zustand noch weiter verschlimmern. Die Energetisierungstechniken, die wir hier vorstellen, sind sehr wirksam, sodass auch ein Neuling Prana projizieren wird. Wir erleben es immer wieder, dass Anfänger, die miteinander üben, einige verblüffende, wenn auch unbeabsichtigte Ergebnisse erzielen. Ein Schüler übte das Projizieren von orangefarbenem Prana, einer starken Farbe, die zum Aufbrechen und Austreiben von schmutziger Energie verwendet wird, und bearbeitete mit zu viel Willenskraft den Unterleib einer Mitschülerin. Sie bekam sofort Durchfall.

Die Menschen, die Ihnen gestatten, an ihnen zu üben, müssen unbedingt feststellbare Energiemängel aufweisen. Wenn Sie keine Testperson haben und selbst keine Energiemängel aufweisen, können Sie das Energetisieren dennoch üben und erlernen, indem Sie Prana in eine visualisierte menschliche Gestalt oder an eine Wand oder an ein Papierziel an der Wand projizieren.

Und dies ist die Abfolge der fortgeschrittenen Energetisierungsübungen:

1. Einfache Projektion: Visualisierungsübung.
2. Energetisieren von Mangelbereichen oder -chakras einer anderen Person mittels einfacher Projektion.
3. Energetisieren von Mangelbereichen oder -chakras einer anderen Person mittels Wasserpumpentechnik.
4. Selbstenergetisieren Ihrer eigenen Mangelbereiche oder -chakras mittels Wasserpumpentechnik.

Wie beim Scanning und Sweeping ist dies eine optimale Abfolge, das Energetisieren richtig zu erlernen. Halten Sie sich am besten an diese Abfolge, aber regelmäßiges Üben ist wichtiger, als diesen Schritten sklavisch zu folgen. Die Übungen enthalten auch Maßnahmen für das Üben ohne einen Partner (zum Beispiel das Projizieren an eine Wand oder auf eine imaginäre menschliche Gestalt).

Wenn Sie die Grundtechniken des Scannings und Sweepings beherrschen, sollten Sie nach zwei Wochen täglichen Übens regelmäßig Prana projizieren.

Einfache Projektion: Visualisierungsübung

Die Visualisierung ist zwar nicht unbedingt erforderlich, um die Wasserpumpentechnik zu beherrschen, doch sie verstärkt die Wirksamkeit Ihres Energetisierens. Daher stellen wir hier die Visualisierungsübung zur einfachen Projektion vor. Sie benötigen dazu eine Taschenlampe, die einen starken, konzentrierten Lichtstrahl abgibt. Lampen mit einer Halogenbirne, wie sie von Tauchern und Feuerwehrleuten verwendet werden, werfen einen guten, kompakten Lichtstrahl. Genauso gut sind die von der Polizei benutzten Stablampen Mag-Lite.

ÜBUNG 8.A: *Visualisierungsübung*

1. Richten Sie in einem abgedunkelten Raum den Strahl der Taschenlampe auf eine weiße Wand oder auf ein Blatt weißes Papier, das Sie an der Wand befestigt haben. Die Lampe sollte etwa 60 bis 90 Zentimeter von Ihrem Ziel entfernt sein. Der Lichtkreis sollte einen Durchmesser von etwa 6 bis 8 Zentimetern haben.

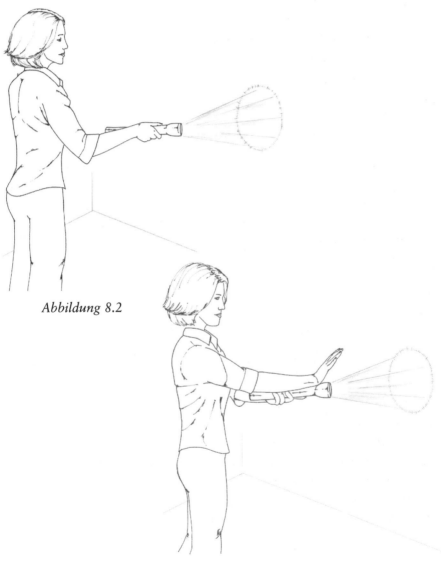

Abbildung 8.2

Abbildung 8.3

2. Beobachten Sie, wie der Strahl die Dunkelheit durchdringt und einen Lichtkreis auf die Wand projiziert (Abbildung 8.2). Studieren Sie den Strahl und seinen konzentrierten Kern 30 Sekunden lang.
3. Bringen Sie Ihre projizierende Hand in die richtige Position zur Energieprojektion. Halten Sie die Taschenlampe in Ihrer nichtdominanten Hand, und führen Sie sie direkt unter Ihre projizierende Hand (Abbildung 8.3).
4. Konzentrieren Sie sich auf den Lichtkreis an der Wand, und verfolgen Sie dann den Strahl mit den Augen zurück bis zum Handchakra Ihrer projizierenden Hand. Richten Sie Ihre Aufmerksamkeit für ein paar Augenblicke auf Ihr Handchakra; dann verfolgen Sie den Strahl wieder bis zur Wand, von Ihrem Handchakra bis zum weißen Lichtkreis an der Wand. Lassen Sie Ihre Blicke diesen Weg langsam dreimal hin- und herwandern.
5. Schließen Sie die Augen. Halten Sie die Lampe fest, und stellen Sie sich vor, dass dieses strahlend weiße Licht mit dem fest umgrenzten weißen Lichtkreis aus Ihrem Handchakra strömt. Halten Sie diese Visualisierung 10 Sekunden lang. Öffnen Sie nun die Augen, und verfolgen Sie den Strahl noch einmal in beiden Richtungen. Schließen Sie dann erneut die Augen, und halten Sie die Visualisierung für weitere 10 Sekunden.
6. Entspannen Sie sich; wiederholen Sie dann die Übung noch einmal.

Lassen Sie sich Zeit bei dieser Übung, die allein dem Zweck dient, Ihnen beim Visualisieren behilflich zu sein. Sie soll Ihnen auch Spaß machen. Nachdem Sie ein paarmal geübt haben, versuchen Sie sich vorzustellen, dass sich der Kopf der Taschenlampe eigentlich im Zentrum Ihrer Handfläche befindet und ihren Strahl direkt aus Ihrem Handchakra projiziert.

Energetisieren von Mangelbereichen oder -chakras einer anderen Person mittels einfacher Projektion

Diese Übung verbessert Ihre Fähigkeit, projiziertes Prana zu visualisieren. Sie stellen sich die Energie auf Ihrem Ziel vor, unabhängig davon, woher sie kommt. Die einfache Projektion ist zwar nicht eine so starke Energetisierungstechnik wie die Wasserpumpe, erzeugt aber dennoch Energie. Um sicherzugehen, praktizieren Sie sie daher nur an nachweislichen Mangelbereichen in der energetischen Anatomie Ihrer Testperson, die Sie durch Scanning ermitteln. Wenn Sie nicht an einem Partner üben können, arbeiten Sie mit der Visualisierung einer menschlichen Gestalt, oder projizieren Sie gegen eine Wand.

ÜBUNG 8.B: *Energetisieren von Mangelbereichen oder -chakras einer anderen Person mittels einfacher Projektion*

Sie selbst sowie Ihre Testperson sollten stehen. Ihre Testperson sollte etwa einen Meter von Ihnen entfernt sein. Führen Sie Ihr Standardaufwärmprogramm durch (wobei Sie auch Ihre Alkoholflasche und den Salzwasserbehälter bereitstellen sollten).

1. Beginnen Sie mit einem allgemeinen Scanning der energetischen Grundlinie (Übung 6.D): Scannen Sie nacheinander die Außenseite beider Knie, die Außenseite beider Hüften, beider Unterarme und die Schläfen, bis Sie ein Gefühl für die energetische Grundlinie Ihrer Testperson bekommen. Dann überprüfen Sie alle Bereiche, die nach Meinung Ihrer Testperson problematisch sein können – zum Beispiel ein verstauchter Knöchel, Kopfschmerzen, ein steifer Hals, eine Magenverstimmung. Scannen Sie auch die mit den ermittelten Problemen zusammenhängenden Chakras (Tabelle 1.I). Wenn Ihre Testperson nichts von irgendwelchen Gesundheitsproblemen weiß, scannen Sie das vordere und das rückwärtige Solarplexuschakra, das Hals- und das Ajnachakra (die Chakras, die im Zusammenhang mit Stressbeschwerden häufig einen Stau oder Mangel aufweisen) sowie das Nabel- und das Wurzelchakra (die Chakras, die häufig einen

Stau oder Mangel aufweisen, wenn die allgemeine Vitalität niedrig ist). Selbst wenn Ihre Testperson berichtet, sie fühle sich wohl, wäre es nicht ungewöhnlich, wenn Sie feststellen, dass eines dieser Chakras ein wenig aus dem Gleichgewicht ist.

2. Beseitigen Sie bei allen Bereichen mit einer Energiestörung (einem Stau oder einem Mangel) das schmutzige Prana durch Sweeping, und entsorgen Sie es richtig ins Salzwasser. Sprühen Sie nötigenfalls Ihre Hände mit Alkohol ein. Beginnen Sie nun in all Ihren Übungssitzungen damit, dass Sie den Energiezustand Ihres Zieles überprüfen, indem Sie es regelmäßig scannen. Machen Sie nach rund 50 Sweeping-Durchgängen eine Pause, und scannen Sie den Bereich, um festzustellen, wie viel gestaute Energie Sie durch Sweeping beseitigt haben und wie viel noch verblieben ist.

3. Als Nächstes energetisieren Sie auf folgende Weise: Bringen Sie Ihre projizierende Hand in die richtige Position im Abstand von 10 bis 15 Zentimeter von Ihrem Zielbereich. Legen Sie die andere Hand an die Seite, oder stecken Sie sie in die Hosentasche. Visualisieren Sie einen strahlend weißen Lichtstrahl, der von Ihrer Handfläche in den Zielbereich strahlt (Abbildung 8.4). Fahren Sie mit der Prana-Atmung fort. Um die Visualisierung zu erstellen und eine optischen Bezugsrahmen zu haben, erinnern Sie sich daran, wie der Strahl der

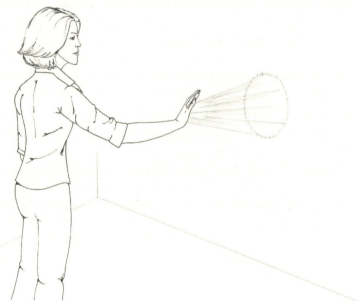

Abbildung 8.4

Taschenlampe aussah, als er an die Wand projiziert wurde. Verfolgen Sie ein paarmal den Prana-Strahl aus Ihrem Handchakra zum Ziel hin und wieder zurück. Sehen Sie, wie sich ein leuchtend weißer Kreis über das Ziel legt.
4. Bei einem kleinen lokalen Bereich, etwa einem Knie oder einem Chakra, erweitern Sie den weißen Kreis, bis er das Ziel in voller Breite umfasst. Bei einem größeren Bereich, etwa dem Magen oder dem Unterleib, bewegen Sie Ihre energetisierende Hand in mehreren Durchgängen von links nach rechts über den Bereich, sodass Sie ihn zur Gänze abdecken.
5. Drehen Sie Ihre Hand gelegentlich in kleinen Kreisen im Uhrzeigersinn, während Sie Prana projizieren, um die Energie hineinzutreiben.
6. Wenn Sie an einem einfachen Problem arbeiten, führen Sie während des Energetisierens fünf bis sieben Prana-Atmungszyklen durch, bei komplexeren Problemen zehn. Oder energetisieren Sie so lange, bis Sie das Gefühl haben, dass der Bereich voll ist.
7. Unterbrechen Sie für einen Augenblick den Kontakt. Entspannen Sie sich, schütteln Sie die Hände aus und gehen ein paar Sekunden lang herum.
8. Scannen Sie den Bereich erneut, um das Energieniveau zu ermitteln. Wenn Sie in dem Zielbereich noch immer einen Mangel spüren, energetisieren Sie ihn weiter. Fragen Sie Ihre Testperson, wie sie sich fühlt, und nehmen Sie nötigenfalls Korrekturen vor. Wenn die Testperson zum Beispiel irgendwann ein Angespanntsein oder eine Verstopfung emfindet, haben Sie den Bereich überenergetisiert. Entfernen Sie einfach durch Sweeping die überschüssige Energie, bis sich die Testperson besser fühlt.
9. Bearbeiten Sie weitere Bereiche mit Energiestörungen durch Scanning, Sweeping und Energetisieren.
10. Zerschneiden Sie das Band, wenn Sie fertig sind.
11. Schließen Sie die Übung ab, indem Sie die Hände ausschütteln und sie mit Alkohol einsprühen. Machen Sie ein paar Prana-Atemzüge, und entspannen Sie sich.

Energetisieren der Mangelbereiche oder -chakras einer anderen Person mit der Wasserpumpentechnik

Die Anweisungen und Hinweise aus der vorhergehenden Übung sind hier noch stärker zu berücksichtigen, da dies eine wirksamere Technik ist. Wenden Sie sie nur an nachweislichen Mangelbereichen in der energetischen Anatomie Ihrer Testperson an. Die Wasserpumpentechnik eignet sich zur Energetisierung großer wie kleiner lokaler Bereiche sowie von Chakras. Dabei kommt es sehr häufig vor, dass Sie positive Veränderungen in Ihrem Quellenchakra verspüren. Prana-Heiler sprechen von »Aufwärmprogramm« oder »Erschließen«, von einem Gefühl, als ob die Energie angesaugt würde.

ÜBUNG 8.C: *Energetisieren der Mangelbereiche oder -chakras einer anderen Person mit der Wasserpumpentechnik*

Führen Sie Ihr Standardaufwärmprogramm durch. Absolvieren Sie die Schritte 1 und 2 der Übung 8.B, und fahren Sie dann fort.

1. Energetisieren Sie auf folgende Weise: Bringen Sie Ihre Hände in die richtige Position, wobei Ihre Energie projizierende Hand 10 bis 15 Zentimeter von Ihrem Zielbereich entfernt ist und Ihre empfangende Hand sich mit der Handfläche nach oben ein wenig vor Ihrem Körper und seitlich von ihm befindet.
2. Richten Sie Ihre Wahrnehmung leicht auf beide Handchakras, und formulieren Sie Ihre Absicht, Luft- und Sonnen-Prana durch Ihre empfangende Hand einzuziehen und dieses Prana in den Zielbereich zu projizieren. Zum Beispiel: »Ich beabsichtige nun, Prana durch meine linke Hand einzuziehen und es aus meiner rechten Hand in ... zu projizieren.« Beginnen Sie mit der Prana-Atmung, und richten Sie dabei weiterhin Ihre entspannte Wahrnehmung auf das empfangende und das projizierende Handchakra. (Achtung: Stellen Sie keinen Zusammenhang zwischen Ihrer Prana-Atmung und dem Aufnehmen und Ausströmen von Prana her. Stellen Sie sich also nicht vor, Sie würden beim Einatmen Prana einziehen und beim Aus-

atmen nach außen abstrahlen. Unsere Experimente haben gezeigt, dass dies ein unregelmäßiges Pulsieren von Prana erzeugt. Um ein kontinuierliches Ein- und Ausströmen von Prana zu erzielen, setzen Sie nur Ihre Absicht ein.)
3. Fügen Sie, wenn Sie möchten, eine Visualisierung hinzu, ähnlich der, die Sie in Übung 8.B verwendet haben. (Visualisieren Sie aber nicht, wie Energie in Ihre empfangende Handfläche strömt. Unsere Experimente mit scannenden Menschen, die diese spezielle Visualisierung angewandt haben, zeigten, dass sie eher die Menge an Energie, die Sie einziehen, einschränkt.) Sehen Sie einen leuchtend weißen Kreis, der sich über das Ziel legt.
4.–10. Die Schritte 4 bis 10 sind die gleichen wie in Übung 8.B.
11. Schließen Sie die Übung ab, indem Sie die Hände ausschütteln und mit Alkohol einsprühen. Machen Sie ein paar Prana-Atemzüge, und entspannen Sie sich.

Selbstenergetisieren Ihrer eigenen Mangelbereiche oder -chakras mit der Wasserpumpentechnik

Bei dieser Übung wenden Sie die Wasserpumpe an sich selbst an, und sie gehört zu den wertvollsten Techniken, die Sie erlernen werden. Der Prana-Heilungslehrer Anthony Guidera, der viel zwischen Los Angeles und San Francisco unterwegs ist, um Kurse abzuhalten, wendet sie als Teil einer Routine an, um sich während der sechsstündigen Autofahrt zwischen Nord- und Südkalifornien energetisiert zu halten. Zuerst reinigt er die im Zusammenhang mit dem Energiehaushalt wichtigen Organe – Milz, Leber, Bauchspeicheldrüse, Nieren und Adrenalindrüsen – und energetisiert sie dann mit der Wasserpumpentechnik mit weißem Prana. Selbst bei seiner strapaziösen Reisetätigkeit hat er festgestellt: »Mein Körper bleibt munter, erfrischt, belebt und aufgeladen.«

Wie beim lokalen Selbst-Scanning und Selbst-Sweeping können Sie, wenn Sie möchten, beim Selbstenergetisieren auch die vollständige oder teilweise Visualisierung anwenden.

ÜBUNG 8.D: *Selbstenergetisieren Ihrer eigenen Mangelbereiche oder -chakras mit der Wasserpumpentechnik*

Führen Sie Ihr Standardaufwärmprogramm durch. Entscheiden Sie sich, ob Sie die vollständige oder teilweise Visualisierung anwenden möchten. Absolvieren Sie die Schritte 1 und 2 der Übung 8.B, und fahren Sie dann fort.

1. Energetisieren Sie auf folgende Weise: Bringen Sie Ihre Hände in die richtige Position, wobei Ihre Energie projizierende Hand 10 bis 15 Zentimeter von Ihrem Zielbereich entfernt ist und Ihre empfangende Hand sich mit der Handfläche nach oben ein wenig vor Ihrem Körper und seitlich von ihm befindet. Diese Position ist immer die gleiche, egal ob Sie nun am realen Bereich oder an einer Visualisierung von ihm arbeiten.
2. Richten Sie Ihre Wahrnehmung leicht auf beide Handchakras, und formulieren Sie Ihre Absicht, Luft- und Sonnen-Prana durch Ihre empfangende Hand einzuziehen und dieses Prana in den Zielbereich zu projizieren. Zum Beispiel: »Ich beabsichtige nun, Prana durch meine linke Hand einzuziehen und es aus meiner rechten Hand in ... zu projizieren.« Beginnen Sie mit der Prana-Atmung, und richten Sie dabei weiterhin Ihre Wahrnehmung auf das empfangende und das projizierende Handchakra.
3. Fügen Sie, wenn Sie möchten, eine Visualisierung hinzu, wobei Sie sich einen strahlend weißen Lichtstrahl vorstellen, der von Ihrer Handfläche auf den Zielbereich fällt. Sehen Sie, wie ein leuchtend weißer Kreis sich auf das Ziel legt.
4.–10. Die Schritte 4 bis 10 sind die gleichen wie in Übung 8.B, aber wenn Sie an sich selbst arbeiten, müssen Sie keine Bänder abschneiden.
11. Schließen Sie die Übung ab, indem Sie Ihre Hände ausschütteln und sie mit Alkohol einsprühen. Machen Sie ein paar Prana-Atemzüge, und entspannen Sie sich.

Ein paar letzte Anmerkungen zum Energetisieren

- Benutzen Sie Ihre Absicht dazu, die Energieaufnahme zu beschleunigen. Sie können Ihre Energiearbeit erheblich verstärken, wenn Sie entschieden erklären, was Sie bewirken wollen. Nachdem Sie Energie zu einem Körperteil oder Chakra gesendet haben, erklären Sie stumm, aber bestimmt: »Mein Körper (oder ein Chakra oder ein bestimmter Körperteil) nimmt jetzt das Prana auf.«
- Duschen oder waschen Sie sich nicht nach dem Energetisieren. Wasser nimmt nämlich einen Teil des Pranas auf, das für Ihren Mangelbereich oder Ihr unterversorgtes Chakra bestimmt ist, und Seife – insbesondere antibakterielle oder gründlich reinigende Seifen – wäscht etwas Prana ab. Wenn Sie energetisieren, dringt nicht das ganze Prana sofort in den Zielbereich ein. Es verbleibt vielmehr im Energiekörper, und der physische Körper nimmt es nach und nach auf. (Dies erklärt auch zum Teil die Verzögerung bei der Heilung, von der Sie im 1. Kapitel erfahren haben.) Während das Prana im Energiekörper verweilt, ist es empfindlich. Daher sollten Sie erst frühestens 12 Stunden nach der Behandlung duschen oder den energetisierten Bereich baden. Es ist allerdings völlig in Ordnung, wenn Sie sich waschen oder baden, nachdem Sie den Bereich nur einem Sweeping unterzogen haben.
- Es gibt vier Bereiche, die Sie nicht energetisieren sollten:
Die Augen. Sie sind zu empfindlich und können beschädigt werden, wenn sie eine starke Dosis Prana empfangen.
Das vordere Herzchakra. Es kann ebenfalls durch eine direkte Anwendung von Prana beschädigt werden. Es gibt jedoch einige Behandlungsabfolgen, bei denen Sie das Herz durch das rückwärtige Herzchakra energetisieren.
Das Meng-Mein-Chakra. Das Meng-Mein-Chakra steuert den Blutdruck, und wenn Sie es energetisieren, kann Ihr Blutdruck ungesund hoch werden.
Das Milzchakra. Es ist mit dem Meng-Mein-Chakra verbunden. Wenn das Milzchakra energetisiert wird, könnte es das Meng-Mein-Chakra anregen und somit den Blutdruck erhöhen.
- Außerdem dürfen Sie niemals das Nabel-, Sexual-, Meng-Mein- oder Wurzelchakra einer Schwangeren energetisieren, außer unter persönlicher Anleitung eines fortgeschrittenen Prana-Heilers.

Energetisierungscheckliste

Selbstenergetisierung mit der Wasserpumpentechnik

1. Beginnen Sie mit Ihrem Standardaufwärmprogramm.
2. Scannen Sie Ihre Aura vorn und hinten, um Stärke und Lage aller Energiestörungen zu ermitteln.
3. Unterziehen Sie alle Staubereiche – lokale Bereiche oder Chakras – einem Sweeping.
4. Nachdem Sie alle Bereiche mit Energiestörungen gereinigt haben, verstärken Sie Ihre Absicht, Prana durch Ihre empfangende Hand einzuziehen, und strahlen Sie es mit Ihrer projizierenden Hand ab.
5. Bringen Sie Ihre Hände in die richtige Wasserpumpenposition.
6. Richten Sie Ihre Wahrnehmung leicht auf Ihre Handchakras.
7. Beginnen Sie mit der Prana-Atmung, und projizieren Sie das Prana in den Bereich.
8. Visualisieren Sie einen strahlenden Lichtkreis auf dem Ziel, wenn Sie möchten.
9. Verstärken Sie das Prana, und treiben Sie es mit einer Umdrehung Ihrer projizierenden Hand im Uhrzeigersinn hinein.
10. Scannen Sie regelmäßig, während Sie energetisieren.
11. Energetisieren Sie so lange, bis Sie einen leichten Rückstoß aus dem Bereich spüren, bis der Bereich an seine Umgebung angeglichen ist, bis Sie das intuitive Gefühl haben aufzuhören oder bis Sie fünf bis sieben Prana-Atmungszyklen (bei einem einfachen Problem) oder zehn Zyklen (bei schwierigeren Problemen) erreicht haben.
12. Wiederholen Sie das Ganze gegebenenfalls bei allen Mangelbereichen.

Die tägliche 6-Schritte-Übungsroutine – aktualisiert

Falls erforderlich:
1. Direktes Reinigen (Übungen 3.A und 3.B).
2. Dehnen und Lockern des Zwerchfells (Übung 4.A).
3. Handsensibilitäts-Übung 1 und 2 (Übungen 1.A und 5.A).

Tägliche Praxis:
4. Prana-Atmung (Übung 4.B).
5. Scanning (Übungen 5.B bis 5.E). Allgemein und speziell: an Ihnen selbst und an anderen Personen, mit und ohne Visualisierung, energetische Grundlinie, chakrale Grundlinie (Übungen 6.D und 6.E).
6. Sweeping (Übungen 7.B bis 7.J). Allgemein und lokal: an Ihnen selbst und an anderen Personen, mit und ohne Visualisierung, Gesundheitsstrahlen, Gelenke und Körperteile, Chakras.
7. Energetisierung (Übungen 8.B bis 8.D). Einfache Projektion und Wasserpumpe: einfaches Bild, eine andere Person, Sie selbst.

Im nächsten Kapitel werden Sie lernen, wie Sie Ihre Energiemanipulationsarbeit mit farbigem Prana verbessern können.

9
Die Kraft des Regenbogens – Mit Farben arbeiten

Ich habe eine starke Arthritis im rechten Knie. Ich ließ mich regelmäßig von einem Rheumatologen behandeln, der oft nichts weiter tun konnte, als Flüssigkeit aus dem Knie abzusaugen und ein Steroid ins Knie zu spritzen, um die Entzündung zu verringern. Ich überlegte ernsthaft, ob ich nicht zu einem Orthopäden gehen sollte, um mit ihm über einen Kniegelenkersatz zu sprechen. Dann führte Dr. Robins zwei Prana-Heilbehandlungen an meinem Knie durch, wodurch die Schmerzen, die Schwellung und die Entzündung erheblich zurückgingen.

Vor allem aber brachte er mir bei, diese Behandlungen selbst an mir anzuwenden. Wenn ich jetzt Probleme mit meinem Knie habe – zum Beispiel während langer Autofahrten –, unterziehe ich das Knie einfach einem Sweeping mit Hellgrün und energetisiere es mit grünem und blauem Prana. Danach geht es meinem Knie immer viel besser.

BARBARA DOZIER, LOS ANGELES

Wenn Sie bewusst weißes Prana einziehen und es in Gebiete mit Energiestörungen in Ihrer Aura projizieren, wird dieses weiße Prana vom körpereigenen Prana in verschiedene farbige Pranas zerlegt, etwa so, wie ein Prisma weißes Licht in alle Farben des Spektrums zerlegt. Jede Prana-Farbe erzeugt einen eigenen Heileffekt, und zwar auf eine spezielle Weise und in einem bestimmten Tempo. Der Körper nimmt die farbigen Pranas, die er benötigt, aus dem weißen Prana auf, je nachdem, welche Heileffekte erforderlich sind, um das Problem zu beheben. Wenn Sie also weißes Prana zur Heilung verwenden, wird nicht die ganze Energie, die Sie einziehen und projizieren, zur Behebung des Problemes genutzt – ein Teil davon wird in das allgemeine Energiereservoir Ihres Körpers geleitet. Das ist keine Verschwendung, denn schließlich behalten Sie ja dennoch das ganze Prana in Ihrem Energiekörper. Dies ist allerdings nicht gerade die effizienteste Heilmethode.

Durch die bewusste Verwendung farbiger Pranas können Sie jedoch eine raschere, effizientere Heilung erzielen. Indem Sie nur diejenigen Prana-Farben anwenden, die den speziellen Heileffekt erzielen, der für ein bestimmtes Gesundheitsproblem erforderlich ist, wird Ihre Energie fokussierter und konzentrierter sein, und das ist besonders wichtig, wenn schwierige oder komplexe Gesundheitsprobleme behandelt werden sollen.

Einführung in die Verwendung von farbigen Pranas

Es gibt sieben einfarbige Pranas: rotes, gelbes, orangefarbenes, blaues, grünes, violettes und elektrisch-violettes Prana. Es gibt auch zweifarbige Pranas, bei denen sich zwei Farben zu einem speziellen potenten Effekt verbinden – zum Beispiel grün-blaues Prana. (Achtung: Zu den einfarbigen Pranas kommt zählt auch goldenes Prana, und es gibt auch noch andere zweifarbige Pranas. Aber das goldene Prana und die meisten zweifarbigen Pranas werden nur von fortgeschrittenen Heilern in besonderen Situationen verwendet. Wir werden sie in diesem Buch nicht behandeln. Dennoch sind die farbigen Pranas, deren Anwendung Sie hier erlernen werden, äußerst wirksam beim Heilen.) Jede Prana-Farbe hat einen spezifischen Schwingungs- und Feinheitsgrad, die jeweils von der Größe der Teilchen abhängen, aus denen das Prana besteht. Schwingungs- und Feinheitsgrad wiederum bestimmen die Heilanwendung des Pranas (siehe Tab. 9.I). Generell gilt, dass Pranas mit niedrigem Schwingungsgrad für massive Heilungen wie die Reparatur von zerrissenem Gewebe und von Knochenbrüchen angewandt werden, während Pranas mit hohem Schwingungsgrad für heiklere Heilungen wie das Energetisieren von Nervengewebe eingesetzt werden.

Das Prana mit dem niedrigsten Schwingungs- und Feinheitsgrad, das auch aus den größten Teilchen besteht, ist rot. Das Prana mit dem höchsten Schwingungs- und Feinheitsgrad, das aus den kleinsten Teilchen besteht, ist elektrisch-violett. Blaues und grünes Prana liegen in der Mitte. Die Unterschiede zwischen den Schwingungsgraden in Relation zur Größe der Energieteilchen, aus denen sich das Prana zusammensetzt, können Sie sich etwa folgendermaßen vorstellen: Nehmen Sie einen Hemdknopf, einen Golfball und einen Softball, stecken Sie sie in einen leeren Schuhkarton und schütteln diesen kräftig. Was bewegt sich darin am schnellsten und leichtesten herum? Was am langsamsten? Der Hemdknopf lässt sich mit violettem, der Golfball mit grünem und blauem und der Softball mit rotem Prana vergleichen.

Sweeping und Energetisieren mit farbigen Pranas

Das Sweeping und das Energetisieren mit farbigen Pranas bauen auf den Techniken auf, die Sie bereits erlernt haben. Beim Reinigen Ihrer energetischen Anatomie durch Sweeping verwendeten Sie Strahlen von weißem Licht, um die schmutzige Energie abzustreifen. Beim Energetisieren projizierten Sie weißes Prana, das Sie durch das Handchakra einer Hand einzogen und durch das Handchakra der anderen Hand wieder aussandten. Und genau die gleichen Prinzipien wenden Sie bei farbigen Pranas an – Sie bedienen sich einfach der verschiedenen Quellenchakras als »Filter« oder »Linsen«, um das weiße Prana in das benötigte farbige Prana umzuwandeln. Wenn Sie beispielsweise das Sweeping mit einer bestimmten Farbe durchführen wollen, richten Sie einfach Ihre Wahrnehmung auf das Quellenchakra, formulieren Ihre Absicht, Prana durch dieses Quellenchakra einzuziehen, und visualisieren dann, wie die gewünschte Farbe von Ihren Fingerspitzen ausstrahlt und die schmutzige Energie beseitigt.

Um mit einer bestimmten Farbe zu energetisieren, richten Sie Ihre Wahrnehmung auf das Quellenchakra, formulieren Ihre Absicht, Prana durch dieses Quellenchakra einzuziehen, und visualisieren dann, wie die gewünschte Farbe aus dem Handchakra Ihrer projizierenden Hand in den Mangelbereich strahlt.

Tabelle 9.1 Farbige Pranas und ihre Eigenschaften

Farbiges Prana	Primäre Heileigenschaft	Anwendung	Beispiele	Quellenchakra
Rot	Wärmend	Kräftigen, Stimulieren,	Energetisieren niedriger Mangelchakras, Verstärkung der Gesamtenergie, Energetisieren nichtempfindlicher Organe, Erhöhung des Blutflusses	Wurzelchakra
Gelb	Festigend	Verhärten, Einleiten, Auflösen	Förderung des Gewebewachstums, Wundreparatur	Wurzelchakra
Orange	Austreibend (durch Teilung oder Sprengung)	Rasches, starkes Reinigen, schnelles und intensives Eliminieren	Linderung bei Verstopfung, Beseitigung starker Staus aus nichtempfindlichen Bereiches	Wurzelchakra
Grün	Zerlegend (durch Hacken)	Reinigen, Auflösen, Beseitigen von Staus, Lockern, Desinfizieren	Reinigen und Energetisieren jedes empfindlichen wie unempfindlichen Bereiches	Halschakra
Blau	Kühlend	Beruhigen, Lokalisieren, Hemmen	Stillen oder Reduzieren von Blutungen, Schmerzlinderung, Stabilisieren von Prana	Halschakra
Grün-blau	Hackend/kühlend	Starkes Desinfizieren, Beruhigen	Schmerzlindernd	Halschakra
Violett	Alle Eigenschaften	Reinigen, Desinfizieren, Regenerieren; wirkt vergrößernd auf andere Pranas	Reinigen und Energetisieren aller empfindlichen wie nichtempfindlichen Bereiche	Kronenchakra
Elektrisch-violett	Alle	Wie violett, aber noch wirkungsvoller	Reinigen und Energetisieren aller Bereiche, bei emotionalen Störungen	Kronenchakra

Farben erzeugen spezielle Energieeffekte

Eines Abends, als ich in der Notaufnahme Dienst hatte, kam ein Chemotherapiepatient mit starkem Durchfall und Dehydratation herein. Die Standardmethode besteht in einem IV-Tropf, sodass wir Flüssigkeiten verabreichen können. Aber Chemotherapiepatienten haben oft ganz schwache Venen – sie sind entweder zu klein oder aufgrund der Dehydratation zusammengebrochen. Sechs Schwestern versuchten einen IV-Schlauch zu legen, aber keine fand eine geeignete Vene. Man rief einen Chirurgen, der einen Einschnitt vornehmen sollte, bei dem die Haut über dem Knöchel eingeschnitten wird, damit man die Vena saphena finden und für den IV nutzen kann. Als sich der Chirurg aus einem anderen Teil des Krankenhauses meldete, fiel mir ein, dass rotes Prana »Erweiterung« bewirkt. Ich energetisierte den Arm dieses Patienten etwa 90 Sekunden lang mit rotem Prana, und plötzlich erschien eine große Vene, scheinbar aus dem Nichts. Ich konnte die IV-Nadel ansetzen, und der kleine chirurgische Eingriff wurde abgesagt. Natürlich war der Patient begeistert.

Eric B. Robins

Daniel O'Hara, ein Prana-Heilungslehrer, nutzte sein Wissen über farbiges Prana, um seinen Urlaub zu retten und sich eine Fahrt zu einer Notaufnahme zu ersparen:

Als ich mit ein paar Freunden Urlaub in Las Vegas machte und wir uns gerade in einer Sushi-Bar befanden, bat ich den Sushikoch, der den ganzen Abend unfreundlich zu uns gewesen war, um ein wirklich scharfes und würziges Gericht. Rasch stellte der Koch ein großes Stück Sushi mit einem Wachtelei darauf vor mich hin. Nachdem ich das Ganze in den Mund geschoben hatte, merkte ich sofort, was er gemacht hatte: Es war ein Klumpen purer Wasabi, dieser unglaublich scharfe grüne Sushi-Senf, und er war etwa viermal so groß wie der Klacks, den man normalerweise zu einem ganzen Teller Sushi bekommt. Da ich dem Kerl nicht das Vergnügen gönnen wollte, mich – buchstäblich – schwitzen zu sehen, entschuldigte ich mich und ging auf die Toilette. Mein Gesicht war feuerrot, und mein Magen fühlte sich an, als sei er voller geschmolzener Lava. Ich unterzog meinen Magen und mein Solarplexus- und Nabelchakra einem Sweeping mit grünem und violettem Prana, wodurch die Schmerzen augenblicklich nachließen. Dann energetisierte ich den Bereich mit grünem, violettem, blauem und weißem Prana. Binnen fünf Minuten war das Unwohlsein verschwunden, und ich kehrte an den Tisch zu meinen Freunden zurück. Ohne Prana-Heilung hätten wir bestimmt ins nächste Krankenhaus fahren müssen.

Wie aus Tabelle 9.I hervorgeht, verwenden Sie Ihr Wurzelchakra, um die Farben mit den niedrigeren Schwingungen – Rot, Gelb und Orange – zu projizieren. Das Wurzelchakra zieht ganz physische, schwach schwingende Energie ein, weil es der Erde nahe ist und weil Sie auch durch das Wurzelchakra energetisch mit der Erde verwurzelt sind. Durch das Wurzelchakra eingezogenes Prana ist primär Erdenprana mit ein wenig Luft-Prana.

Ihr Halschakra verwenden Sie dazu, Farben mit mittlerer Schwingung zu projizieren: Grün, Blau und das zweifarbige Grün-Blau. Das Halschakra zieht etwas feineres Prana ein, da es der Erde nicht so nahe ist; Prana, das durch das Halschakra eingezogen wird, ist primär Luft-Prana.

Mit Ihrem Kronenchakra schließlich projizieren Sie violettes und elektrisch-violettes Prana. Da das Kronenchakra Farbe aus jedem Chakra erzeugen kann, können Sie das Kronenchakra auch als Quellchakra benutzen, wenn Sie zweifarbige Pranas anwenden. Das Kronenchakra zieht auch die feinste Energie Ihrer Quellenchakras ein: Luft-Prana und göttliche spirituelle Energie.

Allgemeine Richtlinien für die sichere und richtige Anwendung farbiger Pranas

Farbige Pranas sind wirkungsvoller als weißes Prana, und darum müssen Sie damit vorsichtiger umgehen. Aber wenn Sie sich an diese grundlegenden Richtlinien halten, sollten Sie keine Probleme damit haben:

1. Projizieren Sie stets einen pastellfarbenen Ring mit einem weißen Zentrum statt einen durchgehenden Farbton. Die bevorzugte Projektion ist eine strahlend weiße Scheibe mit einem pastellfarbenen Ring des farbigen Pranas, das Sie um die Scheibe herum projizieren sollten. Dunkelfarbige Pranas sind sehr starke Energie, für jeden Heiler schwer zu kontrollieren, besonders für Anfänger, und können empfindliche Bereiche beschädigen. Dunkelfarbige Pranas sollten nur von ganz erfahrenen Heilern in ausgewählten Fällen angewandt werden.

   Die Experimente von Großmeister Choa Kok Sui ergaben, dass hellfarbene Ringe aus Prana raschere, effektivere Heilungen erzielen. Wenn Sie strahlend weißes Prana im Zentrum des projizierten Rings verwenden, ermöglichen Sie es dem Körper, winzige Mengen anderer Prana-Farben aufzunehmen, die er vielleicht braucht, um zu heilen.

2. Projizieren Sie stets eine Farbe, die einen Ton heller ist als die Farbe, die Sie brauchen. Großmeister Choas Forschungen enthüllten, dass die meisten Menschen, besonders Anfänger, einen viel dunkleren Ton projizieren, als sie zu projizieren glauben, vor allem weil dunkle Farben sich leichter visualisieren lassen als Pastellfarben. Um zu vermeiden, dass Sie ein zu dunkles Prana projizieren, sehen Sie sich noch einmal Tabelle 9.II an und bemühen sich dann bewusst, mit Ihrer ganzen Absicht, Pastellfarben zu projizieren.

   So werden Sie zum Beispiel im 13. Kapitel erfahren, dass das energetische Heilmittel zur Linderung von Menstruationskrämpfen zum Teil darin besteht, dass Sie ein helles weißlich-grünes und ein helles weißlich-orangefarbenes Prana ins Sexualchakra projizieren. In der »Frühzeit« der Prana-Heilung, als diese Techniken noch verfeinert wurden, fand Großmeister Choa Kok Sui heraus, dass Menschen, die durchgehende oder dunklere Farben projizierten, das Unwohlsein linderten – oft rasch. Aber stets bekamen die Frauen nach der

Tabelle 9.II Projizieren von farbigem Prana	
Wenn Sie diese Farbe projizieren wollen...	Wenden Sie Ihre Absicht an, eine leuchtend weiße Scheibe mit einem Ring von dieser Farbe zu visualisieren und sich darauf zu konzentrieren
Rot	Helles Rosa
Orange	Helle Pfirsichfarbe
Gelb	helles Gelb, fast Beige
Grün	Helles Apfelgrün
Blau	Himmelblau oder Babyblau
Violett	Helle Lavendelfarbe
Elektrisch-Violett	Blendendes oder blitzendes Weiß mit einem Stich Lavendel an den Rändern

Heilung Durchfall, weil die in den Unterleib projizierten dunkleren Farben, insbesondere Orange, lockere Darmbewegungen auslösten.

3. Vorsichtsmaßnahmen bei farbigem Prana:
 • Mischen Sie nie Violett oder Elektrisch-Violett mit Rot, Gelb oder Orange. Violett wie Elektrisch-Violett haben eine dramatisch verstärkende Wirkung, und wenn andere Farben mit diesen bereits potenten Pranas vermischt werden, ist die Wirkung zu stark.
 • Wenden Sie nie Orange am Unterleib an, wenn Sie Durchfall haben. Es verschlimmert nur das Problem.
 • Wenden Sie keine Farben an Kindern oder Säuglingen an. Farbige Pranas sind für sie zu stark.
 • Wenden Sie Rot oder Orange nie am Sexualchakra an, um Geschlechtskrankheiten, Prostatakrebs oder Ovarialkarzinome zu behandeln. Diese Farben weiten das Problem aus.
 • Wenden Sie keine Farben an Schwangeren an. Sie könnten den Fötus beschädigen.
 • Mischen Sie nie Rot und Gelb. Schmutziges Rot und schmutziges Gelb sind die Energiefarben von Krebs. Die Krebszellen wachsen dann rasch (Rot) und verhärten (Gelb).
4. Halten Sie sich stets an die Richtlinien, wenn Sie Farben bei empfindlichen Bereichen anwenden. Bestimmte Teile Ihres Körpers sind empfindlich und können durch stärkeres Prana beschädigt werden. Diese sensiblen Bereiche sind der Kopf (wegen des Gehirns), das

Herz (wegen Herz und Lunge) und die Milz (weil die Milz wie eine Pumpe wirkt und alles über das Blut durch den Körper schickt). Wir empfehlen Anfängern auch, das Hals- und das Solarplexuschakra als empfindliche Bereiche zu behandeln, und zwar wegen ihrer Nähe zum Kopf bzw. zum Herzen. Benutzen Sie niemals Orange zum Sweeping oder Rot zum Energetisieren empfindlicher Bereiche! Behandeln Sie solche Bereiche nur mit milderen Pranas, etwa Weiß, Grün, Blau und Violett. Wenn Sie nicht sicher sind, ob der Bereich empfindlich ist, oder wenn Sie das Gefühl haben, nicht genügend Kontrolle über das farbige Prana zu haben, behandeln Sie den Bereich, als wäre er empfindlich.

Fortgeschrittene Anwendung der Farbübungen

Von nun an lassen wir alle formellen Verweise auf das Praktizieren an anderen Personen weg – das heißt, Sie können damit fortfahren, an anderen Menschen zu praktizieren, wenn Sie wollen oder können.

Hier die Abfolge der fortgeschrittenen Anwendung der Farbübungen:

1. Visualisierungspraxis mit Farben
2. Selbst-Sweeping mit Farben
3. Selbstenergetisieren mit Farben
4. Testen des Prana-Flusses bei der Wasserpumpentechnik

Folgen Sie dem gleichen Ablauf Schritt für Schritt wie beim Erlernen aller Energiemanipulationstechniken. Obwohl Sie die Visualisierung häufiger verwenden, wenn Sie mit farbigen Pranas arbeiten, sind die Absicht und die richtige Technik immer noch wichtiger für den Erfolg als die Visualisierung. Wenn Sie gut visualisieren können, wird Ihr Heilen mit Farben effektiver. Aber machen Sie sich keine Sorgen, wenn Ihre Visualisierungsfähigkeiten noch nicht Ihren Erwartungen entsprechen. Fahren Sie einfach mit Ihrer Praxis fort.

Wenn Sie mit farbigen Pranas praktizieren, werden Sie vielleicht bemerken, dass jedes ein anderes Gefühl vermittelt. Der langjährig praktizierende Prana-Heiler Arnon Davidovici berichtet, dass seine Hand sich sofort erwärmt, wenn er Rot projiziert; bei Orange juckt seine Hand; bei Gelb fühlt sich die Energie härter und schwerer an, bei Grün glatt und fließend, bei Blau wie kühle Luft, die gegen seine Hand bläst; bei Violett fühlt sich seine Hand leicht an, als ob sie schweben würde; und bei Elektrisch-Violett schwebt und juckt seine Hand.

Visualisierungspraxis mit Farben

Die Übungen in diesem Kapitel befassen sich zwar mit dem Energetisieren oder Projizieren von Prana, doch die gleichen Prinzipien lassen sich beim Sweeping mit Farben anwenden. Beim Sweeping wie beim Energetisieren beginnen Sie damit, dass Sie Ihre Wahrnehmung auf das Quellenchakra richten. Beim Sweeping visualisieren Sie, dass die farbigen Strahlen von Ihren Fingerspitzen ausgehen; wenn Sie energetisieren, visualisieren Sie, dass das Prana von Ihrem Handchakra ausgestrahlt wird.

ÜBUNG 9.A: *Visualisierungspraxis mit Farben – einzelne Farben*

Sie können bei dieser Übung stehen oder sitzen. Führen Sie Ihr Standardaufwärmprogramm durch.

1. Schaffen Sie sich ein Ziel für Ihre Visualisierung. Legen Sie ein Blatt unliniertes weißes Papier oder ein Stück Pappe auf den Boden vor sich hin, oder heften Sie es an die Wand. Wichtig ist, dass die Wand weiß oder in einem hellen Farbton gestrichen ist. Das Ziel sollte etwa 30 bis 60 Zentimeter von Ihnen entfernt sein.
2. Tippen Sie mit Ihrer nichtprojizierenden Hand zweimal leicht an Ihr Quellenchakra, um Ihre Aufmerksamkeit zu fokussieren, und bekunden Sie Ihre Absicht. Beginnen Sie mit der Projektion von Grün – tippen Sie also an Ihr Halschakra (Abbildung 9.1).
3. Absolvieren Sie drei weitere Prana-Atmungszyklen.
4. Bringen Sie Ihre projizierende Hand in die richtige Position zum

Ziel. Halten Sie die andere Hand an der Seite oder auf Ihrer Hüfte, oder stecken Sie sie in die Tasche. Fahren Sie mit der Prana-Atmung fort, und richten Sie dabei Ihre entspannte Wahrnehmung auf das Quellenchakra und das projizierende Chakra.

5. Verwenden Sie von jetzt an eine abgekürzte Visualisierung. Sehen Sie einfach den pastellfarbenen Ring über Ihrem Ziel vor sich, statt den Prana-Strahl von Ihrer projizierenden Handfläche zum Ziel zu verfolgen, wie Sie es bei der Taschenlampe in Übung 8.A getan haben. Mit Hilfe dieser Übung haben Sie gelernt, wie eine Visualisierung aussieht, und sie lässt sich gut praktizieren. Aber beim richtigen Heilen müssen Sie nur den Ring auf Ihrem Ziel visualisieren. Projizieren Sie einen pastellfarbenen Ring von grünem Prana mit einem strahlend weißen Zentrum mit einem Durchmesser von etwa 15 Zentimetern auf Ihr Ziel, während Sie vier Prana-Atmungszyklen absolvieren (Abbildung 9.2).

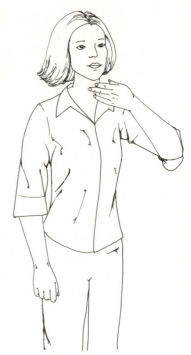

Abbildung 9.1

6. Während Sie atmen und projizieren, richten Sie Ihre Wahrnehmung nun mehr auf Ihr Quellenchakra und Ihr projizierendes Chakra als auf Ihre Atmung. Wenden Sie die abgekürzte Visualisierung an – sehen Sie also einfach den Ring auf Ihrem Ziel vor sich, statt dem Strahl von Ihrer projizierenden Hand aus zu folgen. Falls Sie irgendwann Ihre Absicht neu formulieren müssen, erklären Sie sich einfach, dass Sie hellgrünes Prana auf dieses Ziel zu projizieren beabsichtigen.

7. Machen Sie eine Pause, und entspannen Sie sich. Schütteln Sie die Hände aus. Dann wiederholen Sie die Übung noch dreimal.

8. Als Nächstes projizieren Sie Blau. Beginnen Sie damit, dass Sie Ihre Hände ein paarmal nach unten ausschütteln. (Dieses Ausschütteln der Hände zwischen den Farben ist wichtig – wie wenn ein Maler seinen Pinsel auswäscht, bevor er ihn für eine andere Farbe benutzt.) Folgen Sie dann den Schritten 2 bis 7.

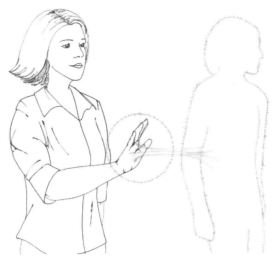

Abbildung 9.2

9. Auf die gleiche Weise projizieren Sie Rot und Gelb von Ihrem Wurzelchakra sowie Violett und Elektrisch-Violett von Ihrem Kronenchakra. Lassen Sie sich Zeit, und haben Sie wie bei der Taschenlampenübung Ihren Spaß dabei. Einer der Schlüssel zur erfolgreichen Visualisierung liegt darin, dass Sie wirklich Ihre Phantasie nutzen. Seien Sie kreativ, und haben Sie Ihren Spaß, wenn Sie visualisieren.

ÜBUNG 9.B: *Visualisierungspraxis mit Farben – zweifache Farben (Grün-Blau)*

Bei zweifarbigen Pranas ist die erste Farbe des Farbenpaars die schwächere, das heißt, Grün-Blau enthält weniger Grün und mehr Blau. Die schwächere Farbe bildet auch den inneren Ring. Das Zentrum ist strahlend weiß.

Es gibt zwei Möglichkeiten, zweifarbiges Prana zu projizieren: Visualisieren Sie zuerst den inneren Ring, und umgeben Sie ihn dann mit dem äußeren Ring, oder visualisieren Sie beide Ringe gleichzeitig. Aber die meisten Anfänger finden es einfacher, die Farben eine nach der anderen zu projizieren. Experimentieren Sie, und stellen Sie fest, was für Sie leichter ist.

Falls Sie mit Übung 9.B unmittelbar nach Übung 9.A fortfahren, müssen Sie nicht erneut die Aufwärmschritte absolvieren. Wenn Sie aber Ihre Praxis mit Übung 9.B beginnen, wenden Sie das Standardaufwärmprogramm und die Schritte 1 bis 4 von Übung 9.A an, und fahren Sie dann fort.

1. Beginnen Sie mit der Prana-Atmung, und richten Sie dabei Ihre Wahrnehmung auf das Quellen- und das projizierende Chakra. Projizieren Sie einen pastellfarbenen Ring von grün-blauem Prana mit einem Durchmesser von etwa 15 Zentimetern auf Ihr Ziel über vier Prana-Atmungszyklen hinweg. Visualisieren Sie die Farben entweder nacheinander, also zuerst den grünen inneren Ring und dann den blauen äußeren Ring, oder visualisieren Sie beide gleichzeitig.
2. Richten Sie Ihre Wahrnehmung nun mehr auf Ihr Quellenchakra und auf Ihr projizierendes Chakra als auf Ihre Atmung. Inzwischen sollte die Prana-Atmung für Sie zur zweiten Natur geworden sein. Wenden Sie die abgekürzte Visualisierung aus Übung 9.A an, indem Sie einfach nur den Ring auf Ihrem Ziel vor sich sehen, statt den Strahl aus Ihrer projizierenden Hand zu verfolgen. Falls Sie irgendwann Ihre Absicht neu formulieren müssen, erklären Sie sich einfach, dass Sie grün-blaues Prana auf dieses Ziel projizieren wollen.
3. Machen Sie eine Pause und entspannen Sie sich. Schütteln Sie die Hände aus. Wiederholen Sie dann die Übung noch dreimal.

Selbst-Sweeping mit Farben

Beim allgemeinen Selbst-Sweeping mit Farben verwenden Sie statt weißes grünes Prana. Wenn Sie die Zeit oder das Bedürfnis haben, können Sie eine zweite Runde allgemeines Sweeping mit violettem Prana anschließen.

Beim lokalen Selbst-Sweeping mit Farben verwenden Sie bei nichtempfindlichen Bereichen und Chakras abwechselnd grünes und orangefarbenes Prana und bei empfindlichen Bereichen und Chakras grünes und violettes Prana. »Abwechselnd« bedeutet hier, dass Sie zunächst zwei Sätze mit fünf Sweeping-Durchgängen mit der ersten Farbe (zum Beispiel Grün) und dann zwei Sätze mit fünf Durchgängen mit der zweiten Farbe (zum Beispiel Grün oder Violett) durchführen.

ÜBUNG 9.C: *Allgemeines Selbst-Sweeping mit Farben*

Sie können bei dieser Übung sitzen oder stehen. Führen Sie zunächst Ihr Standardaufwärmprogramm durch.

1. Ermitteln Sie rasch Ihre energetische Grundlinie (Übung 6.D). Stellen Sie die relative Gestalt und Stärke Ihrer Aura ebenso wie alle Stau- oder Mangelbereiche fest.
2. Falls nötig, formulieren Sie erneut Ihre Absicht, indem Sie sich stumm erklären, dass Sie das schmutzige Prana aus Ihrem Energiekörper mittels Sweeping beseitigen wollen.
3. Wenden Sie Ihre bevorzugte Visualisierungstechnik an, und stellen Sie sich vor, Sie selbst würden 60 bis 90 Zentimeter vor Ihnen stehen. Denken Sie daran, dass Sie die Identifikation mit Ihrer Visualisierung erhöhen können, indem Sie Ihren Namen dreimal sagen.
4. Tippen Sie an Ihr Halschakra, und formulieren Sie die Absicht, Prana durch das Halschakra einzuziehen und durch Ihre Fingerspitzen grüne Strahlen zu projizieren.
5. Während Sie Ihre Hände in der leicht gewölbten allgemeinen Sweeping-Haltung haben, zielen Sie mit den Fingern leicht über den Kopf Ihres visualisierten Körpers hinweg.
6. Stellen Sie sich vor, dass die grünen Lichtstrahlen von Ihren Fingern ausgehen und drei bis fünf Zentimeter in Ihren visualisierten Körper eindringen. Denken Sie daran, dass die Tiefe beim Scanning durch die Absicht vermittelt wird.
7. Folgen Sie dem Ablauf des allgemeinen Selbst-Sweepings (Übung 7.F). Beginnen Sie mit der Prana-Atmung, aber richten Sie Ihre Wahrnehmung mehr auf Ihre Sweeping-Bewegung als auf den Atem oder eine Visualisierung der Strahlen. Inzwischen sollte die Prana-Atmung Ihnen zur zweiten Natur geworden sein.
8. Nachdem Sie das Sweeping an der Vorderseite Ihrer visualisierten Gestalt durchgeführt haben, drehen Sie sie um und führen das Sweeping am Rücken durch.
9. Falls Sie die Zeit und das Bedürfnis haben, führen Sie einen zweiten Satz von zehn Sweepingvorgängen – fünf an der Vorderseite und fünf am Rücken – mit Violett durch. Schütteln Sie Ihre Hände ein paarmal aus, bevor Sie die Farben wechseln. Tippen Sie an Ihr Kronenchakra, und formulieren Sie die klare Absicht, das Sweeping mit Violett durchzuführen. Visualisieren Sie hellviolette Strahlen, die von

Ihren Fingerspitzen ausgehen, und beginnen Sie Ihre Sweeping-Durchgänge.
10. Nachdem Sie Ihr Sweeping beendet haben, scannen Sie erneut Ihre Aura. Stellen Sie fest, ob sie inzwischen ausgeglichener ist. Stellen Sie auch fest, ob Sie sich leichter, entspannter oder erfrischter fühlen.
11. Schließen Sie die Übung ab, indem Sie die Hände ausschütteln und sie erneut mit Alkohol einsprühen. Machen Sie ein paar Prana-Atemzüge, und entspannen Sie sich.

Viele Menschen finden, dass eine Abfolge von zehn Durchgängen mit Grün für eine allgemeine Reinigung genügt. Doch eine zweite Routine mit zehn Sweeping-Durchgängen mit Violett ist sehr nützlich, wenn Sie Zeit haben. Wenn Sie unter Zeitdruck stehen oder eine abgekürzte Variante mit Violett durchführen wollen, können Sie zehn Sweeping-Durchgänge mit Grün absolvieren und dann nur noch Ihre vordere und hintere Mittellinie mit Violett behandeln.

ÜBUNG 9.D: *Lokales Selbst-Sweeping mit Farben*

Bei dieser Übung können Sie sitzen oder stehen.
Verwenden Sie das vordere Solarplexuschakra als Ziel. Überlegen Sie sich, ob Sie mit einer Visualisierung arbeiten wollen. Da Sie ja gerade erst anfangen, stufen wir dieses Chakra als empfindlichen Bereich ein, das heißt, Sie werden das Sweeping abwechselnd mit Grün und Violett durchführen.
Führen Sie Ihr Standardaufwärmprogramm durch.

1. Scannen Sie Ihr vorderes Solarplexuschakra in allen drei Dimensionen, wobei Sie jeden Stau oder Mangel feststellen.
2. Tippen Sie an Ihr Halschakra, und formulieren Sie die Absicht, Prana durch das Halschakra einzuziehen und grüne Strahlen durch Ihre Fingerspitzen zu projizieren. Beginnen Sie mit der Prana-Atmung, aber richten Sie Ihre Wahrnehmung mehr auf Ihre Sweeping-Bewegung als auf den Atem oder eine Visualisierung der Strahlen. Inzwischen sollte Ihnen die Prana-Atmung schon zur zweiten Natur geworden sein.
3. Drehen Sie Ihre dominante Hand in der leicht schalenförmigen Sweeping-Position so um, das Ihre Finger auf Ihr vorderes Solarplexus-

chakra aus etwa 10 bis 15 Zentimetern Entfernung zeigen (Abbildung 9.3). Wenn Sie die vollständige Visualisierung anwenden, stellen Sie sich vor, dass Ihre Fingerspitzen 10 bis 15 Zentimeter von Ihrem imaginierten Körper entfernt sind. Beginnen Sie das Sweeping mit straffen Bewegungen des Handgelenks gegen den Uhrzeigersinn, und zwar pro Umdrehung eine Sekunde. Visualisieren Sie, wie hellgrüne Strahlen von Ihren Fingern ausgehen und mehrere Zentimeter in die Haut eindringen, um gräulich braune, schmutzige Energie herauszuholen.

4. Nach fünf Umdrehungen ziehen Sie Ihre Hand nach unten vom Körper weg und schütteln sie ins Salzwasser aus. Führen Sie einen weiteren Satz von fünf Sweeping-Durchgängen mit Grün gegen den Uhrzeigersinn durch. Sprühen Sie Ihre Hand mit Alkohol ein.

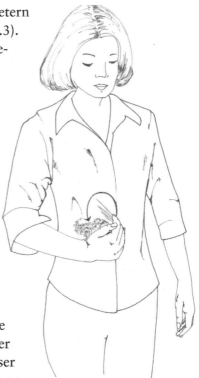

Abbildung 9.3

5. Schütteln Sie Ihre Hand ein paarmal nach unten aus, da Sie nun die Farbe wechseln werden. Tippen Sie an Ihr Kronenchakra, und formulieren Sie die klare Absicht, das Sweeping mit Violett durchzuführen. Visualisieren Sie, wie hellviolette Strahlen von Ihren Fingerspitzen ausgehen.

6. Nehmen Sie Ihre Handhaltung für das Chakra-Sweeping ein, und führen Sie zwei Sätze von Sweeping-Durchgängen gegen den Uhrzeigersinn an Ihrem vorderen Solarplexuschakra mit hellem Violett durch. Nachdem Sie die zwei Sätze abgeschlossen haben, sprühen Sie Ihre Hände mit Alkohol ein und schütteln sie nach unten aus.

7. Dann tippen Sie erneut an Ihr Halschakra, formulieren die Absicht, das Sweeping mit grünem Prana durchzuführen, und absolvieren zwei Sätze von fünf Sweeping-Durchgängen gegen den Uhrzeigersinn mit Grün. Sprühen Sie die Hand mit Alkohol ein und schütteln sie nach unten aus.

8. Tippen Sie an Ihr Kronenchakra, formulieren die Absicht, das Sweeping mit violettem Prana durchzuführen, und absolvieren zwei Sätze von fünf Sweeping-Durchgängen gegen den Uhrzeigersinn mit Grün. Schütteln Sie die Hand nach unten aus und sprühen sie mit Alkohol ein.
9. Fahren Sie mit dem Sweeping fort, und zwar abwechselnd mit Grün und Violett, bis Sie insgesamt 60 Durchgänge durchgeführt haben.
10. Scannen Sie erneut Ihr vorderes Solarplexuschakra. Wenn es noch immer einen Stau aufweist, fahren Sie mit Ihrem Sweeping fort, bis das Scanning zeigt, dass der Stau weg ist.
11. Schließen Sie die Übung damit ab, dass Sie die Hände ausschütteln und sie erneut mit Alkohol einsprühen. Machen Sie ein paar Prana-Atemzüge, und entspannen Sie sich.

Bei einem lokalen Bereich oder Gelenk wenden Sie diese Prinzipien bei der Hundepaddel-Sweeping-Methode an (Übung 7.1). Reinigen Sie abwechselnd mit Grün und dann mit Violett, falls der Bereich empfindlich ist, und mit Grün und dann mit Orange, wenn der Bereich nicht empfindlich ist. Wenn Sie möchten, können Sie das gesamte lokale Sweeping auch ausschließlich mit Grün und Violett durchführen. Denken Sie daran, die Finger auszuschütteln und an Ihr Quellenchakra zu tippen, um Ihre Absicht zu bekunden, bevor Sie die Farbe wechseln.

ÜBUNG 9.E: *Fortgeschrittenes allgemeines Selbst-Sweeping mit Farben*

Diese Übung verbindet Ihre allgemeine Reinigungsroutine mit dem Energetisieren. Sie erfordert mehr Erfahrung, ist aber sehr effektiv. (Es gibt auch eine fortgeschrittene lokale Selbst-Sweeping-Routine, aber sie geht über den Rahmen dieses Buches hinaus.)

Sie können sitzen oder stehen. Führen Sie Ihr Standardaufwärmprogramm durch. Beginnen Sie mit den Stufen 1 bis 3 aus Übung 9.C, und fahren Sie dann fort:

1. Tippen Sie an Ihr Halschakra, und formulieren Sie die Absicht, Prana durch das Halschakra einzuziehen und grüne Strahlen durch beide Hände zu projizieren. Beginnen Sie mit der Prana-Atmung, aber richten Sie Ihre Wahrnehmung mehr auf das Sweeping.

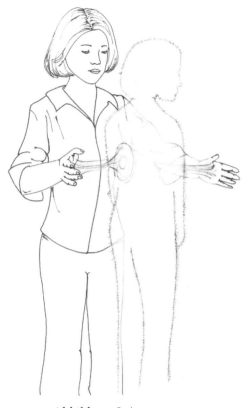

Abbildung 9.4

2. Drehen Sie Ihre Visualisierung seitwärts, und richten Sie Ihre Hände so aus, dass sich ein Handchakra auf Höhe des vorderen Solarplexuschakras und das andere auf einer Höhe mit dem rückwärtigen Solarplexuschakra befindet (Abbildung 9.4).
3. Füllen Sie Ihren gesamten visualisierten Körper mit hellgrünem Prana. Lassen Sie es durch Ihre Hände in die Solarplexuschakras fließen. Sie sollten Ihren Körper als hohl visualisieren, sodass das grüne Prana zuerst in Ihre Füße fließt und dann Ihren gesamten Körper füllt. All Ihre Muskeln, Knochen, Ihre Haut, Ihre Organe, Ihr Haar sollten hellgrün sein. Stellen Sie sich vor, Sie würden schwach leuchten. Nachdem Ihr Körper gefüllt ist, stabilisieren Sie das vordere und das rückwärtige Solarplexuschakra mit Hellblau.
4. Unterbrechen Sie nun für einen Augenblick die Visualisierung, um das grüne Prana »kochen« zu lassen. Damit wird die schmutzige

Energie abgelöst, so wie Sie einen Fleck auf einem Hemd vorbehandeln, bevor Sie es zur Schmutzwäsche tun.
5. Nehmen Sie nach ein paar Augenblicken das übliche allgemeine Sweeping an Ihrer Visualisierung wieder auf, indem Sie die Vorder- wie die Rückseite mit Hellgrün behandeln.
6. Nachdem Sie Ihr Sweeping beendet haben, scannen Sie erneut Ihre Aura. Stellen Sie fest, ob sie inzwischen ausgeglichener wirkt. Stellen Sie auch fest, ob Sie sich leichter, entspannter oder erfrischter fühlen.
7. Schließen Sie die Übung ab, indem Sie die Hände ausschütteln und erneut mit Alkohol einsprühen. Entspannen Sie sich.

Dies ist eine raschere, gründlichere Möglichkeit, Ihren Energiekörper zu reinigen, als mit dem allgemeinen Selbst-Sweeping, aber sie erfordert mehr Praxis. Die meisten Schüler kehren nur selten zum üblichen allgemeinen Selbst-Sweeping zurück, wenn sie einmal die fortgeschrittene Methode beherrschen.

Selbstenergetisierung mit Farben

Zur Selbstenergetisierung mit Farben wenden Sie die Wasserpumpenmethode an, um das benötigte farbige Prana durch Ihre verschiedenen Quellenchakras einzuziehen. Dies ist die gleiche Visualisierungspraxis wie in den Übungen 9.A und 9.B, aber mit einem lebendigen Ziel statt der Wand oder einem Blatt Papier als Ziel.

Ihre erste Übung in diesem Abschnitt ist eine konkrete Heilmethode, ähnlich den Schritt-für-Schritt-Heilmethoden im 13. Kapitel – hier geht es um die Linderung von Stress.

ÜBUNG 9.F: *Selbstenergetisierung mit Farben – Stresslinderung*

Die Vorbereitung ist die gleiche wie bei Übung 9.C. Entscheiden Sie selbst, ob Sie die vollständige oder die teilweise Visualisierung anwenden.

1. Ermitteln Sie rasch Ihre energetische Grundlinie (Übung 6.D). Stellen Sie die relative Form und Stärke Ihrer Aura ebenso wie alle Stau- oder Mangelbereiche fest. Ermitteln Sie insbesondere den Zustand der Chakras, an denen Sie in dieser Übung arbeiten werden: das vordere und das rückwärtige Solarplexuschakra, das Meng-Mein-Chakra, das Halschakra und das Ajnachakra. Da die Solarplexuschakras unsere Emotionen steuern, sind sie in Zeiten von Stress in energetischer Hinsicht häufig aus dem Gleichgewicht. Das Meng-Mein-Chakra steuert unseren Blutdruck und andere wichtige physiologische Funktionen, die an der Reaktion des Körpers auf Stress beteiligt sind. Das Halschakra ist ein Kreativitäts- und Sensibilitätszentrum, das häufig von Stress beeinflusst wird. Und das Ajnachakra ist der Sitz hartnäckiger negativer Gedanken, die Stress häufig begleiten.
2. Führen Sie das allgemeine Selbst-Sweeping mit Farben durch, wobei Sie entweder die Zehnerzyklenmethode (Übung 9.D) oder die fortgeschrittene Methode (Übung 9.E) anwenden.
3. Scannen Sie das vordere Solarplexuschakra, um sein Energieniveau festzustellen. Unterziehen Sie das vordere Solarplexuschakra einem Sweeping, und zwar abwechselnd mit Hellgrün und Hellviolett. »Abwechselnd« heißt, dass das Sweeping erst aus zwei Sätzen von je fünf Durchgängen mit einer Farbe (also insgesamt zehn Durchgängen) und dann aus zwei Sätzen von je fünf Durchgängen mit der anderen Farbe (insgesamt zehn Durchgängen) besteht. Absolvieren Sie insgesamt 60 Durchgänge, oder arbeiten Sie so lange, bis Sie ein Nachlassen des Staus spüren.
4. Energetisieren Sie das vordere Solarplexuschakra mit Hellgrün. Tippen Sie mit Ihrer nichtprojizierenden Hand zweimal leicht an Ihr Quellenchakra (Halschakra), um Ihre Aufmerksamkeit zu fokussieren, und bekunden Sie Ihre Absicht. Wenn Sie die Visualisierung anwenden, bringen Sie Ihre projizierende Hand in einen Abstand von 10 bis 15 Zentimeter von Ihrem Ziel. Wenn Sie an sich selbst arbeiten, drehen Sie sie zu sich um, sodass sie sich 10 bis 15 Zentimeter von Ihrem vorderen Solarplexuschakra entfernt befindet (Abbildung 9.5). Projizieren Sie während fünf Prana-Atmungszyklen einen pastellfarbenen Ring Hellgrün mit einem strahlend weißen Zentrum von etwa 10 Zentimetern Durchmesser auf Ihr vorderes Solarplexuschakra. Richten Sie Ihre Wahrnehmung mehr auf Ihr Quellenchakra und auf Ihr projizierendes Chakra als auf Ihre Atmung. Wenden Sie die abgekürzte Visualisierung an (Übung 9.A),

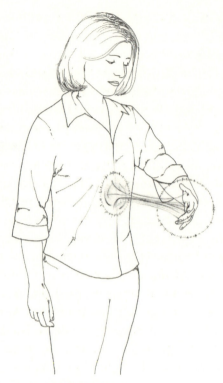
Abbildung 9.5

indem Sie nur den Ring auf Ihrem Ziel sehen, statt dem Strahl Ihrer projizierenden Hand zu folgen. Sie können das Prana mit einer leichten Umdrehung Ihrer Hand im Uhrzeigersinn hineintreiben.

5. Wenn Sie fertig sind, ziehen Sie Ihre Hand vom vorderen Solarplexuschakra weg, und schütteln Sie die Finger ein paarmal nach unten aus.
6. Energetisieren Sie das vordere Solarplexuschakra mit Hellviolett. Wenden Sie die gleiche Routine wie beim Projizieren von Hellgrün an, benutzen Sie aber das Kronenchakra als Quellchakra.
7. Wenn Sie fertig sind, ziehen Sie Ihre Hand vom vorderen Solarplexuschakra weg, und schütteln Sie die Finger ein paarmal nach unten aus. Stabilisieren Sie das vordere Solarplexuschakra mit Hellblau. Sie sollten nun ziemlich entspannt sein.
8. Unterziehen Sie das rückwärtige Solarplexuschakra einem Sweeping abwechselnd mit Hellgrün und Hellviolett, und zwar mit insgesamt 60 Durchgängen oder so lange, bis Sie einen Rückgang des Staus spüren.

9. Energetisieren Sie das rückwärtige Solarplexuschakra mit Hellgrün, Hellblau und dann mit Hellviolett. Stabilisieren Sie mit Hellblau.
10. Unterziehen Sie das Meng-Mein-Chakra einem Sweeping abwechselnd mit Hellgrün und Hellviolett, und zwar mit insgesamt 60 Durchgängen oder so lange, bis Sie einen Rückgang des Staus spüren. Stabilisieren Sie mit Hellblau.
11. Unterziehen Sie das Halschakra einem Sweeping abwechselnd mit Hellgrün und Hellviolett, und zwar mit insgesamt 60 Durchgängen oder solange, bis Sie einen Rückgang des Staus spüren.
12. Energetisieren Sie es leicht nur mit Hellviolett. Sie energetisieren leicht, wenn Sie weniger Willenskraft als normal einsetzen und weniger intensiv visualisieren. Ihre Absicht bestimmt den Grad Ihres Energetisierens. Stabilisieren Sie mit Hellblau.
13. Dann unterziehen Sie das Ajnachakra einem Sweeping abwechselnd mit Hellgrün und Hellviolett, und zwar mit insgesamt 60 Durchgängen oder so lange, bis Sie einen Rückgang des Staus spüren.
14. Energetisieren Sie es leicht nur mit Hellviolett. Stabilisieren Sie es mit Hellblau.
15. Scannen Sie erneut Ihre Aura und die speziellen Bereiche, an denen Sie gearbeitet haben. Falls Sie überenergetisiert haben, beseitigen Sie den Überschuss mit einem Sweeping.
16. Schließen Sie ab, indem Sie die Hände ausschütteln und mit Alkohol einsprühen. Machen Sie ein paar Prana-Atemzüge, und entspannen Sie sich.

Wie Sie Ihren Prana-Fluss während der Wasserpumpentechnik testen

Ein positives Feedback trägt dazu bei, dass Sie Fortschritte machen. Wenn Sie in der glücklichen Lage sind, diese Übungen mit jemand anderem zu erlernen, können Sie mit Hilfe der folgenden Zwei-Personen-Übung leicht und rasch herausfinden, ob Sie beim Projizieren von Energie Prana durch Ihre Chakras von außen in Ihren Körper hineinziehen oder auf Ihren eigenen Vorrat zurückgreifen.

ÜBUNG 9.G: **Testen Ihres Prana-Flusses**

Bei dieser Übung stehen Sie. Ihr Partner sollte sich hinter Sie in einem Winkel stellen, der es ihm ermöglicht, Ihr Wurzelchakra zu scannen. Wir nehmen das Wurzelchakra, weil es sich von einem Partner leicht scannen lässt. Die Übungsschritte sind so beschrieben, als ob Sie Prana projizieren würden, und Ihr Partner würde Sie testen, aber tatsächlich sollten Sie sich nacheinander gegenseitig testen.
Sie sollten beide ein Standardaufwärmprogramm durchführen.

1. Wählen Sie ein Ziel für Ihre Visualisierung: ein Blatt Papier, die Wand, oder visualisieren Sie einfach Ihr Ziel. Es sollte sich in einem Abstand von 30 bis 60 Zentimeter vor Ihnen befinden.
2. Lassen Sie von Ihrem Partner Ihr Wurzelchakra scannen, bevor Sie damit anfangen, Prana zu projizieren, sodass Sie seine Größe und Stärke kennen, wenn Sie den Test beginnen.
3. Tippen Sie mit Ihrer nicht projizierenden Hand zweimal leicht an Ihr Quellenchakra (also das Wurzelchakra, das an der Basis der Wirbelsäule sitzt), um Ihre Aufmerksamkeit zu fokussieren und das Formulieren Ihrer Absicht zu erleichtern.
4. Heben Sie Ihre projizierende Hand in der richtigen Haltung zum Ziel hin. Halten Sie die andere Hand einfach an der Seite, legen Sie sie auf die Hüfte, oder stecken Sie sie in die Tasche.
5. Projizieren Sie einen pastellfarbenen Ring von rotem Prana mit einem strahlend weißen Zentrum von 10 bis 15 Zentimetern Durchmesser auf Ihr Ziel, vier Prana-Atmungszyklen lang. Richten Sie Ihre Wahrnehmung auf das Quellenchakra und auf das projizierende Chakra.
6. Während Sie projizieren, lassen Sie Ihren Partner Ihr Wurzelchakra erneut scannen, und zwar sowohl seine Breite wie seine Tiefe. Wenn Sie Prana durch das Wurzelchakra einziehen, sollte Ihr Partner spüren, wie sich das Wurzelchakra ausdehnt und verstärkt. Falls Sie Prana aus Ihrem eigenen Körper ziehen, wird Ihr Wurzelchakra unverändert bleiben oder vielleicht schrumpfen.

Wenn Sie nicht gerade Prana durch Ihr Wurzelchakra einziehen, entspannen Sie sich einfach, und fahren Sie dann mit Ihrer Übung fort. Um den Prana-Fluss auszulösen, genügt es, wenn Sie regelmäßig Ihre Absicht bekräftigen, Prana einzuziehen, während Sie energetisieren.

Ein paar abschließende Anmerkungen über das Arbeiten mit farbigen Pranas

- Elektrisch-Violett wird am besten als Kreis aus reinem, blendend weißem Licht oder als Blitz mit zart lavendelfarbenen Rändern visualisiert. Es gibt mehrere Möglichkeiten, dies zu tun: Denken Sie an die Zündschnur eines Feuerwerkskörpers, an die Spitze einer Wunderkerze oder an Sonnenlicht, das von frisch gefallenem Schnee reflektiert wird. All das erzeugt einen strahlend weißen Lichtblitz.
- Hier einige fortgeschrittene Visualisierungsübungen: Eliminieren Sie Ihr Übungsziel. Statt Ihre Visualisierung auf eine Wand oder auf ein Blatt Papier zu projizieren, visualisieren Sie ein Ziel in der Luft vor sich und erblicken dann Ihren pastellfarbenen Ring darauf. Verändern Sie auch die Größe Ihres farbigen Prana-Rings mit Hilfe Ihrer Absicht und Ihres Visualisierungsvermögens.
- Nachdem Sie sicherer darin geworden sind, Ihre Absicht zu formulieren, müssen Sie nicht mehr an Ihr Quellenchakra tippen. Verbinden Sie einfach Ihre Absicht mental damit, ohne es physisch zu berühren.
- Falls Sie während des Scannings auf einen lokalen Bereich mit einem hartnäckigen Stau stoßen, der einem regelmäßigen Sweeping widersteht, lockern Sie ihn mit grünem Prana. Formulieren Sie eine klare Absicht, den Stau aufzubrechen, nehmen Sie Ihr Halschakra wahr, und visualisieren Sie grüne Strahlen, die von den ersten beiden Fingern Ihrer scannenden Hand ausgehen. Lockern Sie in Zehnersätzen. Beseitigen Sie dann den Stau mit Hellgrün. Dies funktioniert besonders gut bei arthritischen Gelenken.

Checkliste zur Anwendung von farbigen Pranas

(Achtung: Wenden Sie das Standardaufwärmprogramm vor allen Übungssitzungen an.)

Allgemeines Selbst-Sweeping mit farbigen Pranas

1. Ermitteln Sie Ihre energetische Grundlinie, oder scannen Sie Ihre Aura vorn und hinten, um die Stärke und den möglichen Sitz einer Energiestörung festzustellen.
2. Tippen Sie an Ihr Halschakra, um Ihre Wahrnehmung darauf zu richten, und fokussieren Sie Ihre Absicht auf das Sweeping mit Hellgrün.
3. Visualisieren Sie Ihre Hände als große grüne Paddel oder mit hellgrünen Strahlen, die von den Fingerspitzen ausgehen.
4. Führen Sie ein erstes Sweeping von Kopf bis Fuß entlang der Zentrumslinie durch, mittels Visualisierung, wenn Sie möchten.
5. Schütteln Sie schmutziges Prana in Salzwasser ab.
6. Entfernen Sie Ihre Hände um eineinhalb Handbreit voneinander, und führen Sie ein zweites Sweeping von Kopf bis Fuß durch.
7. Schütteln Sie schmutziges Prana in Salzwasser ab.
8. Sprühen Sie Ihre Hände mit Alkohol ein.
9. Fahren Sie mit dem Sweeping fort, wobei sich die Bereiche der einzelnen Durchgänge leicht überlappen sollten, während Sie Ihre Hände jeweils um eineinhalb Handbreit nach außen bewegen.
10. Sprühen Sie Ihre Hände nach je zwei Durchgängen mit Alkohol ein.
11. Beim fünften und letzten Durchgang, bei dem Ihre Hände leicht ausgestreckt sind, folgen Sie dem Umriss Ihres Körpers.
12. Wiederholen Sie das Ganze am Rücken.
13. Tippen Sie auf Ihr Kronenchakra, um Ihre Wahrnehmung dorthin zu richten, und fokussieren Sie Ihre Absicht auf das Sweeping mit Hellviolett.
14. Visualisieren Sie Ihre Hände als große violette Paddel oder mit hellvioletten Strahlen, die von den Fingerspitzen ausgehen.
15. Wiederholen Sie die Schritte 4 bis 12 mit Hellviolett.

Lokales Selbst-Sweeping an einem Gelenk oder einem kleinen Körperbereich mit farbigen Pranas

1. Scannen Sie das Ziel, um die Stärke und den Sitz des Energiestaus zu ermitteln.
2. Tippen Sie an Ihr Quellenchakra, um Ihre Wahrnehmung dorthin zu richten, und fokussieren Sie Ihre Absicht auf das Sweeping mit dem farbigen Prana, das Sie benötigen.
3. Visualisieren Sie Ihre Hände mit farbigen Strahlen, die von den Fingerspitzen ausgehen.
4. Führen Sie einen ersten Satz von fünf bis zehn Hundepaddelsweepings durch, mittels Visualisierung, wenn Sie möchten.
5. Schütteln Sie schmutziges Prana in Salzwasser ab.
6. Führen Sie einen zweiten Satz von fünf bis zehn Hundepaddelsweepings durch.
7. Schütteln Sie schmutziges Prana in Salzwasser ab.
8. Sprühen Sie Ihre Hand mit Alkohol ein.
9. Fahren Sie mit dem Sweeping fort, und scannen Sie dann regelmäßig, bis sich herausstellt, dass der Bereich rein ist.
10. Sprühen Sie Ihre Hand nach je zwei Durchgängen mit Alkohol ein.

Lokales Selbst-Sweeping eines Chakras mit Farben

1. Scannen Sie das Zielchakra, um das Energieniveau zu ermitteln.
2. Tippen Sie an Ihr Quellenchakra, und fokussieren Sie Ihre Absicht auf das Sweeping mit dem farbigen Prana, das Sie benötigen.
3. Visualisieren Sie Ihre Hände mit farbigen Strahlen, die von den Fingerspitzen ausgehen.
4. Führen Sie einen ersten Satz von fünf Sweeping-Durchgängen im Uhrzeigersinn durch, mittels Visualisierung, wenn Sie möchten.
5. Schütteln Sie schmutziges Prana in Salzwasser ab.
6. Führen Sie einen zweiten Satz von fünf Sweeping-Durchgängen im Uhrzeigersinn durch.
7. Schütteln Sie schmutziges Prana in Salzwasser ab.
8. Sprühen Sie Ihre Hand mit Alkohol ein.
9. Fahren Sie mit dem Sweeping fort, und scannen Sie dann regelmäßig, bis sich herausstellt, dass der Bereich rein ist.
10. Sprühen Sie Ihre Hand nach je zwei Durchgängen mit Alkohol ein.

Selbstenergetisieren mit der Wasserpumpentechnik mit farbigen Pranas

1. Ermitteln Sie die energetische Grundlinie, oder scannen Sie Ihre Aura vorn und hinten, um die Stärke und den möglichen Sitz einer Energiestörung festzustellen.
2. Reinigen Sie mittels Sweeping alle Staubereiche – entweder lokale Bereiche oder Chakras.
3. Wenn Sie einen lokalen Bereich mit einer Energiestörung finden, reinigen Sie ihn und bekräftigen Sie dann Ihre Absicht, durch das der benötigten Farbe entsprechende Quellenchakra Prana einzuziehen und durch Ihre projizierende Hand auszustrahlen.
4. Bringen Sie Ihre Hände in die richtige Wasserpumpenposition.
5. Richten Sie Ihre Wahrnehmung leicht auf Ihr Quellenchakra und Ihr projizierendes Chakra.
6. Beginnen Sie mit der Prana-Atmung, und projizieren Sie das Prana in den Bereich – mit fünf bis sieben Zyklen bei einfachen Beschwerden bzw. mit 10 oder mehr Zyklen bei einem schwierigeren Problem.
7. Visualisieren Sie einen strahlend weißen Lichtkreis auf dem Ziel, der von einem pastellfarbenen Ring in der von Ihnen ausgewählten Farbe umgeben ist.
8. Treiben Sie das Prana mit einer leichten Drehung Ihrer projizierenden Hand im Uhrzeigersinn hinein.
9. Denken Sie daran, während des Energetisierens regelmäßig zu scannen.
10. Energetisieren Sie so lange, bis Sie einen leichten Widerstand aus dem Bereich spüren, bis der Bereich sich auf einem Niveau mit seiner Umgebung anfühlt, bis Sie das intuitive Gefühl haben, aufhören zu müssen, oder bis Sie fünf bis sieben Prana-Atmungszyklen (bei einem einfachen Problem) oder 10 Zyklen (bei einem schwierigeren Problem) erreicht haben.
11. Wiederholen Sie das Ganze bei allen gestörten Bereichen.

Die tägliche 6-Schritte-Übungsroutine – aktualisiert

Falls erforderlich:
1. Direktes Reinigen (Übungen 3.A und 3.B).
2. Dehnen und Lockern des Zwerchfells (Übung 4.A).
3. Handsensibilisierungs-Übung 1 und 2 (Übungen 1.A und 5.A).

Tägliche Praxis:
4. Prana-Atmung (Übung 4.B).
5. Scanning (Übungen 5.B bis 5.E). Allgemein und speziell: an Ihnen selbst und an anderen Personen, mit und ohne Visualisierung, energetische Grundlinie, chakrale Grundlinie.
6. Visualisierungspraxis mit Farben (Übungen 9.A und 9.B). Projizieren Sie einfache und zweifache Farben auf eine Wand oder ein Blatt Papier oder in eine menschliche Gestalt.
7. Allgemeines Sweeping mit Farben (Übungen 9.C bis 9.E). Allgemein und lokal: an Ihnen selbst und an anderen Personen, mit und ohne Visualisierung, Gesundheitsstrahlen, Gelenke und Körperteile, Chakras; fortgeschrittenes allgemeines Sweeping.
8. Energetisieren mit Farben (Übung 9.F). An einer anderen Person, an Ihnen selbst.
9. Testen des Prana-Flusses (Übung 9.G). Probieren Sie diese Übung ein paarmal, falls Sie mit einem Freund üben, dann müssen Sie sie nicht mehr ausführen.

   Eine ausgezeichnete Allzweckübung, die Sie an Stelle einer festgelegten Praxisroutine anwenden können, ist die Stresslinderungsübung (Übung 9.F). Führen Sie sie zweimal pro Woche an sich selbst durch. Sie umfasst Scanning, Sweeping und Energetisieren und ist für Sie sicherlich von großem Nutzen.

Nun haben Sie alle Grundlagen einer effektiven Energieheilung erlernt. Im nächsten Kapitel werden Sie den vierten von sechs Schritten zur Selbstheilung erlernen: die Energiehygiene, eine Praxis, die es nur in der Prana-Heilung gibt und die darin besteht, gesunde Entscheidungen zu treffen, um ein hohes Energieniveau zu halten.

10

Immer sauber bleiben – Die Bedeutung der Energiehygiene

Zu Beginn eines meiner Einführungskurse für Prana-Heilung erkundigte ich mich wie üblich bei den Schülern, wie sie leben, was für einen Beruf sie haben und wie sie in diesen Kurs gekommen sind. Eine junge Frau erklärte, sie sei Sozialarbeiterin bei zwei Drogenmissbrauchsprogrammen für Erwachsene, und an diesem Tag seien ihr gerade die Scheidungspapiere zugestellt worden. Sie sah müde aus und saß mit hängenden Schultern da. Ich hatte den Eindruck, dass ihr ein »Zerschneiden ihrer Bande« – der dünnen Prana-Fäden, die uns energetisch mit allem in unserem Leben verbinden, das eine starke Emotion in uns hervorruft – helfen könnte, und darum fragte ich sie, ob sie bereit sei, an einem Experiment teilzunehmen. Sie war einverstanden, und so bündelte und zerschnitt ich alle Bande, die sie an ihre Arbeit und ihre persönlichen Probleme gefesselt hatten. Sofort begann sie zu weinen und sagte, sie fühle sich ja so erleichtert. Sie gab zu, zusätzlich zu all dem Stress bei der Arbeit und im Privatleben leide sie auch noch unter Bulimie. Wir zerschnitten auch noch das Band zu diesem Problem. Fünf Tage später erzählte sie allen Kursteilnehmern, sie habe seither keinen Bulimieanfall mehr gehabt, ihr Leben habe sich bereits verändert, und auch ihre Arbeit sei weniger stressig.

SHEEVAUN O'CONNOR, PRANA-HEILUNGSINSTRUKTORIN,
HUNTINGTON BEACH, KALIFORNIEN

Sie müssen etwas tun, wenn Sie Ihren Energiekörper rein halten wollen. Da Sie Teil eines dynamischen bioenergetischen Systems sind, begegnen Sie sowohl dem Prana, das das Leben erhält, wie den Verunreinigungen, die dieses Prana schwächen. Frisches Prana wird dem System von der Sonne, der höchsten Quelle, zugeführt, aber während alle Lebewesen dieses frische Prana aufnehmen und verbrauchen – Ihr Energiekörper »atmet« genauso wie Ihr Atemsystem –, geben sie auch schmutziges Prana an das System ab. Dieses ausgeschiedene Prana wird teilweise auf natürliche Weise abgebaut, aber ein Teil davon verbleibt in der Luft und im Boden als Restverschmutzung. Somit sind wir anfällig für eine spezielle Art der Umweltverschmutzung – wir nehmen schmutziges Prana aus der Luft auf, die wir atmen, aus der Nahrung und dem Wasser, welche wir konsumieren, und aus den Orten, an denen wir leben und arbeiten.

Außerdem befinden wir uns, während wir uns durch dieses bioenergetische System bewegen, unvermeidlicherweise oft in der Nähe anderer Menschen, die nicht immer positiv sind. Und wir geraten in Situationen, die negative Reaktionen in uns auslösen. Wir leben und arbeiten mit Menschen zusammen, die zornig, vorsätzlich verletzend oder auf andere Weise emotional destruktiv sind. Viele persönliche, gesellschaftliche und familiäre Einflüsse sorgen dafür, dass wir Stress, Sorgen, negative Emotionen und einengende Überzeugungen haben oder daran festhalten. Jede Negativität – egal, ob unser Arbeitsplatz oder unser Zuhause, allgemeine Lebensumstände, die Handlungen oder Worte eines anderen Menschen oder einfach unsere anhaltenden Ängste deren Quelle sind – mindert und verschmutzt unseren persönlichen Energievorrat und führt zu emotionaler Verschmutzung.

Wir leben zwar in einer energetisch unsauberen Welt und können eine Verschmutzung nicht völlig ausschalten, doch wir können sie durch Energiehygiene lindern – durch die Praxis, unseren persönlichen Energietank so sauber und voll wie möglich zu halten. Die Energiehygiene ist der vierte der sechs Schritte zur Selbstheilung.

Die Schlüssel zur Energiehygiene

Wenn Sie die Energiehygiene sorgfältig praktizieren, verfeinert sich Ihr Energiekörper – die Prana-Teilchen, aus denen Ihre Energieaura besteht, werden reiner und kleiner. Sie schwingen auch mit einer höheren Frequenz. Ein verfeinerter Energiekörper ist in der Lage, mehr Prana aller Frequenzen aufzunehmen. Diese Verfeinerung führt zu einer komplexen Verstärkung: Wenn Sie eine gute Energiehygiene praktizieren, können Sie mehr Prana aufnehmen, was wiederum Ihren Energiekörper noch mehr verfeinert, sodass Sie noch mehr Prana aufnehmen können, und so weiter. Ein verfeinerter Energiekörper ist auch in energetischer Hinsicht stärker, und das ermöglicht es Ihnen, gegen Beschwerden widerstandsfähiger zu werden und rascher zu genesen, wenn Sie tatsächlich krank werden.

Es gibt fünf Schlüssel zur Energiehygiene – emotionale Regulierung, richtige Ernährung, körperliches Training, saubere Umwelt und einen letzten speziellen Schlüssel: die häufige Verwendung von Salz mit all seinen reinigenden Anwendungen.

Emotionale Regulierung

Die emotionale Regulierung ist die Kontrolle über die toxische Wirkung negativer Emotionen und einengender Überzeugungen, ob sie von uns selbst ausgehen (Selbstverschmutzung) oder von anderen Menschen, die diese Negativität gegen uns richten (Verschmutzung durch andere). Im 2. Kapitel haben Sie bereits mehrere direkte Reinigungstechniken zur Abmilderung von emotionaler Selbstverschmutzung erlernt: die Praktiken der Selbstwahrnehmung und des höheren Denkens. Sie wissen auch schon, wie Sie die indirekte Reinigungsfähigkeit der Prana-Atmung anwenden und wie Sie emotional verursachte schmutzige Energie aus Ihrer Aura mit Selbst-Sweeping beseitigen können. Im 11. Kapitel stellen wir eine weitere indirekte Reinigungstechnik, die Meditation, vor.

In diesem Kapitel vermitteln wir zwei Techniken zur Abmilderung von emotionaler Verschmutzung von Seiten anderer Menschen, die negativ, zornig, ängstlich oder destruktiv sind und die diese emotionale und energetische Toxizität unter ihren Mitmenschen verbreiten: eine spezielle Anwendung des Zerschneidens von Banden sowie eine Methode, wie Sie Ihre Aura gegenüber der Negativität verschließen können.

Bevor Sie sich mit den Techniken der emotionalen Regulierung befassen, probieren Sie bitte dieses Zwei-Personen-Experiment aus, das die gesundheitsschädliche Wirkung negativer Emotionen und die heilende Kraft positiver Emotionen demonstriert.

ÜBUNG 10.A: *Die Wirkungen negativer und positiver Emotionen auf Energieniveau und Gesundheit*

Sie und Ihre Testperson sollten stehen. Stellen Sie sich hinter Ihre Testperson in einem Abstand, der es Ihnen erlaubt, ihre Aura bequem zu scannen. Sie sollten beide ein Standardaufwärmprogramm absolvieren.

1. Scannen Sie die Aura Ihrer Testperson an mehreren Punkten, um rasch ihre energetische Grundlinie zu ermitteln. Stellen Sie deren Tiefe und Stärke fest.
2. Weisen Sie Ihre Testperson an, eine starke negative Emotion wie Zorn zu entwickeln, indem sie sich an eine Situation erinnert oder sie sich vorstellt, in der sie provoziert wurde. Sie soll sich voll und ganz mit dem Gefühl identifizieren, indem sie sich in diese Situation zurückversetzt. Vielleicht stellt sie sich vor, wie sie beim Autofahren geschnitten oder am Telefon hingehalten wurde.
3. Fordern Sie die Testperson auf, ihren Zorn auch körperlich zum Ausdruck zu bringen: durch ein mürrisches Gesicht, ein Stirnrunzeln, ein Hängenlassen der Schultern, ein aggressives Verschränken der Arme. Sie kann sich sogar innerlich fluchen hören.
4. Während sich Ihre Testperson auf dem Höhepunkt ihrer zornigen Verfassung befindet, scannen Sie sie erneut. Sie werden ein Abnehmen der Tiefe und Stärke ihrer Aura an jedem Punkt feststellen. Vielleicht finden Sie auch heraus, dass ihr vorderes oder rückwärtiges Solarplexuschakra einen Mangel oder Stau aufweist, je nachdem, was für ein Mensch Ihre Testperson ist.
5. Holen Sie die Testperson aus ihrem negativen Zustand heraus, und lassen Sie sie für eine oder zwei Minuten herumgehen und mehrere Prana-Atmungszyklen ausführen, um sich zu entspannen.

6. Dann bitten Sie Ihre Testperson eine starke positive Emotion wie Liebe zu empfinden, indem sie sich eine Liebessituation vorstellt oder sich an sie erinnert. Sie kann sich vorstellen, wie sie mit einem geliebten Menschen zusammen ist, oder einen besonders glücklichen Augenblick in ihrem Leben nacherleben. Sie sollte voll in dem Gefühl aufgehen und es in ihrem entspannteren Gesicht und Körper zum Ausdruck bringen. Veranlassen Sie sie dazu, innerlich zu hören, wie sie liebevolle Wort spricht und empfindet.
7. Scannen Sie Ihre Testperson auf dem Höhepunkt dieses positiven emotionalen Zustands. Sie werden feststellen, dass die Tiefe und Stärke der Aura zugenommen hat. Sie werden vielleicht auch bemerken, dass die vorderen und rückwärtigen Herz- und Solarplexuschakras erheblich verstärkt sind.

Führen Sie dieses Experiment mit verschiedenen Menschen und unterschiedlichen Emotionen durch (Angst, Zorn, Sorge, Liebe, Freude, Glück und so weiter). Stets stellen wir fest, dass negative Emotionen unsere Energie reduzieren oder stauen, während positive Emotionen sie erhöhen und verstärken. Diese ebenso einfache wie tiefgründige Übung beweist, dass Gedanken ganz körperliche Energien und Auswirkungen haben. Sie zeigt auch, dass Gedanken und Emotionen Ihr persönliches Energieniveau beeinflussen – und Ihre Gesundheit.

In unseren Kursen demonstrieren wir anhand eines Experiments, wie giftig negative Emotionen sein können. Unsere Schüler scannen das Solarplexuschakra eines zornigen Menschen, und dann scannen sie ein Stück Schweinefleisch. (Im Laufe dieses Kapitels werden Sie erfahren, dass Schweinefleisch in energetischer Hinsicht extrem schmutzig ist – wir empfehlen Ihnen, es bei Ihrer Ernährung wegzulassen.) Das Solarplexuschakra der zornigen Person fühlt sich stets viel schmutziger, schwerer und klebriger an als das Schweinefleisch.

Bande zerschneiden

Sie stellen automatisch energetische Bande zu allem her, dem Sie Ihre Aufmerksamkeit zuwenden. Diese Bande sind besonders eng, wenn der Gegenstand Ihrer Aufmerksamkeit eine starke positive oder negative Emotion in Ihnen weckt. Solche Bande verbinden Sie mit Ihrem Lebensgefährten, Ihrer Familie, Ihrer Arbeit, Ihren Freunden und so weiter.

Bündel von solchen Banden erstrecken sich von Ihrer Energieaura nach außen. Sie können mit jedem Punkt in Ihrer Energieaura verbunden sein, aber häufig sind sie es mit dem vorderen und dem rückwärtigen Solarplexuschakra, da diese Chakras die Emotionen steuern. Bande, die Sie mit Menschen oder Situationen verbinden, welche eine starke negative Emotion in Ihnen wecken, etwa Sorge, Angst oder Zorn, führen zu energetischer Verschmutzung, und darum ist es ratsam, alle Band regelmäßig zu zerschneiden, zumindest einmal am Abend. Dies dauert nur Sekunden, bewirkt aber rasch ein Gefühl von Erleichterung und Leichtigkeit. Der Prana-Heiler Arnon Davidovici wendet das Zerschneiden der Bande an, um nach einem langen Tag wieder geistige Klarheit zu erlangen. Arnon erklärt: »Wenn der ganze Stress des Tages anfängt, mich zu zermürben, und ich merke, dass meine Handlungen und Entscheidungen weniger objektiv und klar werden, zerschneide ich alle Bande, mit denen ich nicht verbunden sein möchte. Sofort fühle ich mich wie ein anderer Mensch. Dann weiß ich, wer ich bin und was ich tun muss. Ich treffe meine Entscheidungen gelassener und klarer und gehe mit anderen Menschen um, ohne mich von äußeren Einflüssen und von Stress leiten zu lassen.« Viele Heiler nutzen das Zerschneiden von Banden, um die Bindung an ihre Patienten aufzuheben. Jason J. Wilson, ein Chiropraktiker aus Minneapolis, stellt fest, dass das Zerschneiden von Banden für ihn »äußerst entlastend« ist. Es gibt ihm mehr Energie, da er nicht mehr vom Rückfluss schmutziger Energie durch Bande verschmutzt wird, die noch zu seinen Patienten bestehen.

Das Zerschneiden von Banden, um Kindern zu helfen

Ich habe herausgefunden, dass das Zerschneiden von Banden besonders hilfreich ist, wenn man Kindern Ängste nehmen möchte. Unsere ältere Tochter wollte am ersten Tag nicht in den Kindergarten gehen. Sie war noch immer mit ihrer Mutter »verbunden«. Aber nachdem meine Frau das Band zwischen Genevie und ihr zerschnitten hatte, ging Genevie sofort zu den anderen Kindern, ohne eine weitere Träne zu vergießen.

Meister Stephen Co

ÜBUNG 10.B: *Zerschneiden von Banden*

Stehen Sie bei dieser Übung. Ein Aufwärmen ist nicht erforderlich, aber Sie sollten eine Anrufung machen, ein paar Prana-Atemzüge anwenden, Ihre Hände ein paarmal ausschütteln und stumm Ihre Absicht bekunden, die Bande zu zerschneiden.

1. Bringen Sie Ihre Hände in die leicht schalenförmige Position des allgemeinen Sweepings. Führen Sie eine Hand über und ein wenig vor Ihren Kopf, und halten Sie die andere Hand nach unten an Ihrer Seite, aber leicht nach innen zu Ihrem Körper hin gebogen (Abbildung 10.1) – als ob Sie einen großen Ball vor sich halten würden. Die meisten Menschen führen ihre dominante oder energetisierende Hand nach oben.
2. Stellen Sie sich vor, dass Lichtstrahlen von Ihren Fingerspitzen ausgehen, die so lang sind, dass sie über die Vorderseite Ihres Körpers hinwegstreichen.
3. Führen Sie nun das Sweeping mit der oberen Hand nach unten und mit der anderen Hand nach oben durch. Sie können die Knie beugen, damit das Sweeping auch die Vorderseite Ihrer Beine erfasst. Stellen Sie sich vor, dass Sie all die Bande einsammeln, von der Unterseite Ihrer Füße bis zu Ihrem Scheitel, die mit verschiedenen Teilen Ihrer Energieaura verbunden sind.
4. Ziehen Sie sie vor Ihrem vorderen Solarplexuschakra zu einem einzigen Bündel zusammen. Sie sollten sie spüren können, wenn Ihre Hände etwa 20 bis 30 Zentimeter voneinander entfernt sind. Dann fassen Sie die Bande mit der Hand, die das Sweeping von unten nach oben durchgeführt hat (Abbildung 10.2).
5. Zerschneiden Sie die Bande kräftig mit einem raschen Karateschlag mit Ihrer dominanten oder oberen Hand. Sie können sich Ihre Handkante als scharfes Sägemesser visualisieren. Führen Sie drei Schnitte dicht an Ihrem Körper am vorderen Solarplexuschakra durch. Dann beseitigen Sie die Bande, indem Sie sie beiseite werfen. Falls Sie Salzwasser neben sich haben, werfen Sie sie ins Salzwasser. Falls nicht, verwenden Sie einfach die Visualisierung der grünen Flamme in einem Eimer.
6. Visualisieren Sie ein Bild von Ihrem Rücken. Zur leichteren Handhabung sollte es ein Drittel so groß wie in Wirklichkeit sein.
7. Führen Sie eine Hand über Ihren visualisierten Kopf und eine Hand unter Ihre visualisierten Füße.

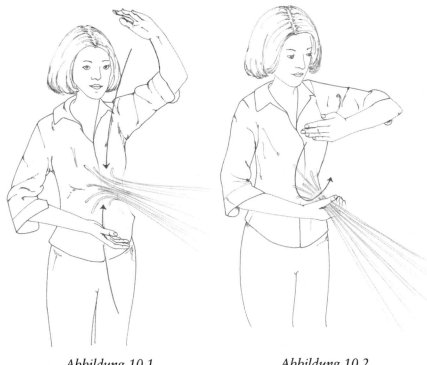

Abbildung 10.1   Abbildung 10.2

8. Wenden Sie das Sweeping an, und sammeln Sie die Bande zu einem Bündel an Ihrem rückwärtigen Solarplexuschakra, auf die gleiche Weise wie an der Vorderseite, und zerschneiden Sie sie dann mit drei kräftigen Hieben. Werfen Sie sie beiseite zum anderen Bündel.
9. Nehmen Sie nun Ihr Kronenchakra wahr, und projizieren Sie violettes oder elektrisch-violettes Prana etwa fünf Sekunden lang in das Bündel, um die Bande zu neutralisieren.

Verschließen und Verstärken Ihrer Aura

Diese Technik, die auf einer fortgeschrittenen Prana-Heilungspraxis namens energetischer Selbstschutz beruht, ermöglicht es Ihnen, Ihre Energieaura zu verschließen und zu verstärken, damit sie weniger anfällig wird für eine Verschmutzung durch die negativen Worte oder Emotionen anderer. Wie die Prana-Atmung ist das Verschließen Ihrer Aura äußerst einfach, aber sehr wirksam. Die Prana-Heilungsschülerin Naila Vavra wendet es regelmäßig an. »Ich komme täglich mit vielen Menschen zusammen, und das Verschließen der Aura hat sich als sehr wirksam erwiesen, wenn ich mich vor der Negativität anderer Menschen abschirmen will«, sagt sie. »Neulich trat jemand an mich heran und beleidigte mich. Rasch verschloss ich meine Aura und stellte mich leicht seitlich zu der Person hin. Es verging keine Minute, da ging diese Person einfach davon und sprach dabei mit sich selbst.« Sie können diese Technik kurz vor oder sogar während einer Begegnung mit jemandem anwenden, von dem Sie wissen, dass er sich oft negativ oder zornig äußert. Hier zwei Varianten dieser wirksamen Übung.

ÜBUNG 10.C: *Verschließen und Verstärken Ihrer Aura*

Beide Varianten lassen sich im Stehen oder Sitzen ausführen.

Variante 1
1. Drücken Sie die Zunge an den Gaumen.
2. Artikulieren Sie stumm eine Anrufung.
3. Formulieren Sie die Absicht, Ihre Aura allen negativen Gedanken, Emotionen und Worten gegenüber zu verschließen.
4. Kreuzen Sie die Arme. (Dies verschließt die obere Hälfte Ihrer Aura).
5. Kreuzen Sie die Beine. (Dies verschließt die untere Hälfte Ihrer Aura.)

Diese Haltung verschließt Ihre Aura automatisch gegenüber jeder Negativität. Sie macht Sie auch auf natürliche Weise resistent gegenüber Menschen, die versuchen, Sie zu beeinflussen. Diese Haltung wird allerdings allgemein als defensiv interpretiert – vielleicht probieren Sie es daher mit dieser subtileren, aber genauso effektiven Variante:

Variante 2
1. Drücken Sie die Zunge an den Gaumen.
2. Artikulieren Sie stumm eine Anrufung.
3. Tippen Sie an Ihr Ajnachakra (das Zentrum des Willens) und erklären Sie in Gedanken mit voller Überzeugung: »Aura! Du wirst dich jetzt zusammenziehen und kompakt werden!« Wiederholen Sie dies dreimal.
4. Nachdem die Gefahr oder der Konflikt vorbei ist, sagen Sie stumm: »Aura, normalisiere.« (Dies verhindert, dass irgendwelche negati-

ven Gedanken und Emotionen in einer kompakten Aura festgehalten werden.)

Sowohl das Zerschneiden der Bande wie das Verschließen und Verstärken Ihrer Aura machen Sie weniger anfällig für eine energetische Verschmutzung durch andere Menschen. Praktizieren Sie diese Techniken regelmäßig.

Die richtige Ernährung

Um die Energiehygiene auf Ihre Ernährung anzuwenden, sollten Sie sich bemühen, Dinge zu essen, die physisch und energetisch rein sind. In physischer Hinsicht sollte Ihre Nahrung so weit wie möglich frei von Schmutz, Keimen und Giften sein. In energetischer Hinsicht sollte sie »rein« und »leicht« sein, wenn Sie sie scannen und berühren – sie sollte sich nicht »klebrig« und »schwer« anfühlen.

Die Tabelle 10.I enthält eine Nahrungshierarchie, die Lebensmittel nach ihrem energetischen Reinheitsgrad (von rein bis schmutzig) klassifiziert.

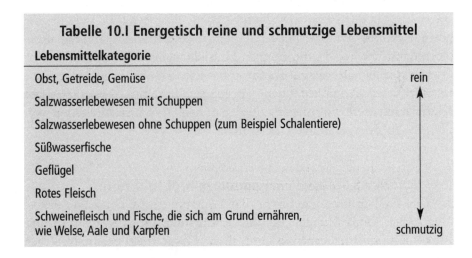

Tabelle 10.I Energetisch reine und schmutzige Lebensmittel	
Lebensmittelkategorie	
Obst, Getreide, Gemüse	rein ↑
Salzwasserlebewesen mit Schuppen	
Salzwasserlebewesen ohne Schuppen (zum Beispiel Schalentiere)	
Süßwasserfische	
Geflügel	
Rotes Fleisch	
Schweinefleisch und Fische, die sich am Grund ernähren, wie Welse, Aale und Karpfen	↓ schmutzig

Obst, Getreide und Gemüse sind energetisch rein, da sie den höchsten Prana-Quellen nahe sind: der Sonne, der Luft und der Erde. Sie haben mehr Prana, und es ist feiner, das heißt, Sie können es leichter aufnehmen.

Fleisch ist von den höchsten Quellen des Pranas weiter entfernt, da Tiere Pflanzen oder andere Tiere essen müssen – sie beziehen ihre Energie indirekt. Folglich ist das Prana in Fleisch gröber. Die Energieteilchen sind schmutziger, größer und weniger fein, das heißt, Ihr Körper muss sich mehr anstrengen, um die Energie aus dem Fleisch herauszuholen. Das Prana in Fleisch ist auch grob, weil die traumatische Angst, die ein Tier beim Schlachten erlebt, in seinem Körper steckt. Wenn Sie dieses Fleisch verzehren, werden diese negativen emotionalen Energien von Ihren Solarplexuschakras und Ihrer Aura aufgenommen. Außerdem ist Fleisch oft physisch schmutzig aufgrund der starken Zusätze von Wachstumshormonen im Futter und von Medikamenten, die Tieren verabreicht werden, damit sie nicht krank werden. Ein Mensch mit einer stark auf Fleisch ausgerichteten Ernährung neigt zu einer generell recht schmutzigen Aura. Sie kann groß sein, wenn Sie sie scannen, insbesondere am Wurzel- und am Nabelchakra, aber sie ist verstopft.

Gewisse Sekten alter Qi-Gong-Meister und Kampfsportler begleiteten ihre Trainings- und Energieübungen gezielt mit einer Ernährung, die sehr stark auf Fleisch abgestellt war, weil sie ihr Wurzelchakra entwickeln und physische Kraft für den Kampf aufbauen wollten. Sie waren tatsächlich in physischer Hinsicht sehr energetisiert und sehr stark, und sie brauchten sehr wenig Schlaf. Aber weil ihr Energiekörper mit grober, nicht verfeinerter Energie gefüllt war, waren sie auch in energetischer und emotionaler Hinsicht sehr unausgeglichen. Ihr Energiekörper hatte wenig Raum, irgendein höherwertiges, verfeinertes spirituelles Prana aufzunehmen. Sie starben im Allgemeinen auch relativ jung, weil ihr Körper von der hohen Verschmutzung und von der groben Energie einfach verbraucht war.

Empfehlungen für eine energetisch reine Ernährung

Hier einige Empfehlungen für Ihre Ernährung, die sich allein an der Maximierung Ihrer Energie und Ihrer Gesundheit orientieren. Sie haben nichts mit irgendwelchen bestimmten Religionen oder anderen Weltanschauungen zu tun. Übernehmen Sie sie, wenn Sie mögen.

- Erhöhen Sie Ihren Verzehr von reinen Lebensmitteln, die energiereich sind, insbesondere von Obst, Getreide und Gemüse.
- Reduzieren oder minimieren Sie energetisch schmutzige Lebensmittel.
- Verzichten Sie auf Schweinefleisch, Welse und Aale – dies sind in energetischer Hinsicht sehr schmutzige Lebensmittel.
- Ziehen Sie frische, natürliche und biologisch angebaute Lebensmittel konservierten oder verarbeiteten Lebensmitteln vor – sie enthalten mehr Prana.
- Verkochen Sie Ihr Essen nicht – übermäßige Hitze neutralisiert das Prana.
- Minimieren Sie den Verzehr von Lebensmitteln, die in der Mikrowelle aufgetaut oder erwärmt wurden. Mikrowellen beeinflussen zwar vielleicht nicht den Nährwert von Lebensmitteln, reduzieren jedoch erheblich ihr Energiepotenzial.
- Konsumieren Sie Alkohol in Maßen. Geringe Mengen Wein oder Bier haben eine reinigende Wirkung auf das Essen aufgrund ihres leichten Alkoholgehalts. Hochprozentige Spirituosen schwächen hingegen das Prana.

ÜBUNG 10.D: *Lebensmittel auf Reinheit und Energie scannen*

(Achtung: Dies ist eine etwas fortgeschrittenere Technik. Wir empfehlen sie Ihnen nur, wenn Sie im Scanning erfahren genug sind.)

Bevor Sie beginnen, besorgen Sie sich folgende Lebensmittel: ein frisches Stück natürlich gewachsenes Obst, ein frisches Stück biologisch angebautes Obst, eine Scheibe Vollkornbrot, ein Stück nicht eingefrorener Fisch, ein Stück rotes Fleisch und ein Stück Schweinefleisch. Führen Sie Ihr Standardaufwärmprogramm durch.

1. Formulieren Sie stumm Ihre Absicht, diese Lebensmittel zu scannen und ihre Reinheit und Energiestärke zu vergleichen.
2. Legen Sie das natürlich angebaute Obst auf den Tisch. Bewahren Sie die anderen Lebensmittel nicht auf dem Tisch auf. Scannen Sie die Frucht aus mehreren Winkeln, und stellen Sie die Tiefe und Stärke ihrer Energieaura fest. Nachdem Sie ein paarmal gescannt haben, streichen Sie langsam ein wenig Energie von der Frucht in Ihre scannende Hand, und fühlen Sie sie darin. Rollen Sie sie zwischen den

Fingern hin und her. Vielleicht empfinden Sie dabei ein leichtes Schwingen oder ein Gefühl von Leichtheit. Schütteln Sie Ihre scannende Hand ein paarmal nach unten aus, bevor Sie das nächste Lebensmittel scannen.
3. Scannen Sie das biologisch angebaute Obst, und stellen Sie die Tiefe und Stärke seiner Energieaura fest. Streichen Sie durch Sweeping ein wenig Energie ab und fühlen Sie sie. Das leichte Schwingen sollte stärker sein. Schütteln Sie Ihre scannende Hand ein paarmal aus.
4. Führen Sie die gleiche Routine beim Brot durch. Je nachdem, wie frisch es ist, sollte das Gefühl dem bei dem natürlich angebauten Obst ähneln. Schütteln Sie Ihre scannende Hand aus.
5. Scannen Sie den Fisch, das rote Fleisch und das Schweinefleisch. Die Energie wird sich jeweils zunehmend schwerer und dichter, vielleicht sogar klebrig anfühlen.
6. Sprühen Sie Ihre Hände mit Alkohol ein.
7. Geben Sie nun ein oder zwei Lebensmittel, die sich für Sie besonders rein und stark anfühlten, für etwa 45 Sekunden in die Mikrowelle. Nehmen Sie sie wieder heraus, und scannen Sie sie. Sie werden einen erheblichen Energieabfall verspüren.

Versuchen Sie doch andere Arten von Lebensmitteln und verschiedene Marken sowie Lebensmittel zu scannen, bevor und nachdem sie nach unterschiedlichen Methoden verarbeitet und zubereitet worden sind.

Das Reinigen Ihrer Nahrung

Da Lebensmittel, selbst aus biologischem Anbau, nie völlig frei von Verschmutzung sind, ist es eine gute Idee, Ihre Nahrung zu reinigen und zu energetisieren, bevor Sie sie verzehren. Wir stellen Ihnen hier zwei Vorgehensweisen vor: eine, die sich vor dem Essen, und eine andere, die sich »rückwirkend« anwenden lässt, nämlich dann, wenn Sie Ihre Nahrung nicht diskret reinigen können. Fast jeder, der das Reinigen der Nahrung praktiziert, stellt fest, dass diese tatsächlich anders und besser schmeckt: leicht, rein und aromatischer statt dick und schwer.

Stellen Sie Ihren Behälter mit Salzwasser und Ihre Alkoholsprühflasche bereit.

ÜBUNG 10.E: *Energetische Reinigung Ihrer Nahrung*

Führen Sie Ihr Standardaufwärmprogramm durch.

1. Richten Sie Ihre Wahrnehmung eine Sekunde lang auf Ihr Halschakra, und energetisieren Sie dann Ihre Nahrung 10 Sekunden lang mit Hellgrün. Schütteln Sie Ihre energetisierende Hand ein paar Sekunden lang aus.
2. Richten Sie Ihre Wahrnehmung eine Sekunde lang auf Ihr Kronenchakra, und energetisieren Sie dann Ihre Nahrung 10 Sekunden lang mit Hellviolett. Die rasche Grün-Violett-Abfolge löst schmutzige Energie. Schütteln Sie Ihre energetisierende Hand erneut ein paar Sekunden lang aus.
3. Unterziehen Sie die Nahrung einem Sweeping mit weißem Prana etwa 10-mal oder bis sie sich rein anfühlt. Werfen Sie die schmutzige Energie ins Salzwasser, wenn Sie es bereitstehen haben, oder in eine Visualisierung einer grünen Flamme in einem Eimer.
4. Richten Sie Ihre Wahrnehmung auf Ihr Kronenchakra und energetisieren Sie die Nahrung etwa 10 Sekunden lang mit Violett.
5. Wenn Sie Zeit haben, energetisieren Sie auch mit Elektrisch-Violett. Lassen Sie die Energie vor dem Essen etwa ein bis zwei Minuten in die Nahrung eindringen.
6. Scannen Sie Ihre Nahrung erneut. Ihre Energie wird reiner, stärker und leichter sein.

ÜBUNG 10.F: *»Rückwirkende« Nahrungsreinigung*

Sie können diese Technik anwenden, wenn Sie Nahrung mit schmutziger Energie essen müssen und nicht in der Lage sind, die obige Reinigung durchzuführen. (Vielleicht sind Sie zum Essen eingeladen, und es gibt rotes Fleisch oder Schweinefleisch, und Sie möchten Ihre Gastgeber nicht beleidigen.) Sie sollten diese Technik so bald wie möglich nach dem Essen absolvieren.

Bei dieser Technik wird Colon Cleanse verwendet, ein pflanzliches Darmpflegemittel, mit dem sich Toxine aus dem Verdauungstrakt spülen lassen. (Sie können dieses Produkt über Internationale Apotheken auch in Deutschland beziehen, oder Sie fragen Ihren Apotheker nach einem vergleichbaren Produkt.)

Führen Sie Ihr Standardaufwärmprogramm durch.
1. Trinken Sie ein Glas mit gelöstem Colon Cleanse; halten Sie sich an die Anweisungen der Packungsbeilage.
2. Führen Sie an Bauch und Unterleib ein lokales Sweeping abwechselnd mit Grün und Violett durch (erst zwei Fünfersätze mit Grün, dann nach dem Einsprühen der Hände zwei Fünfersätze mit Violett, bis Sie auf insgesamt 40 Sweeping-Durchgänge kommen).
3. Führen Sie das lokale Sweeping am vorderen Solarplexuschakra abwechselnd mit Grün und Violett durch (insgesamt 40 Sweeping-Durchgänge).
4. Führen Sie das lokale Sweeping am rückwärtigen Solarplexuschakra abwechselnd mit Grün und Violett durch (insgesamt 40 Sweeping-Durchgänge). Option: Da schmutzige Nahrung Ihren gesamten Energiekörper verunreinigen kann, können Sie vor den Schritten 5 bis 7 rasch ein allgemeines Sweeping durchführen. Die Technik ist jedoch auch ohne ein allgemeines Sweeping ziemlich effektiv.
5. Führen Sie ein lokales Sweeping am Nabelchakra abwechselnd mit Grün und Violett durch (insgesamt 40 Sweeping-Durchgänge).
6. Führen Sie ein lokales Sweeping an der Leber abwechselnd mit Grün und Violett durch (insgesamt 40 Sweeping-Durchgänge).
7. Energetisieren Sie während zehn Prana-Atmungszyklen das Nabelchakra mit weißem Prana.

Reinigen und Energetisieren Ihres Trinkwassers

In Flaschen abgefülltes und gefiltertes Wasser ist zwar besser als Leitungswasser, doch sogar gereinigtes Wasser enthält energetische Verunreinigungen. Reinigen Sie Ihr Trinkwasser, wenn Sie Zeit haben. Sie können es auch mit Prana aufladen, damit es noch gesünder ist.

ÜBUNG 10.G: *Reinigen und Energetisieren Ihres Trinkwassers*

Geben Sie Ihr Trinkwasser in eine große Karaffe oder Flasche aus Glas. Plastikgefäße sind aus petrochemischen Nebenprodukten und energetisch schmutzig. Gebirgsquellwasser und gefiltertes Wasser sind Leitungswasser vorzuziehen – doch die folgenden Schritte reinigen und energetisieren sogar Leitungswasser.

Führen Sie Ihr Standardaufwärmprogramm durch.
1. Scannen Sie vor dem Sweeping und Reinigen das Wasser, und stellen Sie die Größe und Stärke seines Energiefelds fest.
2. Unterziehen Sie das Wasser einem Sweeping mit Hellviolett in 20 Zyklen, und entsorgen Sie jede Verschmutzung in einen Topf mit Salzwasser, oder wenden Sie die Visualisierungstechnik der grünen Flamme im Eimer an.
3. Energetisieren Sie das Wasser während vier Prana-Atmungszyklen mit Hellviolett, während Sie die entschiedene Absicht formulieren, dass das Wasser hoch energetisiert werden soll. Stabilisieren und versiegeln Sie die Energie, indem Sie mit Hellblau energetisieren. Stabilisieren Sie noch einmal.
4. Stellen Sie die Flasche oder Karaffe einen oder zwei Tage lang draußen in die Sonne, damit sie Sonnen-Prana aufnimmt.
5. Scannen Sie das Wasser nach ein paar Tagen erneut. Sie sollten einen erheblichen Unterschied in der Größe und Stärke seines Energiefelds feststellen.

Abgekürztes Verfahren: Wenn Sie keine Zeit haben, können Sie das Wasser entweder reinigen und energetisieren oder die Karaffe zwei Tage lang in die Sonne stellen. Stabilisieren Sie anschließend.

Heilpflanzen und Nahrungsergänzungen

Bestimmte Heilpflanzen und Nahrungsergänzungen haben stark reinigende und energetisierende Wirkungen, weil sie große Mengen konzentriertes farbiges Prana enthalten. In Tabelle 10.II sind einige dieser getesteten Zusatzstoffe zusammen mit empfohlenen Marken und Dosierungen aufgeführt. (Achtung: Patienten mit Krebs, Aids oder einer anderen schweren Autoimmunstörung dürfen reinigende oder energetisierende Heilpflanzen oder Nahrungsergänzungen nur nach Rücksprache mit ihrem Arzt einnehmen – manche Stoffe beschleunigen nämlich die Krankheiten.)

ÜBUNG 10.H.: *Vergleich der Stärke von Vitaminen, Heilpflanzen und Nahrungsergänzungen*

Sie können mit Hilfe der Technik des Lebensmittel-Scannings (Übung 10.D) die relative Reinheit und Energiestärke von Vitaminen, Heilpflanzen und Nahrungsergänzungen messen.
Führen Sie Ihr Standardaufwärmprogramm durch.

1. Formulieren Sie stumm Ihre Absicht, die Reinheit und Energiestärke dieser Vitamine, Heilpflanzen und Nahrungsergänzungen zu scannen und zu vergleichen.
2. Scannen Sie die Behälter oder Flaschen nacheinander, und vergleichen Sie die Gefühle dabei. Das Produkt mit der stärksten Energieaura (und ohne ein Gefühl von Schwere oder Klebrigkeit) ist für Sie das stärkste und reinste.

Wenn Sie Ihre Scanning-Fähigkeit verbessern und Ihre Absicht fokussieren, können Sie diese Technik sogar diskret im Supermarkt anwenden.

> **Scanning zur Ermittlung der Energiestärke von Lebensmitteln und Nahrungsergänzungen**
>
> Großmeister Choa Kok Sui scannt immer erst die Produkte im Regal, bevor er sie kauft. Eines Tages, als ich mit ihm in einem Naturkostladen war, bat er mich, eine Flasche mit Gerstengrastabletten und eine Flasche mit Weizengrastabletten zu scannen und ihm zu sagen, welche mehr Energie habe. Ich scannte und nahm die Gerstengrasflasche, weil ihre Aura doppelt so groß war und sich dicht und kompakt anfühlte. Er lobte mich wegen der richtigen Wahl.
> Meister Stephen Co

Tabelle 10.II Energetisieren und Reinigen von Heilpflanzen und Nahrungsergänzungen

Pflanze oder Ergänzung	Wirkung	Enthält dieses Prana	Einnahmeform	Bevorzugtes Verfahren
Blaugrüne Algen	Reinigend	Vielfarbig; vor allem Grün	Tabletten oder Pulver	Verschiedene Produkte
»Grüne Lebensmittel« wie Weizengras und Gerstengras	Stark reinigend und energetisierend	Vielfarbig; vor allem Grün	Tabletten oder Pulver	Kalt oder trocken gepresst
Knoblauch	Stark reinigend	Orange	Kapsel, Gelkapseln; 3000 mg/Tag	Reiner Knoblauch; desodoriert ist akzeptabel
Ginseng	Energetisierend; vergrößert Chakras, erweitert die Aura	Vielfarbig; meist rötlich; hochwertiger Ginseng enthält goldenes Prana	Tabletten oder flüssig; 2x täglich insgesamt 1/2 Gramm	Koreanische oder chinesische Produkte
Gelee Royal	Energetisierend	Rot, Gelb	Laut Packungsbeilage	Je frischer, desto besser
Propolis von Bienen	Reinigend	Grün, Blau	Laut Packungsbeilage	Je frischer, desto besser
Bienenpollen	Energetisierend	Vielfarbig	1–2 g pro Tag	Je frischer, desto besser
Flohkrautprodukte (Psyllium)	Reinigend für Magen und Darm, vorderes und rückwärtiges Solarplexuschakra sowie Nabelchakra	Grün, Orange	Laut Packungsbeilage	Produkte mit reinen Psylliumschalen; ohne Zucker, Stärke, Zusatzstoffe

Körperliches Training

Intensives körperliches Training reinigt die Energiekanäle des Körpers. Laufen, Aerobic, Gewichtheben, Tennis oder jede Aktivität, die Ihre Gelenke und Ihr Blut in Bewegung versetzt, bringt auch Ihre Energie in Schwung. Körperliche Anstrengung hält Sie nicht nur physisch, sondern auch energetisch fit, weil sie Energiestaus löst und austreibt. Insbesondere Tai-Chi und die Kampfsportarten sind ausgezeichnet für die Energiehygiene, aber auch jede andere Übung wird Ihren Energiekörper reinigen.

Unten finden Sie einige leichte Dehnübungen, die eigens zur Reinigung Ihres Energiekörpers entwickelt wurden. Sie können als Aufwärmprogramm vor einem intensiveren Trainingsprogramm angewendet werden, wenn Sie eines praktizieren, oder allein als Teil Ihrer Energiearbeit und Selbstheilung. Sie sind besonders gut für Menschen, die körperlich eingeschränkt sind oder keine Zeit zum Trainieren haben, weil sie maximalen Energienutzen bei minimalem Zeitaufwand und geringer Anstrengung bieten. Diese Übungen können Ihnen auch als Übungsroutine vor und nach der Meditation dienen. Vor der Meditation öffnen sie Ihre Energiekanäle, damit das Prana leichter durch sie fließen kann. Nach der Meditation verhindern sie einen Energiestau. Lassen Sie sich durch ihre Einfachheit nicht täuschen – sie sind sehr wirksam.

Die gesamte Routine dauert etwa 10 Minuten.

(Achtung: Überanstrengen Sie sich nicht. Ihre Bewegungen sollten glatt und sanft sein. Dehnen Sie kein Gelenk über einen Bewegungsspielraum hinaus, der für Sie noch angenehm ist. Die Übungen beziehen sich auf die maximale normale Dehnung. Wenn Sie körperlich eingeschränkt sind oder in einem bestimmten Bereich Schmerzen haben, dehnen Sie nicht über den Punkt hinaus, an dem Sie sich noch wohl fühlen. Wie immer sollten Sie Ihren Arzt konsultieren, bevor Sie irgendein Trainingsprogramm beginnen.)

Führen Sie diese Übungen im Stehen und in loser Kleidung und entspannter Haltung durch.

ÜBUNG 10.I: *Reinigende körperliche Übungen*

1. Augenrollen: Rollen Sie die Augen 12-mal im Uhrzeigersinn, dann 12-mal gegen den Uhrzeigersinn.
2. Halsdrehungen: Beginnen Sie mit nach vorn gewandtem Gesicht, und drehen Sie dann den Kopf 12-mal sanft nach links und dann nach rechts. Am äußersten Punkt jeder Drehung sollte sich Ihr Kinn etwa über Ihrem Schlüsselbein befinden. Bewegen Sie dann den Kopf 12-mal sanft auf und ab. Am untersten Punkt sollte Ihr Kinn dicht über Ihrer Brust sein. Am hintersten Punkt sollte Ihr Kopf so weit nach hinten geneigt sein, wie es für Sie noch angenehm ist.
3. Schulterdrehungen: Strecken Sie die Arme ganz zur Seite und drehen Sie sie aus der Schulter heraus 12-mal nach vorn. Dann drehen Sie sie 12-mal nach hinten.
4. Handgelenkdrehungen: Strecken Sie die Arme ganz nach vorn, und drehen Sie die Handgelenke 12-mal nach außen, dann 12-mal nach innen.
5. Handlockerungen: Strecken Sie die Arme ganz nach vorn, und öffnen und schließen Sie die Hände 12-mal.
6. Oberkörperdrehungen: Setzen Sie die Füße fest auf, strecken Sie die Arme seitlich parallel zum Boden aus, und drehen Sie den Oberkörper 12-mal nach rechts und nach links. Drehen Sie ihn, so weit Sie es bequem können, ohne sich zu überanstrengen. Während des Drehens senken Sie nach und nach die Arme, bis sie sich bei der 12. Drehung etwa auf Taillenhöhe befinden.
7. Hüftdrehungen: Legen Sie die Hände auf die Hüften, beugen Sie die Knie leicht, und drehen Sie die Hüften 12-mal im Uhrzeigersinn, dann 12-mal gegen den Uhrzeigersinn. Die Hüftdrehung wird auch »Gehirnübung« genannt, da sie Energie aus den unteren Chakras anregt und nach oben zum Gehirn treibt.

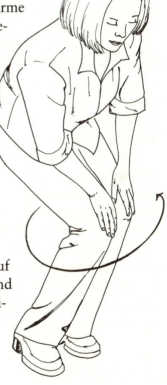

Abbildung 10.3

8. Viertelkniebeugen: Beugen Sie leicht die Knie, und machen Sie 100 Viertelkniebeugen. Bei einer vollen Kniebeuge ruht Ihr Gesäß fast auf Ihren Fersen, wenn Sie nach unten kommen. Bei einer Viertelkniebeuge knicken Sie die Knie nur leicht ab. Die Viertelkniebeuge aktiviert besonders Ihr Wurzelchakra, das Ihnen mehr Energie vermittelt.
9. Kniedrehungen: Nehmen Sie die Beine zusammen, und beugen Sie leicht die Knie. Legen Sie die Hände auf die Kniescheiben, und drehen Sie die Beine (Abbildung 10.3). Drehen Sie sie 12-mal im Uhrzeigersinn und 12-mal gegen den Uhrzeigersinn.
10. Knöcheldrehungen: Stehen Sie auf dem rechten Bein, heben Sie das linke Bein und strecken es leicht nach vorn. Drehen Sie den Knöchel des linken Beins 12-mal nach links und 12-mal nach rechts. Führen Sie dann die Übung mit dem rechten Knöchel durch.
11. Auf der Stelle schütteln: Hüpfen Sie nun einfach auf den Fußballen, und schütteln Sie Arme und Hände etwa 30 Sekunden lang aus.

Reinigen von Haus und Arbeitsplatz

Bestimmte Orte sind von Haus aus schmutziger als andere. Das Zimmer eines kranken Menschen, ein normales Krankenhaus, ein Büro mit schlechter Belüftung und Neonleuchten und ein Gebäude, dessen Bewohner Raucher sind – dies sind in energetischer Hinsicht alles verschmutzte Orte. Wenn Sie sich in einer solchen Umgebung aufhalten, sind Sie einer überdurchschnittlich großen Energieverschmutzung ausgesetzt. Daher müssen Sie vielleicht die Energiehygiene gründlicher und regelmäßiger betreiben – also zum Beispiel öfter Bande zerschneiden und ein allgemeines Selbst-Sweeping durchführen. Sie können den Bereich auch direkt reinigen.

Wenden Sie für all diese Techniken die üblichen Vorbereitungsschritte an.

ÜBUNG 10.J: *Ein Zimmer oder ein Gebäude von schmutziger Energie reinigen*

1. Verbrennen Sie Räucherstäbchen. Verbrennen Sie ein Räucherstäbchen oder -kerzchen in den Zimmern Ihres Hauses oder an Ihrem Arbeitsplatz. Sandelholz reinigt am intensivsten, da es viel hochwertiges grünes Prana enthält. Wenn Sie jedoch andere Duftnoten bevorzugen, nehmen Sie Lavendel, das blauviolettes Prana enthält, oder Salbei, das grünes, blaues und violettes Prana enthält.
2. Singen Sie »OM« oder »Amen«. Singen Sie das Mantra »OM« oder »Amen« in dem Zimmer 20 Minuten lang. Beide Mantras lösen schmutzige Energie auf, und darum werden sie allgemein als Teil vieler Meditationsroutinen verwendet, um den Geist von Gedanken zu reinigen. Mehr über OM erfahren Sie im nächsten Kapitel über Meditation. Als Alternative können Sie auch die OM-CD von Großmeister Choa Kok Sui abspielen. (Mehr dazu im Abschnitt »Prana-Heilungskurse«.)
3. Öffnen Sie alle Fenster und Vorhänge, um frische Luft und Sonnenlicht hereinzulassen. Eine einfache Möglichkeit, ein Haus oder Zimmer energetisch zu reinigen, besteht darin, dass Sie die Fenster und Vorhänge öffnen, um reinigendes Sonnen- und Luft-Prana hereinströmen zu lassen. Eine oder zwei Stunden am Tag sollten bei mäßiger Verschmutzung genügen.
4. Sprühen Sie den Bereich mit Salzwasser aus einer Sprühflasche ein. Mischen Sie ein paar Teelöffel Salz mit einer Tasse Wasser, und füllen Sie das Salzwasser in eine Sprayflasche mit einer feinen Nebeldüse. Schütteln Sie kräftig, damit sich das Salz löst. Gehen Sie durch ein Zimmer, und sprühen Sie das Salzwasser in die Luft, bis die Tröpfchen den Boden benetzen. So wie Salzwasser die schmutzige Energie abbaut, die Sie beim Sweeping aus Ihrer Aura beseitigen, reinigt es auch wirkungsvoll ein Zimmer oder Gebäude.
5. Laut klatschen. Lautes, bewusstes Klatschen kann schmutzige Energie in einem Zimmer abbauen und auflösen. Gehen Sie in ein Zimmer, formulieren Sie die klare Absicht, die schmutzige Energie zu vertreiben, und gehen Sie durch den Raum, wobei Sie 10- bis 20-mal klatschen, je nachdem, wie groß das Zimmer ist. Ein Klatschen pro Sekunde ist ein gutes Tempo.

Es kann schwierig sein, einige dieser Routinen an Ihrem Arbeitsplatz durchzuführen. Die folgende Technik lässt sich zu Hause, aber auch am Arbeitsplatz anwenden:

6. Unterziehen Sie den Raum oder Bereich einem Sweeping mit Elektrisch-Violett. Führen Sie Ihr Standardaufwärmprogramm durch. Halten Sie eine Schüssel Salzwasser bereit, oder arbeiten Sie mit der Technik der grünen Flamme. Außerdem benötigen Sie Ihre Alkoholsprühflasche.
   - Visualisieren Sie vor sich Ihr Haus oder Ihren Arbeitsplatz in ganz kleinem Maßstab – die gesamte Fläche sollte etwa einen halben Quadratmeter betragen. Die Visualisierung sollte so klar wie möglich sein.
   - Formulieren Sie die Absicht, das Haus oder den Bereich zu scannen, um festzustellen, ob es dort irgendwelche schmutzige Energie gibt, und scannen Sie dann. Nehmen Sie alle Empfindungen von Klebrigkeit oder Schwere wahr, genau wie Sie es getan haben, als Sie Ihren eigenen Körper gescannt haben.
   - Stellen Sie sich vor, dass elektrisch-violette Strahlen von den Fingerspitzen Ihrer scannenden Hand ausgehen, und unterziehen Sie das Haus oder den Bereich einem Sweeping mit diesen Strahlen. Nach fünf Durchgängen werfen Sie die schmutzige Energie in die Schüssel mit Salzwasser.
   - Führen Sie insgesamt 10 Sätze von je fünf Sweeping-Durchgängen des Bereichs durch. Sprühen Sie Ihre scannende Hand nach jeweils 10 Durchgängen mit Alkohol ein. Sie können auch die Visualisierung ein paarmal mit Alkohol einsprühen.

   Scannen Sie das Haus erneut. Es sollte nun viel reiner sein.

Salz

Eine der effektivsten Maßnahmen zur Energiehygiene ist auch eine der einfachsten, preiswertesten und am wenigsten esoterischen Maßnahmen: die natürliche Reinigungsfähigkeit von Salz zu nutzen. Da Salz mit grünem Prana gefüllt ist, baut es rasch schmutzige Energie ab. Eine Anwendung von Salz haben Sie bereits gelernt: Ihre Hände beim Sweeping in eine Schüssel mit Salzwasser auszuschütteln. Hier einige weitere Anwendungsmöglichkeiten.

ÜBUNG 10.K: *Ein reinigendes Salzbad*

Für diese Übung benötigen Sie etwa 750 Gramm Tafelsalz. In energetischer Hinsicht spielt es keine Rolle, ob es normales oder jodiertes Salz ist.

1. Füllen Sie eine Wanne mit warmem Wasser, und schütten Sie das ganze Salz hinein. Lassen Sie das Bad 15 bis 20 Minuten lang auf sich einwirken. Tauchen Sie unter, sodass Ihr Körper bis zum Kinn bedeckt ist. Wenn Sie sich in der Wanne aufsetzen und lesen, während Sie dieses Bad nehmen, werden Ihre Oberkörperchakras nicht gereinigt.
2. Wenn Sie fertig sind, duschen Sie normal mit Seife und Shampoo.

Nach diesem Bad werden Sie sich ruhig, leicht und erfrischt fühlen. Sie können danach auch ein erhöhtes sexuelles Verlangen empfinden. Ein Salzbad reinigt nämlich gründlich das Sexualchakra und das Wurzelchakra, die tagsüber häufig verschmutzt werden, besonders wenn Sie bei Ihrer Arbeit viel sitzen müssen.

Wie häufig Sie ein Salzbad nehmen, hängt davon ab, wie verschmutzt Sie werden. Wenn Sie in einer stressreichen, energetisch schmutzigen Umgebung (im Haus, bei wenig Frischluft und Licht und unter Neonleuchten) oder bei kranken oder verschmutzten Menschen arbeiten (in einem Krankenhaus), müssen Sie ein Salzbad vielleicht häufiger als andere nehmen. Im Allgemeinen genügen jedoch zwei Bäder pro Woche.

Wenn Sie wollen, dass Ihr Bad noch mehr reinigt, fügen Sie bis zu 10 Tropfen Lavendelöl hinzu. Lavendel enthält blauviolettes Prana, und wenn es in ein Salzbad gegeben wird, haben Sie ein noch wirksameres und angenehm duftendes Bad. Zur Abwechslung und für eine noch stärkere Reinigung sowie für einen anderen Duft geben Sie bis zu 10 Tropfen Teebaumöl oder Eukalyptusöl in Ihr Salzbad. Teebaumöl enthält grünes, Eukalpytusöl orangefarbenes Prana – beide haben eine stark reinigende Wirkung.

(Achtung: Kombinieren Sie nicht zwei dieser drei Öle und vor allem nicht alle drei zusammen. Die Mischung zieht zu viel Energie, sogar saubere Energie, heraus.)

ÜBUNG 10.L: *Salzdusche an Stelle eines Salzbads*

Falls Sie keine Badewanne haben, können Sie sich dennoch mit Salz reinigen. Nehmen Sie einfach eine Packung feines Salz mit in die Dusche, schütten etwas auf die Handfläche und verreiben es auf der Haut, und zwar jeweils an einem Körperteil. Achten Sie besonders auf Ihr vorderes und Ihr rückwärtiges Solarplexuschakra. Verreiben Sie das Salz kreisförmig im Uhrzeigersinn. Lassen Sie es auf der Haut etwa 15 Sekunden lang, und waschen Sie es dann ab. Eine Salzdusche ist zwar nicht so effektiv wie ein Salzbad, beseitigt aber bestimmt starke energetische Verschmutzungen.

ÜBUNG 10.M: *Herstellung und Verwendung von »Salzseife«*

Salzseife können Sie in der Dusche oder zum Händewaschen nach einer Selbstheilungs- oder Energiepraxissitzung verwenden.
  Zur Herstellung von Salzseife benötigen Sie nichts weiter als eine Packung Salz und eine Flasche Flüssigseife. Viele Menschen mögen antibakterielle Seifen, aber andere meinen, damit würde man sowohl nützliche wie schädliche Bakterien abwaschen.

1. Gießen Sie ein Drittel Flüssigseife ab. (Sie können sie in einer anderen Flasche aufheben und später wieder in die erste Flasche geben.) Geben Sie genügend Salz in die Flasche, bis die Mischung leicht körnig, aber nicht so dick ist, dass sie sich nicht aus der Flasche pumpen lässt, falls Sie eine Flasche mit einer Pumpe darauf verwenden. Um die Seife noch stärker zu machen, fügen Sie 20 Tropfen reines Lavendelessenzöl hinzu.
2. Schütteln Sie die Flasche vor Gebrauch – dieses starke energetische Reinigungsmittel können Sie jederzeit verwenden.

Ein reinigendes Bad im Meer

Dies ist eigentlich keine Übung, sondern eher ein Tipp, wie Sie das größte natürliche Salzbad nutzen können – das Meer. Unsere Küsten sind zwar in unterschiedlichem Maße verschmutzt, doch der Salzgehalt von Meerwasser bietet Ihnen die großartige Gelegenheit, schmutzige Energie abzuwaschen. Wenn Sie am Meer sind, nutzen Sie diese Möglichkeit. Es funktioniert wirklich. Eine Prana-Heilungsschülerin hat uns berichtet, dass sie, bevor sie die Prana-Heilung kennen lernte, nach einer Magen-Darm-Operation eine schwere Blutvergiftung bekam. Nach der Entlassung aus dem Krankenhaus bekam sie Antibiotika in starken Dosen und sollte einen Monat lang das Bett hüten. Als sie über ihre Lage nachdachte, erinnerte sie sich an eine Geschichte, die ihr Mann ihr erzählt hatte. Er hatte sich als Kind geschnitten, und die Wunde begann zu eitern. Seine Großmutter brachte ihn ans Meer und wies ihn an, den ganzen Tag im Wasser zu bleiben. Das tat er, und am nächsten Tag war die Entzündung weg. Also beschloss die Prana-Heilungsschülerin, das Gleiche zu versuchen. Sie flog nach Mexiko und setzte sich in den folgenden zehn Tagen immer wieder längere Zeit ins Meer. Ihre Infektion wurde völlig geheilt.

Energiehygiene-Checkliste

Hier einige Empfehlungen, wie Sie die Energiehygiene in Ihr Alltagsleben integrieren können. Wenn Sie dies regelmäßig praktizieren, werden Sie einen reineren und stärkeren Prana-Fluss durch Ihren Energiekörper erleben.

Emotionale Regulierung

1. Selbstwahrnehmung und höheres Denken, falls erforderlich.
2. Allgemeines Selbst-Sweeping zwei- bis dreimal pro Woche, und zwar mit der Variante, die für Sie am wirksamsten ist.
3. Tägliche Anwendung der Prana-Atmung.
4. Bande abends oder, falls erforderlich, tagsüber zerschneiden.

5. Verschließen oder stärken Sie Ihre Aura, wenn Sie mit negativen Menschen zusammenkommen oder wenn dies erforderlich ist.
6. Wenden Sie die allgemeine Stressabbautechnik (Übung 9.F) zweimal wöchentlich an oder immer dann, wenn es erforderlich ist.

Ernährung

1. Meiden Sie Schweinefleisch, Aal und Wels; minimieren Sie den Verzehr von rotem Fleisch.
2. Erhöhen Sie den Verzehr von reinen Lebensmitteln, die ein hohes Energieniveau haben, insbesondere Obst, Getreide und Gemüse.
3. Minimieren Sie den Verzehr von Speisen aus der Mikrowelle.
4. Konsumieren Sie Alkohol in Maßen (keine harten Spirituosen; nicht mehr als ein oder zwei Glas Wein oder Bier pro Tag).
5. Reinigen und energetisieren Sie Ihr Essen und Ihr Trinkwasser (Übungen 10.E und 10.G), wann immer Sie können.
6. Geben Sie Heilkräuter und Nahrungsergänzungen zu Ihrem Essen, wenn dies erforderlich ist. (Nehmen Sie ein geeignetes Darmreinigungsmittel – das hält Ihre Solarplexuschakras rein.)

Körperliches Training

1. Führen Sie die reinigenden körperlichen Übungen (Übung 10.I) mindestens einmal täglich durch, am besten morgens.
2. Wenden Sie jede Art von körperlichem Training an, die Sie mögen oder die Ihnen Ihr Arzt empfiehlt.
3. Machen Sie Tai-Chi, Yoga oder irgendeine Kampfsportart, die Ihnen gefällt oder die Sie körperlich ausführen können.

Reinigen von Haus und Arbeitsplatz

Reinigen Sie Ihr Zuhause und Ihren Arbeitsplatz (Übung 10.J) zweimal wöchentlich – oder öfter, wenn dies erforderlich ist – nach der von Ihnen bevorzugten Methode.

Salz

Nehmen Sie ein Salzbad (Übung 10.K) zwei- bis dreimal pro Woche oder öfter, wenn dies erforderlich ist, je nachdem, wie stark verschmutzt Sie sind.

Die tägliche 6-Schritte-Übungsroutine – aktualisiert

An diesem Punkt Ihrer Entwicklung können Sie alle Übungen zu einer langen Morgen- oder Abendroutine kombinieren. Hier eine mögliche Abfolge:

1. Durch Anrufung um Anleitung und Schutz bitten.
2. Bande zerschneiden.
3. Reinigende körperliche Übungen.
4. Prana-Atmung.
5. Direkte Reinigungstechniken, falls erforderlich.
6. Standardaufwärmprogramm.
7. Handsensibilisierungs-, Scanning-, Sweeping-, Energetisierungspraxis.
8. Spezielle Übungen: allgemeines Selbst-Sweeping, allgemeiner Stressabbau, Reinigung von Arbeitsplatz und Haus usw.
   Fügen Sie die anderen Elemente der Energiehygiene in Ihre tägliche Routine ein, wenn Sie können oder wenn sie dazu passen.

Im nächsten Kapitel werden Sie den fünften der sechs Schritte zur Selbstheilung erlernen: die Meditation. Sie hilft Ihnen dabei, Ihren Geist zu entspannen und Ihren Körper zu energetisieren.

11

Einfache Wege zu einem entspannten Geist – Meditationen für inneren Frieden und Stille

Das Meditieren lernte ich durch Großmeister Choas Meditation über die zwei Herzen kennen. Als ich zum ersten Mal in diese Meditation eingeführt wurde, erlebte ich etwas ganz Erstaunliches. Ich wusste zwar schon, dass die Meditation den eigenen Gedanken und Emotionen ein Gefühl von Frieden und Ruhe vermitteln soll, aber bei dieser Meditation erlebte ich sehr viel mehr! Zu Beginn der Meditation, wenn man angewiesen wird, an ein glückliches Ereignis zu denken, konnte ich sofort ein warmherziges, liebevolles Gefühl empfinden, das von meinem Herzen ausging und mich mit Freude überwältigte. Diese Freude schien dann durch meinen ganzen Körper zu wandern. Ich konnte fühlen, wie sich Energiewellen durch mich bewegten und mich so sehr entspannten, dass all die Gedanken, die mir durch den Kopf gingen, zu verschwinden begannen.
Als ich mich im Laufe der Meditation auf mein Herz- und mein Kronenchakra konzentrierte, verspürte ich sofort ein Kitzeln, das sich durch die Mitte meiner Brust und in meinen Kopf bewegte. Ich erlebte so etwas wie ein »flüssiges Licht«, das in meinen Kopf hinaufströmte, mein Kronenchakra verließ und sich dann mit noch mehr Energie über mich ergoss, als stünde ich unter einem riesigen Wasserfall aus Licht! Es floss durch meinen Körper und beseitigte allen Stress und alle Frustrationen, die ich den ganzen Tag gehabt hatte. Ich fühlte mich auf einmal leicht und rein!
Als wir die Erde durch unsere Hände segneten, empfand ich alles intensiver und verspürte ein ungeheures Glücksgefühl! Ich wurde von Mitgefühl und Liebe überwältigt. Ich spürte, wie Energie

durch mein Kronenchakra in mich hineinströmte, und meine Hände fühlten sich warm an – sie pulsierten vor Energie. Die Meditation hinterließ in mir ein Glücksgefühl, das tagelang anhielt!
Die Meditation über die zwei Herzen hinterlässt in mir stets ein großartiges Gefühl unbedingter Liebe, des Friedens, der Klarheit, Güte und Ganzheit. Negative Menschen und Stresssituationen beeinflussen mich nicht mehr so leicht wie früher, und meine Fähigkeit, zentriert, friedvoll und objektiv zu bleiben, hat dramatisch zugenommen. Die Meditation über die zwei Herzen ist ein wirksames Instrument, das uns dabei hilft, ein glücklicheres, gesünderes, positiveres Leben zu führen!

KARLA M. ALVAREZ, CHINO, KALIFORNIEN

Dies ist die schwierigste Übung im ganzen Buch.

Nehmen Sie eine bequeme Haltung ein, im Sitzen oder im Liegen. Schließen Sie die Augen, und entspannen Sie Ihren Körper. Wenden Sie die Entspannungsabfolge aus der Selbstwahrnehmungsübung (Übung 3.A) an, wenn Sie möchten. Absolvieren Sie sechs Zyklen der Prana-Atmung, um sich noch mehr zu entspannen.

Lassen Sie nun Ihren Geist für eine Minute völlig leer werden. Schalten Sie alle Gedanken und Sinneseindrücke ab. Das heißt, dass Sie nicht mehr daran denken, was Sie heute Morgen gemacht haben oder was Sie heute Abend machen werden, dass Ihnen nicht mehr Ihre Lieblingssongs durch den Kopf gehen, dass Sie keine Bilder Ihrer Lieben mehr sehen, nicht mehr fühlen, was in Ihrem Körper vorgeht, wie Sie dies bei der Selbstwahrnehmung tun. Halten Sie 60 Sekunden lang Ihren Geist leer und Ihre Gedanken absolut still.

Den meisten Menschen fällt es schwer, diesen Zustand der Leere und Stille auch nur 10 Sekunden lang durchzuhalten, geschweige denn eine ganze Minute. Viele sind einfach überhaupt nicht in der Lage, die Bilder, Töne und Eindrücke abzuschalten, die durch ihren »Affengeist« fließen, wie alte spirituelle Meister des Orients unser Unbewusstes genannt haben, weil es von Gedanke zu Gedanke etwa so huscht, wie ein zappliger Affe von Ast zu Ast hüpft. Dieses mentale Geplapper lenkt unsere Aufmerksamkeit ab, verbraucht Energie und erzeugt Anspannung in unserem Geist wie in unserem Körper.

Sie können lernen, diesen Strom des Geplappers zu kontrollieren, und zwar durch den fünften der sechs Schritte zur Selbstheilung, die

Meditation, die ebenso mentale und physische Entspannung wie eine ganze Menge gesunder, energetischer Vorteile bewirkt. Die Meditation ist eine Mischung von Konzentration und Sensibilität. Konzentration ist der Wille, die Fähigkeit, sich für längere Zeit auf einen einzigen Punkt zu fokussieren. Sensibilität ist Aufmerksamkeit, die Fähigkeit zur anhaltenden Wahrnehmung oder zum stillen, wachsamen Empfinden. Somit trainiert die Meditation den Geist, sich auf eine anhaltende mentale Konzentration auf einen einzigen Punkt einzulassen, während er zugleich für Eindrücke aus dem Inneren offen bleibt.

Die Vorteile der Meditation

Die Vorteile der Meditation reichen von einfachen und offenkundigen (größere physische Entspannung) bis zu subtilen und weniger bekannten Auswirkungen (innere Stille), aber alle unterstützen Ihre größeren Ziele: erhöhte Energie und bessere Gesundheit. Und dies sind die Hauptvorzüge der Meditation:

1. Mentale und physische Entspannung. Zunächst einmal ist die Meditation eine mentale Übung, die Ihnen dabei hilft, eine tiefe Entspannung von Geist und Körper zu erzielen. Sie beginnt mit tiefer Atmung und gezielter physischer Entspannung jedes einzelnen Körperteils. Diese fortschreitende Entspannung führt zu einer langsameren, tieferen Atmung, die wiederum eine weitere mentale und physische Entspannung fördert. Und wenn sich Ihr Geist noch mehr entspannt, verstummt schließlich das Geplapper Ihres Affengeistes, und das führt zu einem tiefen Heilungszustand.

Die Meditation hilft Ihnen, die »Kampf-oder-Flucht-Reaktion« zu umgehen, eine Reihe unfreiwilliger körperlicher Reaktionen wie die Erhöhung von Adrenalinausstoß, Herzfrequenz und Blutdruck. Diese physiologischen Reaktionen gehen vom selben »alten« Teil des Gehirns aus, in dem der Überlebensinstinkt des unbewussten Geistes sitzt. Sie entwickelten sich vor Urzeiten, um unsere prähistorischen Ahnen darauf einzustellen, eine Bedrohung ihrer Existenz entweder zu »bekämpfen« oder vor ihr die »Flucht« zu ergreifen. Experimentalpsychologen haben entdeckt, dass Stress und andere negative Emotionen wie Angst, Zorn und Sorge die gleichen physiologischen, neurologischen und endokrinologischen Veränderungen in unserem Körper hervorrufen wie die Kampf-oder-Flucht-Reaktion. Und wenn Sie für lange Zeit unter Stress stehen oder sich in einem ständigen Zustand der Angst, des Zorns oder der Sorge befinden, erleben Sie eine nachhaltige Kampf-oder-Flucht-Reaktion. Das ist keinesfalls gut, denn die Kampf-oder-Flucht-Reaktion wurde unserem Gehirn nur für eine kurzfristige Anwendung einprogrammiert. Häufige oder länger anhaltende Adrenalinstöße und die Erhöhung von Herzfrequenz und Blutdruck können zu ernsten Gesundheitsproblemen führen. Biofeedbackstudien haben nachgewiesen, dass die Meditation physiologische Veränderungen bewirkt, die das genaue Gegenteil der Kampf-oder-Flucht-Reaktion sind, nämlich eine Reduzierung der Herzfrequenz und des Blutdrucks sowie eine geregelte Adrenalinproduktion. Diese physiologischen Veränderungen sind auch mit mentaler und physischer Entspannung verbunden.

2. Erhöhte Geistesschärfe. Da die Meditation mit einer anhaltenden Aufmerksamkeit des Geistes für einen bestimmten Punkt verbunden ist, stellen die meisten Menschen fest, dass sie ihre mentalen Fähigkeiten generell schärft und sie auch bei Alltagsaufgaben dazu befähigt, ihre Aufmerksamkeit aufrechtzuerhalten. Nachdem Sie eine Zeit lang meditiert haben, werden Sie beispielsweise die Erfahrung machen, dass Sie über längere Zeiträume hinweg lesen und dabei mehr von dem, was Sie gelesen haben, behalten können. Oder Sie bekommen ein besseres Zahlengedächtnis. Das heißt nicht, dass die Meditation Sie schlauer oder intelligenter macht. Sie werden einfach entspannter und geduldiger sein und Ihren Geist besser nutzen können.

3. Objektivität. Mit Hilfe regelmäßiger Meditation können Sie sich selbst, Ihre Gewohnheiten und Ihre Verhaltensweisen nüchterner betrachten. Es gelingt Ihnen, sich von außen zu sehen – sie erlangen Objektivität und können Bewusstes von Unbewusstem trennen. Dank dieser Distanz gegenüber Ihren Gedanken, Eindrücken und Emotionen nimmt deren Macht über Sie ab, während Sie mehr Macht über sie gewinnen. Sie entziehen ihnen Aufmerksamkeit und Energie und gewinnen ein sicheres Gefühl der Kontrolle über Ihren unbewussten Geist.

Für den Zen-Buddhismus ist der Geist ein aufgewühlter Wassertümpel. Wenn Sie Ihre Hand beispielsweise in einem Tümpel hin und her schwenken, wirbeln Sie den Schlamm am Grund auf, sodass Sie nicht mehr bis zum Grund hinabsehen können. Aber wenn Sie ruhig dasitzen und beobachten, setzt sich der Schlamm – nun können Sie klar sehen. Nicht anders ist es, wenn Sie aggressiv handeln und versuchen, mit Ihrer Willenskraft unerwünschte Gedanken, Reaktionen und Verhaltensweisen zu ändern oder negative Emotionen und Gedanken zu unterdrücken – dann bewirken Sie nichts weiter, als dass »der Schlamm im Tümpel« Ihres Geistes aufgerührt wird. Mit einer bewussten, gewaltsamen Anstrengung können Sie einen unbewussten Gedanken nicht ändern und eine negative Emotion nicht loswerden. Ihr unbewusster Geist wird gegen Sie ankämpfen, sich noch mehr an diese negativen Emotionen klammern oder einengende Überzeugungen noch tiefer in Ihren Körper eingraben.

Optimale Einsichten und Veränderungen werden am besten durch ruhige Objektivität erreicht.

4. Achtsamkeit. Beim Meditieren lernen Sie, Ihre Aufmerksamkeit auf jeden einzelnen Augenblick zu richten, wie er sich Ihnen darstellt. Sie bemerken jeden Atemzug, jeden Gedanken und jeden äußeren Eindruck, der von Ihren Sinnen objektiv und ohne Werturteil registriert wird. Sie stellen Frustration oder Zorn fest und lassen diese Emotion los. Sacht richten Sie Ihre Aufmerksamkeit wieder auf Ihre Atmung oder auf irgendeinen anderen Punkt und nehmen weiter wahr. Dies ist das Wesen der Achtsamkeit: eine Wahrnehmung von Augenblick zu Augenblick, die Ihnen eine echte Reflexion ermöglicht, nicht nur Ihrer inneren Gedankenabläufe, sondern auch Ihrer täglichen Existenz.

Die meisten Menschen führen ein Leben, das zu sehr von Eile diktiert und mit unwesentlichen Aufgaben angefüllt ist. Wir alle haben endlose Pflichten, die wir erledigen, ohne über ihren wahren Wert für uns nachzudenken. Unser Leben ist bestimmt von unangemessener Reflexion, hohem Stress, wenig Frieden und häufig von zahlreichen mentalen und physischen Beschwerden. Doch wenn Sie die Achtsamkeit in die Meditation und ins tägliche Leben einbeziehen, erkennen Sie, dass viele dieser Aktivitäten tatsächlich geistlos und unwichtig sind. Die Achtsamkeit befähigt Sie dazu, sinnvolle Handlungen und Aktivitäten zu erkennen und zu wählen und dann die Handlungen und Aktivitäten, für die Sie sich entscheiden, besser zu würdigen. Wenn Sie sich Zeit zur Meditation nehmen, gewinnen Sie mehr Zeit für das wahre Leben in Ihrem Alltag.

5. Stille. Stille ist ein innerer Zustand, der dadurch herbeigeführt wird, dass Sie den Raum zwischen Ihren Gedanken wahrnehmen und sich auf diese Lücke zwischen Ihren Eindrücken konzentrieren. So wie

die Verhaltung, die Pause zwischen Ein- und Ausatmen, das Geheimnis für eine wirkungsvolle Prana-Atmung ist, ist die Stille oder die Lücke zwischen den Gedanken der Schlüssel zu den physischen, mentalen und energetischen Vorteilen der Meditation für die Gesundheit.

Je mehr Fortschritte Sie in der Meditation machen, desto mehr streben Sie danach, diese Lücke, diese Stille auszudehnen und sie dann unverwandt wahrzunehmen. Dafür gibt es einen einfachen Grund: Wenn im Geist Chaos herrscht – durch das ständige Geplapper und die Anwesenheit negativer Emotionen, Ängste und Sorgen –, ist eine wahre mentale und physische Gesundheit ebenso wenig möglich wie ein höheres Ziel, etwa die Selbstverwirklichung. Aber die Stille macht diese Ziele erreichbar.

Zen-Meister stellten einst ihren Schülern folgende Frage: Was ist wichtiger – die Vase oder der Raum, den die Vase umgibt, in die wir die Blumen stellen? Die Antwort lautet, dass beides gleich wichtig ist. Man kann in ein massives Objekt kein Wasser gießen oder Blumen stellen. Und der Raum benötigt eine Form um sich herum, damit er von Nutzen ist. Und so, wie angehende Zen-Priester gelehrt wurden, den Raum zwischen festen Objekten zu schätzen, lehrt die Meditation Sie, das Schweigen, die Stille zwischen den Gedanken wahrzunehmen.

6. Mehr Gesamtenergie und bessere Gesundheit. Die Meditation hilft Ihnen dabei, sich von den negativen Emotionen und einengenden Überzeugungen zu befreien, die die Wurzel vieler physischer Beschwerden sind. Die Fähigkeit, einen Zustand der Stille auch nur für kurze Zeit aufrechtzuerhalten, führt nachhaltige Veränderungen in Ihrem Energieniveau und in Ihrer Gesundheit herbei. Am nachhaltigsten sind diese Veränderungen, wenn die anhaltende Stille während der Meditation über die zwei Herzen Sie dazu befähigt, durch Ihr Kronenchakra eine große Menge Prana einzuziehen. Dies ist heilendes Prana von höchster Qualität.

Valarie Anderson, eine relativ neue Prana-Schülerin, hat einmal erklärt, welche Veränderungen diese Meditationen in ihrem Leben bewirkt haben:

Ich kann mir ein Leben ohne Prana-Heilung und die Meditationen, die zusammen mit ihr gelehrt werden, nicht mehr denken. Vor zwei Jahren traf ich die Entscheidung, meine Ehe zu beenden. Ich wusste zwar, dass meine Entscheidung das Beste war, was ich für mich und mein Kind tun konnte, doch das Scheidungsverfahren, die Einrichtung eines neuen Zuhauses, ja eines neuen Lebens, die emotionalen und finanziellen Belastungen – das alles war furchtbar für mich. Der psychische Stress, die emotionalen Schmerzen und der Druck, unter dem ich damals stand, waren überwältigend. Ich bin 38 und Mutter und habe einen anstrengenden Beruf in der Werbebranche, bei dem ich ständig unter Termindruck stehe. Natürlich verstärkte die anstehende Scheidung meinen Stress nur noch mehr.

Etwa um diese Zeit nahm ich eine Einladung zu einem Prana-Heilungskurs an. Obwohl ich mich bis dahin nie auf derartige Kurse eingelassen hatte, erwies sich diese Einladung als die beste, die ich je angenommen hatte. Der Vortrag über Meditation, den Meister Co hielt, sprach vertraute Wahrheiten an und enthielt praktische Anwendungen ebenso wie faszinierende Weisheiten. Er endete mit einer Meditation über die zwei Herzen, nach der mir zwar peinlicherweise die Tränen in den Augen standen, ich aber zum ersten Mal seit Jahren Frieden fand. An diesem Nachmittag wurde mir klar, wie gefährlich nahe ich daran war, ein verbitterter, gestresster, überkritischer und zynischer Mensch zu werden. Diese Meditation zeigte mir meine wahre Natur, die das genaue Gegenteil meiner damaligen Existenz war.

Seitdem habe ich tägliche Meditationen und Techniken, wie sie von Großmeister Choa gelehrt werden, in mein Alltagsleben einbezogen. Diese Meditationen vermitteln mir eine Klarheit und innere Weisheit, die mir den Seelenfrieden geben, um mit dem gleichen Stress und der gleichen Verantwortung fertig zu werden, aber aus einer stärkeren Position heraus. Inzwischen habe ich ein größeres Bild von meinem Leben und von meinem Platz in der Welt und bin auf wunderbare Weise dem kurzsichtigen, egoistischen Konkurrenzkampf entzogen, in dem ich wie eine Maschine funktioniert hatte. Ich habe sogar ein besseres Einkommen und eine angesehenere Position in meiner Branche, sodass ich meine Zeit so einteilen kann, dass ich als Mutter ganz für meinen Sohn da bin. Ohne die Konzentration, die meine Meditationen mir geben, hätte ich nie den Mut, die Klarheit und Kraft gehabt, diese Veränderungen herbeizuführen. Die Qualität meines Lebens hat sich erheblich verbessert, da ich den Kopf frei und die innere Stärke habe, mein Leben jeden Tag neu zu erschaffen. Es ist schon erstaunlich, wie viel produktiver und dynamischer ich ohne die geistigen »Schadstoffe« bin, die ich früher in meinem Kopf herumgeschleppt habe. Mit den Meditationen, die ich praktiziere, bin ich ein glücklicherer Mensch, und das spiegelt sich in jedem Aspekt meines Lebens wider. Der Schlüssel zu unserer Befähigung liegt wahrhaft in uns selbst. Ich bin für immer dankbar für die Lehren und Meditationen, die mich dazu befähigt haben, an dieser Bereicherung teilzuhaben und das großartige Potenzial meines Lebens auszuleben.

Allgemeine Meditationstipps

Diese Tipps gelten sowohl für die Achtsamkeitsmeditation wie für die Meditation über die zwei Herzen.

1. Meditieren Sie jeden Tag zur gleichen Zeit, ob am Morgen, in der Mittagspause oder am Abend. Die Entwicklung einer Routine trägt dazu bei, dass Ihre Praxis wirkliche Ergebnisse liefert.
2. Meditieren Sie im selben Zimmer oder in derselben Ecke eines Zimmers. Auf diese Weise können Sie Ihre Routine aufrechterhalten; es energetisiert und sensibilisiert auch dieses Zimmer oder diesen Bereich, sodass er die Produktion von reinem Prana noch mehr fördert.
3. Halten Sie Ihren primären Meditationsbereich physisch und energetisch rein. Wenn Sie mehr meditieren, werden Sie für subtile Energie empfänglicher und sensibler, das heißt, Sie können von einer in energetischer Hinsicht schmutzigen Umgebung leichter verschmutzt werden. Daher sollten Sie in Ihrem Meditationsbereich eine gute Energiehygiene praktizieren – zum Beispiel Räucherstäbchen anzünden, die OM-CD spielen oder andere Techniken anwenden.
4. Vermeiden Sie vor dem Meditieren schwere Mahlzeiten. In physiologischer und energetischer Hinsicht ist Ihr Körper dann auf die Verdauung von Nahrung konzentriert, was dazu führen kann, dass Sie schläfrig werden.
5. Meditieren Sie nicht draußen in der Sonne. Das Sonnen-Prana ist zu intensiv.

6. Meditieren Sie nicht im Zustand einer starken negativen Emotion wie Zorn oder Angst. Wenden Sie die Selbstwahrnehmung oder eine andere Reinigungstechnik an, um die negative Emotion zu reduzieren, bevor Sie meditieren.
7. Vermeiden Sie kalte Getränke eine Stunde vor und nach der Meditation. Die Meditation erzeugt Prana, das warm ist. Ein kaltes Getränk ruft eine plötzliche Veränderung in der Körpertemperatur hervor und schockt die Energiekanäle.
8. Duschen Sie sich zwei Stunden nach dem Meditieren nicht. Wasser wäscht das Prana ab, das Sie während der Meditation erzeugen.
9. Führen Sie 5 Minuten vor und nach dem Meditieren irgendeine körperliche Übung durch, vorzugsweise reinigende körperliche Übungen. Wie Sie im vorigen Kapitel erfahren haben, trägt selbst eine leichte Übung dazu bei, einen Stau zu verhindern und schmutziges Prana aus den Meridianen und Chakras des Energiekörpers auszutreiben. Wenn Sie möchten, können Sie die reinigenden körperlichen Übungen durch von Ihnen bevorzugte oder zusammengestellte Abläufe ergänzen – zum Beispiel eine Reihe von Tai-Chi- oder Qi-Gong-Übungen oder sogar Aerobic.
10. Kämpfen Sie nicht gegen Ablenkungen, Geräusche oder andere Sinneseindrücke an, die vielleicht Ihre Meditation unterbrechen. Vor allem aber sollten Sie nicht zulassen, dass solche Störungen Sie zornig machen. Wenn ein Hund bellt oder eine Autohupe ertönt, nehmen Sie es zur Kenntnis, ohne zu reagieren, und veranlassen Sie Ihren Geist, sich wieder auf Ihre Meditation zu konzentrieren. Geben Sie der Ablenkung nicht nach. Schenken Sie ihr keine Aufmerksamkeit und Energie. Sie können Ablenkungen in Ihre Meditation auf folgende Weise einbeziehen:
Akzeptieren Sie die Störung objektiv und ohne Werturteil.

Sagen Sie im Stillen etwas zu sich, etwa: »Äußere Geräusche und Laute machen meine Meditation nur noch tiefer und meine Konzentration fokussierter.«

Wenden Sie Ihre Aufmerksamkeit wieder dem Fokus Ihrer Meditation zu, und fahren Sie fort.

Achtsamkeitsmeditation

In vielerlei Hinsicht ist die Achtsamkeitsmeditation bloß eine formalisiertere Version der direkten Reinigungstechnik der Selbstwahrnehmung (Übung 3.A). Wenn Sie sie ausführen, werden Sie die gleichen Komponenten erkennen: systematische physische Entspannung, Prana-Atmung, Loslassen und Wahrnehmung. Eine Achtsamkeitsmeditation verbindet diese Komponenten einfach mit der Konzentration auf einen Punkt, um eine fokussiertere Entspannung zu erzielen. Ein Prana-Schüler hat diese Achtsamkeitsmeditation »die stärkste, sofort wirkende Heilmethode für hektische, verwirrte mentale oder emotionale Zustände« genannt. Ein anderer hat erklärt, sie mache ihn augenblicklich »fokussiert, zentriert und ruhig«.

ÜBUNG 11.A: *Achtsamkeitsmeditation*

1. Tragen Sie bequeme Kleidung, die besonders um die Taille locker sitzt. Ziehen Sie die Schuhe aus. Sie können auch die Lichter dimmen, wenn Sie meinen, im Dunkeln meditieren zu können, ohne einzuschlafen. Sie können sogar das Telefon abstellen. Schalten Sie so viele äußere sinnliche Ablenkungen aus, wie Sie können.
2. Wenden Sie ein oder zwei Sätze der reinigenden körperlichen Übungen (Übung 10.I) oder eine leichte Übungsroutine Ihrer Wahl an.
3. Setzen Sie sich auf einen bequemen Stuhl, halten Sie den Rücken gerade (aber ohne ihn anzuspannen), und stellen Sie die Füße flach auf den Boden. Wenn der Stuhl eine Lehne hat, lehnen Sie sich nicht an und lassen sich auch nicht hineinsacken. (Achtung: Falls es für Sie unbequem ist, 10 bis 30 Minuten aufrecht dazusitzen, können Sie auch im Liegen meditieren – allerdings schlafen Sie im Liegen leicht ein.) Legen Sie die Hände mit den Handflächen nach oben auf den Schoß. Halten Sie sie entspannt.
4. Drücken Sie die Zunge an den Gaumen.
5. Formulieren Sie eine Anrufung.
6. Schließen Sie die Augen, und führen Sie 10 Prana-Atmungszyklen durch. Nach diesen 10 Zyklen lassen Sie Ihre Atmung während der gesamten Meditation tief bleiben, aber beschäftigen Sie sich nicht zu sehr mit ihrem Rhythmus. Eine Konzentration auf ein inneres

Zählen kann ablenken, aber manche Menschen stellen fest, dass ein Rhythmus oder ein Zählen ihnen hilft loszulassen. Wenn Sie den Rhythmus halten können oder feststellen, dass ein inneres Zählen Ihnen hilft loszulassen, dann machen Sie natürlich davon Gebrauch.

7. Entspannen Sie Ihren Körper, und zwar einen Teil nach dem anderen, wie Sie es in Übung 3.A gelernt haben. Halten Sie eine geordnete Abfolge ein, entweder von Kopf bis Fuß oder von Fuß bis Kopf, entspannen Sie also Ihre Körperteile nicht beliebig durcheinander. Diese Entspannung sollte 5 bis 10 Minuten dauern.

8. Berühren Sie Ihre Nasenspitze mit dem Zeigefinger Ihrer dominanten (scannenden) Hand, und zählen Sie bis vier, dann nehmen Sie die Hand weg und legen Sie wieder in den Schoß.

9. Nachdem Sie sie weggenommen haben, fahren Sie mit Ihrer Atmung fort und richten Ihre Wahrnehmung leicht auf Ihre Nasenspitze. Wahrnehmung heißt nicht gewollte Konzentration – sie ist ein offener Zustand der Sensibilität.

10. Berühren Sie nach ein paar Minuten Ihren Nabel mit dem Zeigefinger Ihrer dominanten Hand, legen die Hand wieder in den Schoß und verlagern Ihre Wahrnehmung auf Ihren Nabel. Während Sie dies tun, sollten Sie spüren, wie Ihr Atem tief in den Unterleib gezogen wird. Nehmen Sie weiter die Ein-und-aus-Bewegung Ihres Nabels wahr, während Sie atmen. (Achtung: Wenn Sie hohen Blutdruck haben, konzentrieren Sie sich nicht auf Ihren Nabel, sondern richten Sie Ihre Wahrnehmung weiter auf Ihre Nasenspitze. Das Fokussieren auf den Nabel aktiviert nebenbei auch das Meng-Mein-Chakra, wodurch der Blutdruck ansteigen kann.)

11. Verlagern Sie Ihre Wahrnehmung nach ein paar Augenblicken auf Ihre Atmung. Manche Meditationsschulen weisen ihre Schüler an, »ihren Atem zu beobachten«. Damit soll nicht so sehr der Atem visualisiert werden, wie er sich in einem Strom in die Nase hinein- und aus ihr herausbewegt; der Schüler soll vielmehr entspannt wahrnehmen, wie der Atem in die Nase eindringt, hinunter in die Lunge wandert und dann wieder aus der Nase austritt.

12. Überprüfen Sie regelmäßig Ihre Haltung. Es ist natürlich, dass Ihre Schultern ein wenig absacken. Falls Sie feststellen, dass Ihr Rücken krumm ist oder Ihre Schultern hängen, nehmen Sie sacht eine aufrechtere Haltung ein.

13. Richten Sie Ihre Wahrnehmung während der ganzen Meditation

auf einen dieser drei Punkte: Nase, Nabel oder Atmung. Für Anfänger ist der Atem normalerweise am einfachsten. Fahren Sie mit Atmung und Wahrnehmung 10 Minuten lang fort. Versuchen Sie nach und nach auf bis zu 30 Minuten zu kommen.
14. Wenn Sie fertig sind, bewegen Sie sich langsam ein wenig auf Ihrem Stuhl. Falls Sie das Gefühl haben, irgendwo anders oder außerhalb Ihres Körpers gewesen zu sein, bringen Sie sich zurück. Bevor Sie die Augen öffnen, erden Sie sich. Das Erden ist ein Vorgang, bei dem Sie sich energetisch in der Erde verwurzeln. Zusammen mit den Postmeditationsübungen hilft Ihnen das Erden, das Gefühl des »Ausgeflipptseins« zu vermeiden, das oft auf eine Meditation folgt. Erden: Während Sie sitzen, stellen Sie sich vor, wie leuch-

---

Wahrnehmung und Achtsamkeit in der Meditation

Dem Meditationsmeister Eknath Easwaren wird eine Geschichte zugeschrieben, die sehr hübsch die Vorteile von Achtsamkeit und Wahrnehmung veranschaulicht. Ein Mann wollte mit einigen Freunden zum Camping fahren und stellte seinen Wohnwagen am Nachmittag auf dem Campingplatz ab. Es herrschte ein ziemliches Gedränge und viel Lärm – Kinder liefen herum, Hunde bellten, und Leute schrien. Im Laufe der Nacht, nachdem alle schlafen gegangen waren, erwachte der Mann und sah sich nach der Ursache eines Geräuschs um, das ihn geweckt hatte. Als er vor seinen Wohnwagen trat, hörte er, wie Wasser in einem kleinen Bach lief, der keine drei Meter von ihm entfernt war. Tagsüber hatte er bei all dem Trubel den Bach nicht nur nicht gehört – er hatte nicht einmal gewusst, dass er existierte.

In vielerlei Hinsicht ist unser Geist wie der geräuschvolle Campingplatz – er ist so erfüllt von den Ablenkungen der Alltagswelt, dass wir außer Stande sind, die Schönheit und Stille eines sanften Baches zu bemerken, der ganz in unserer Nähe ist.

Wenn wir lernen, die Unordnung zu beseitigen und das Geplapper zum Schweigen zu bringen, werden wir in der Lage sein, die Schönheit und Stille des Geistes zu entdecken.

Eric B. Robins

tend weiße Prana-Strahlen von den Chakras Ihrer Fußsohlen und von Ihrem Wurzelchakra ausgehen und drei Meter in die Erde hineinstrahlen. Halten Sie die Absicht, dass diese Energie in die Erde fließen soll, etwa 30 Sekunden lang. Während Sie dies tun, sagen Sie einfach etwas wie: »Ich danke Mutter Erde und verwurzle mich in ihr.«
15. Öffnen Sie die Augen, dehnen Sie sich, und stehen Sie auf, um die Übungen zu machen, die Ihrer Meditation folgen sollten.

Konzentration auf einen Punkt, simultane und erweiterte Wahrnehmung

Wenn Sie die Achtsamkeitsmeditation besser beherrschen, sollten Sie versuchen, Ihre Wahrnehmung während der ganzen Meditation an zwei und dann an allen drei Brennpunkten gleichzeitig festzumachen. Dies hilft Ihnen, von der Konzentration auf einen einzigen Punkt zur erweiterten Wahrnehmung überzugehen, der Fähigkeit, viele Dinge gleichzeitig wahrzunehmen. Die erweiterte Wahrnehmung ist das höchste Ziel der Meditation, denn sie führt zum so genannten kosmischen Bewusstsein, einem Zustand, in dem sich die Grenzen zwischen Subjekt (dem Meditierenden) und Objekt (der Welt), zwischen Wissendem und Gewusstem auflösen. Dies ist das wahre Einssein. Der bewusste Geist kann sich nur auf ein Ding konzentrieren, aber wenn der unbewusste Geist in Zeiten anhaltender Stille den Kontakt zum höheren Selbst herstellt, ist er fähig, sich auf viele Dinge zugleich zu fokussieren.

Sie haben bereits ein gewisses elementares Training in gleichzeitiger Wahrnehmung absolviert. Beim Scanning lernen Sie, Ihre Atmung, Ihr Scanning-Ziel und die Sensibilität Ihres Handchakras wahrzunehmen. Beim Projizieren von Prana müssen Sie sich um Ihre Atmung, Ihr Quellenchakra, Ihr projizierendes Chakra und Ihr Ziel kümmern. Und bei der Erleuchtungstechnik in der Meditation über die zwei Herzen werden Sie angewiesen, Ihren Sprechgesang, das Licht auf Ihrem Kronenchakra, die innere Stille und die Lücke zwischen den OM wahrzunehmen. All das hilft Ihnen, die erweiterte Wahrnehmung aufzubauen. Der Übergang von einem über zwei bis zu drei Brennpunkten in der

Achtsamkeitsmeditation wird Ihnen einen formelleren Übungsweg weisen, wenn Sie gezielter an der erweiterten Wahrnehmung arbeiten möchten.

Sie müssen sich nicht um erweiterte Wahrnehmung bemühen, um von den Vorteilen der Achtsamkeitsmeditation für die physische Gesundheit zu profitieren. Der vielfache Fokus empfiehlt sich für alle, die sich für die höheren und spirituelleren Aspekte der Meditation interessieren.

Die Meditation über die zwei Herzen

Von all den Techniken, die Großmeister Choa Kok Sui entwickelt hat und lehrt, hat vielleicht keine andere so viele begeisterte Bestätigungen einer persönlichen Heilung und einer positiven Lebensveränderung gefunden wie die Meditation über die zwei Herzen. Diese Meditation ist wirklich etwas Besonderes. Sie wirkt auf der physischen, mentalen und spirituellen Ebene, um das Herzchakra (das physische Herz) und das Kronenchakra (das spirituelle Herz) zu öffnen und es Ihnen so zu ermöglichen, eine große Menge hochwertiger göttlicher Energie in Ihr Kronenchakra hinabzuziehen. Das Prana, das diese Meditation erzeugt, fördert entschieden die physische und mentale Gesundheit ebenso wie die innere Erleuchtung.

Eine in energetischer Hinsicht schmutzige Aura, die von unversöhnten negativen Emotionen, Sorgen, Zorn und Ängsten verstopft ist, erscheint als eine schimmernde weiße Wolke, die voller dunkler Flecken und kleiner Strudel ist. Diese Flecken und Strudel sind Energiestörungen, die in Ihrem Energiekörper funktionale Grenzen bilden. Sie blockieren den glatten, reichlichen Prana-Fluss und führen zu physischen Beschwerden.

Wenn jemand, der Auren sehen kann, einen Menschen beobachtet, der die Meditation über die zwei Herzen praktiziert, sieht er, wie sich eine große Menge strahlend weißen Lichts von oben ins Kronenchakra ergießt und im gesamten Energiekörper ausbreitet. Dieses göttliche Prana reinigt den Energiekörper, und auf diese Weise führt die Meditation über die zwei Herzen eine physische Heilung herbei.

Dieses Öffnen des Kronenchakras und der verstärkte Fluss göttlicher

Energie ermöglicht auch die innere Erleuchtung. Nachdem Sie die Erde mit der spirituellen Energie gesegnet haben, meditieren Sie etwa 10 Minuten lang über OM und die Lücke oder Stille zwischen den Mantren. Dann lassen Sie los und verlängern diese Phase der Stille. Die Meditation über die Lücke zwischen den Silben und während der verlängerten Phase der Stille ermöglicht es Ihnen, in Kontakt mit Ihrem höheren Selbst oder Ihrer Seele zu treten. Eine wiederholt verlängerte Stille und der Kontakt mit Ihrer Seele erzeugen diesen Zustand der inneren Erleuchtung.

Hier nur ein paar Bestätigungsschreiben von Menschen, die einen positiven Einfluss auf ihr Leben erfahren haben, nachdem sie die Meditation über die zwei Herzen praktiziert haben:

Als Schulleiterin vermittle ich in stressigen und negativen Situationen zwischen Schülern, Eltern und Mitarbeitern. Wenn ich die Meditation über die zwei Herzen praktiziere, bin ich in der Lage, Konflikte zu lösen und gelassener und verständnisvoller zu reagieren. Ich nutze positive Gedanken und Emotionen, um auf konstruktive Weise zu Lösungen zu gelangen.

SANDRA WASHINGTON, LOS ANGELES

Die Meditation über die zwei Herzen hat sich in den letzten beiden Jahren, seit ich mit der regelmäßigen Meditation begonnen habe, nachhaltig auf mein Leben ausgewirkt. Sie hat meine Heilungsfähigkeit erhöht und die Art und Weise verändert, wie ich das Leben und meine Aufgabe darin sehe ... Die Meditation über die zwei Herzen ist meine tägliche Chance, für alle Menschen ein echter Kanal für notwendige Segnungen zu werden.

MARK WIECZOREK, REGO PARK, NEW YORK

Ich wende die Meditation über die zwei Herzen seit 1996 an. [Dank ihr habe ich] weniger Stress, eine zentriertere und mitfühlendere Einstellung und insgesamt eine bessere Gesundheit. Ich bin Drogenmissbrauchsberater, und diese Meditation kommt mir auch bei meiner Arbeit zugute. [Ich stelle fest, dass meine Klienten] erhebliche positive Fortschritte machen. Wenn man auch nur für kurze Zeit der angeleiteten Meditation lauscht, fühlt man sich anschließend zentriert, energetisiert und heiter.

MOSES MCCLUSKEY, LOS ANGELES

Vor dem Praktizieren der Meditation über die zwei Herzen

Da Sie bei der Meditation über die zwei Herzen mit größeren Mengen höherwertigen Pranas arbeiten, sollten Sie über gewisse Aspekte der Meditation wie über mehrere Gegenanzeigen Bescheid wissen:

- Menschen mit hohem Blutdruck, Herzbeschwerden und grünem Star sollten die Meditation über die zwei Herzen nicht praktizieren. Diese Meditation erzeugt ungeheure Energie und kann diese Beschwerden verstärken.
- Jugendliche unter 18 Jahren sollten die Erleuchtungstechnik (Schritt 7 der Meditation) nicht praktizieren, da ihr Körper noch nicht voll entwickelt ist und die Energie, die diese Meditation erzeugt, nicht verträgt.
- Bevor Sie diese Meditation praktizieren, achten Sie darauf, dass Ihre Umgebung in energetischer Hinsicht rein ist. Ein schmutziger Raum kann die Wirkung der Meditation aufheben oder Sie während des Meditierens sogar verschmutzen. Wenden Sie die im 10. Kapitel dargestellten Techniken zur Reinigung Ihrer Umgebung an.
- Um einen Energiestau zu vermeiden, sollten Sie vor und nach dem Meditieren eine etwa 5 Minuten dauernde körperliche Übung durchführen. Wir empfehlen, dass Sie dabei mindestens einen Satz der reinigenden körperlichen Übungen (Übung 10.I) anwenden, da sie speziell darauf angelegt sind, die Energiekanäle des Körpers zu öffnen und die Energie zu verteilen.
- Absolvieren Sie die Segnungen aus einem echten Gefühl heraus und nicht bloß mechanisch. Spüren Sie und konzentrieren Sie sich auf die Gefühle der Liebe, die Sie beschwören, wenn Sie die Erde segnen. Fügen Sie eine Visualisierung hinzu, wenn Sie möchten. Sehen Sie, wie ein golden-rosafarbenes Licht von Ihren Händen ausgeht und die Erde überflutet. Sehen Sie die Gesichter von Menschen, die in Frieden, Liebe und Freude lächeln. Sehen Sie, wie Völker, die in einem Konflikt miteinander stehen, die Waffen niederlegen. Sehen Sie, wie die Menschen in Harmonie miteinander leben und tatsächlich einander Gutes tun.

ÜBUNG 11.B: *Meditation über die zwei Herzen*

Sie können diese Meditation entweder nach den unten dargestellten Schritten praktizieren oder die von Großmeister Choa Kok Sui erstellte CD mit der Meditation über die zwei Herzen verwenden (mehr dazu im Abschnitt »Literatur und Kontaktadressen«). Beginnen Sie mit den Schritten 1 bis 4 aus der Achtsamkeitsmeditation, aber lassen Sie die Abfolge zur Entspannung des Körpers weg. Fahren Sie fort:

1. Anrufung. Schließen Sie die Augen, neigen Sie den Kopf, und heben Sie die Hände ein paar Zentimeter über Ihren Schoß. Drehen Sie die Handflächen nach oben. Falls Sie noch keine Anrufung verwendet haben, schlagen wir Ihnen die folgende vor:

    Göttlicher Vater und göttliche Mutter, demütig bitte ich um göttlichen Segen, Führung, Schutz, Hilfe und Erleuchtung. Ich danke euch und vertraue ganz auf euch.

2. Wenden Sie mehrere Prana-Atmungszyklen an.
3. Aktivieren Sie Ihr Herzchakra. Drücken Sie ein, zwei Sekunden lang mit einem Finger auf Ihr Herzchakra, und legen Sie dann die Hände wieder in den Schoß. Beschwören Sie Gefühle von Liebe und Freundlichkeit. Empfinden Sie tief die Gefühle von Liebe und Mitgefühl, die in Ihnen aufsteigen. Dies ist leicht dadurch herbeizuführen, dass Sie sich an einige glückliche Ereignisse in Ihrem Leben erinnern oder sich das Gesicht von jemandem vorstellen, den Sie herzlich lieben, und die liebevollen Gefühle empfinden, die Sie ihm gegenüber hegen. Lächeln Sie innerlich Ihr Herzchakra an. Dies dauert etwa 2 Minuten.
4. Aktivieren Sie Ihr Kronenchakra. Tippen Sie mit einem Finger auf Ihr Kronenchakra und legen Sie dann die Hand wieder in den Schoß. Stellen Sie sich eine andere Szene vor, in der Sie die Gefühle von Liebe und Freundlichkeit verspüren. Empfinden Sie tief die Gefühle von Liebe und Mitgefühl, die in Ihnen aufsteigen. Lächeln Sie innerlich Ihr Kronenchakra an. Dies dauert etwa 2 Minuten.
5. Segnen Sie die Erde mit Güte durch Ihr Herzchakra. Nehmen Sie weiterhin diese Gefühle von Liebe und Freundlichkeit wahr und heben Sie die Hände in Brusthöhe, wobei die Handflächen nach außen zeigen. Stellen Sie sich die Erde vor, die sich vor Ihnen befindet und etwa so groß wie ein kleiner Ball ist. Seien Sie sich Ihres Herzchakras und Ihrer Handchakras bewusst, während Sie die Erde segnen (Abbildung 11.1). (Achtung: Sie können die Erde mit einem

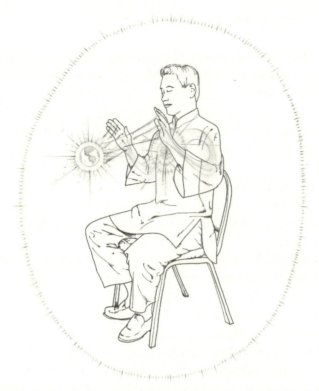

Abbildung 11.1

Gebet oder selbst gewählten Worten segnen oder unser Beispiel hier verwenden.) Rezitieren Sie den ersten Vers des Gebets des heiligen Franz von Assisi:

Herr, mach mich zu einem Instrument deines Friedens...

Fühlen Sie, wie der göttliche Frieden in Ihrem Herzen zu Ihren Händen und nach außen zur Erde fließt. Segnen Sie die Erde etwa eine Minute lang. Sehen Sie, wie das schöne rosafarbene Licht der Segnungen aus Ihrem Herzen zu Ihrer Hand und zur Erde fließt.

Wo Hass ist, lass mich Liebe säen...

Fühlen Sie, wie göttliche Liebe in Ihrem Herzen aufwallt und zu Ihren Händen und nach außen zur Erde fließt. Segnen Sie die Erde etwa eine Minute lang.

Wo Unrecht ist, Vergebung...

Segnen Sie die Erde mit göttlicher Vergebung. Segnen Sie Gebiete der Erde, in denen Konflikte herrschen. Sehen Sie, wie die Konflikte gelöst werden.

Wo Zweifel ist, Glaube. Wo Verzweiflung ist, Hoffnung...

Segnen Sie die Erde mit Hoffnung und Glauben. Segnen Sie Menschen, die es schwer haben.

Wo Dunkelheit ist, Licht. Wo Trauer ist, Freude...

Segnen Sie die Erde mit Licht und Freude. Segnen Sie Gebiete und Länder, wo Zwist herrscht.

6. Nun segnen Sie die Erde mit Güte durch Ihr Kronenchakra. Nehmen Sie Ihr Kronenchakra wahr, während Sie damit fortfahren, die Erde zu segnen (Abbildung 11.2). Sehen Sie, wie das schöne goldene Licht der Segnungen aus Ihrem Kronenchakra zu Ihren Händen und durch Ihre Hände zur Erde fließt.

Lass die ganze Erde, lass jeden Menschen und jedes Lebewesen mit Güte gesegnet sein... mit Freundlichkeit... mit Freude und mit Glück...

Fahren Sie mit dem Segnen der Erde eine Minute lang fort. Sehen Sie, wie jeder Mensch von Liebe und Freude erfüllt wird.

7. Nun segnen Sie die Erde mit Güte gleichzeitig durch Ihr Herzchakra und Ihr Kronenchakra. Nehmen Sie Ihr Herzchakra wie Ihr Kronenchakra wahr, während Sie damit fortfahren, die Erde zu segnen. Sehen Sie, wie das schöne goldene Licht der Segnungen aus Ihrem Kronenchakra und Ihrem Herzchakra zu Ihren Händen und durch Ihre Hände zur Erde fließt (Abbildung 11.3).

Aus dem Herzen Gottes lass jeden Menschen, jedes empfindsame Wesen mit Güte gesegnet sein...

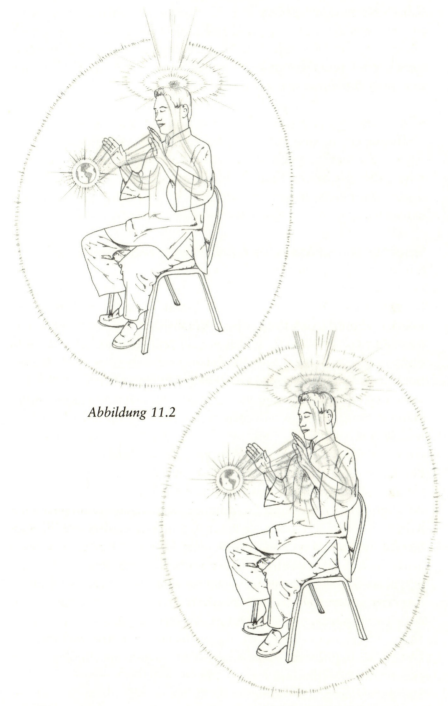

Abbildung 11.2

Abbildung 11.3

Fahren Sie mit dem Segnen der Erde fort, und sehen Sie, wie jeder Mensch von Liebe, Freude und Frieden erfüllt ist.

Lass jeden Menschen, jedes Lebewesen mit großer Freude, Glück und göttlichem innerem Frieden gesegnet sein...

Sehen Sie, wie die Herzen der Menschen von Freude, Glaube und Hoffnung erfüllt sind. Sehen Sie ihren Gesichtsausdruck.

Lass jeden Menschen, jedes Lebewesen mit Verständnis, mit Harmonie, mit gutem Willen und mit dem Willen, Gutes zu tun, gesegnet sein...

Sehen Sie, wie die Menschen tatsächlich Gutes für andere Menschen tun.

8. Erleuchtungstechnik. Legen Sie die Hände wieder auf den Schoß, mit den Handflächen nach oben. Visualisieren Sie einen Punkt von strahlend goldenem Licht gleich über Ihrem Kronenchakra (Abbildung 11.4). Sehen Sie ihn so deutlich vor sich, als wäre er ein Brennpunkt von Sonnenlicht, das von frisch gefallenem Schnee reflektiert wird. Nachdem Sie das Bild fixiert haben, beginnen Sie stumm innerlich das Mantra OM zu intonieren. Sprechen Sie im Stillen langsam und entschlossen: »OOOMMMM...« Atmen Sie während des Intonierens tief und langsam. Richten Sie Ihre Wahrnehmung sanft auf das Licht über Ihrem Kopf, das OM und die Lücke zwischen den OM 5 bis 10 Minuten lang. Dann hören Sie mit dem Mantra auf, mit dem Visualisieren des Lichtpunkts und lassen einfach ein paar Minuten lang los. Lassen Sie Ihren Geist leer werden und dehnen Sie das Gefühl von innerem Frieden und Stille aus. Tun Sie dies etwa 5 Minuten lang – wenn Sie Fortschritte machen, können Sie dies allerdings so lange ausdehnen, wie Sie möchten. Falls sich Gedanken oder äußere Geräusche bemerkbar machen, registrieren Sie sie, ohne zu reagieren, und richten Ihre Aufmerksamkeit wieder auf die Stille.

9. Lassen Sie die überschüssige Energie frei. Die überschüssige Energie, die diese Meditation erzeugt, muss aufgelöst werden, um einen Stau zu vermeiden. Sie könnten die Energie nach außen projizieren, aber nutzen Sie sie doch für einen zusätzlichen positiven Effekt.

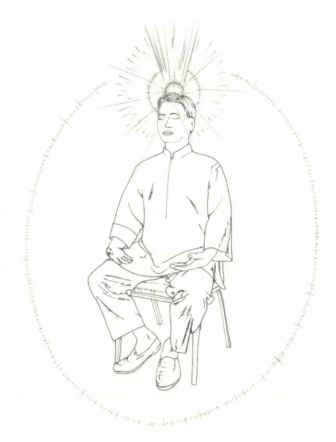

Abbildung 11.4

Segnen Sie also erneut die Erde. Heben Sie die Hände zur Haltung des Segnens hoch, und segnen Sie die Erde einfach mit Licht und Liebe. Sie können die Strahlen von golden-rosafarbenem Licht visualisieren, die Ihre Hand verlassen und die Erde vor Ihnen liebkosen. Sie können auch Ihre Familie, Ihre Lieben, Ihre Freunde, Ihr Haus, Ihren Job und jedes andere persönliche Projekt segnen, an dem Sie gerade arbeiten. Tun Sie dies etwa 30 Sekunden lang. Legen Sie dann die Hände wieder auf den Schoß.
10. Erden. Verwenden Sie die gleiche Erdungsroutine wie bei der Achtsamkeitsmeditation.
11. Beenden Sie die Meditation, indem Sie Ihren Dank abstatten. Sie können dies zum Beispiel mit einer Variante der Anrufung tun.

Heben Sie einfach die Hände zur gleichen Anrufungshaltung hoch und sagen Sie:
Göttlicher Vater und göttliche Mutter, demütig danke ich euch für euren göttlichen Segen, eure Führung, euren Schutz, eure Hilfe und eure Erleuchtung. Ich danke euch und vertraue ganz auf euch.
12. Wiederholen Sie die reinigenden körperlichen Übungen.

Ein paar abschließende Anmerkungen zur Meditation

- Ihre Einstellung während der Meditation sollte positiv und erwartungsvoll, aber neutral sein. Fixieren Sie sich nicht auf Ergebnisse, erwarten Sie nichts. So stellt sich beispielsweise bei der Meditation über die zwei Herzen die Erleuchtung nur selten während der ersten Sitzung ein, obwohl Sie sofort von den Vorteilen größerer Energie und Gesundheit profitieren. Gehen Sie das Ganze an, wie ein Bergsteiger einen Berg angeht: Er sieht den Gipfel vor sich und erwartet, dort hinaufzugelangen, doch er fixiert sich nicht darauf. Er hält nur nach dem nächsten Halt für Hand oder Fuß Ausschau.
- Manche Menschen erleben, dass sie zittern oder dass starke Emotionen in ihnen aufsteigen. Es wurde bereits darauf hingewiesen, dass die Meditation eine indirekte Reinigungstechnik ist, und Zittern oder plötzlich aufsteigende Gefühle sind ein Beweis dafür, dass Energieblockaden beseitigt und die mit diesen Blockaden verbundenen Emotionen freigesetzt werden. Wenn Sie während der Meditation irgendein Unbehagen erleben, reagieren Sie entsprechend Ihrer Schmerzgrenze. Manche Menschen atmen tiefer und fahren mit der Meditation fort. Wenn Sie möchten, können Sie jedoch auch die Sitzung abbrechen und den Bereich, in dem Sie dieses Unbehagen verspüren, einem reinigenden Sweeping unterziehen. Sie können dann später meditieren.
- Beide Meditationen sollten etwa 20 Minuten dauern. Die Meditation über die zwei Herzen beansprucht etwa 10 Minuten für das Segnen der Erde und 10 Minuten für die Erleuchtung. Wenn Sie mehr Erfahrung gewonnen haben, können Sie mehr Zeit auf die Erleuchtung verwenden.
- Anfänger können einen leichten Stau im Brust- oder Herzbereich erleben, wenn sie die Erde während der Meditation über die zwei Herzen segnen. Wenn Ihnen dies unangenehm ist, unterziehen Sie den Bereich einfach einem reinigenden Sweeping, wenn Sie fertig sind.

Wenn es zu unangenehm wird, unterbrechen Sie die Meditation und unterziehen den Bereich einem Sweeping. Sie können später oder am nächsten Tag meditieren.
- Wenn Sie in der Lage sind, Ihre Wahrnehmung gleichzeitig auf den Lichtpunkt und auf die Lücke in der Meditation über die zwei Herzen zu richten, erleben Sie vielleicht eine innere Explosion von Licht. Das ist normal, obwohl es anfangs beunruhigend sein kann. Reagieren Sie erneut entsprechend Ihrer persönlichen Reizschwelle. Wenn Sie können, atmen Sie einfach tiefer, und lassen Sie sich auf dieses Gefühl ein. Wenn es nicht anders geht, schließen Sie die Meditation mit einem Dank ab, und gehen dann zur Erdung über.

Die Häufigkeit der Meditationspraxis

Die Meditation wird am besten täglich praktiziert, so führt sie am raschesten zu Fortschritten. Aber aufgrund Ihrer anderen Verpflichtungen kann die tägliche Praxis nicht immer realisierbar sein. Sie profitieren noch immer von ausgezeichneten energetischen und gesundheitlichen Vorteilen, wenn Sie drei- bis fünfmal pro Woche meditieren. Hier folgen drei verschiedene Meditationszeitpläne, die Sie in Betracht ziehen können, je nachdem, wie viel Zeit Sie haben:

Die häufigste Praxis

Die Meditation über die zwei Herzen am Morgen und die Achtsamkeitsmeditation am Abend. Oder die Achtsamkeitsmeditation am Morgen und die Meditation über die zwei Herzen am Abend.

Tägliche Praxis

Wechseln Sie täglich die Meditationen ab: an einem Tag die Meditation über die zwei Herzen, am nächsten Tag die Achtsamkeitsmeditation.

Maßvolle Praxis

Meditieren Sie drei- bis fünfmal pro Woche: die Meditation über die zwei Herzen an zwei bis drei Tagen; die Achtsamkeitsmeditation an den anderen Tagen.

Meditationscheckliste

Achtsamkeitsmeditation

1. Absolvieren Sie körperliche Übungen, entweder reinigende Übungen oder Übungen Ihrer Wahl.
2. Setzen Sie sich in ein kühles, abgedunkeltes Zimmer; legen Sie die Hände mit den Handflächen nach oben auf den Schoß.
3. Drücken Sie die Zunge an den Gaumen.
4. Absolvieren Sie eine Anrufung.
5. Wenden Sie 10 Prana-Atmungszyklen an.
6. Absolvieren Sie die progressive körperliche Entspannung.
7. Ermitteln Sie den Brennpunkt, und richten Sie Ihre Wahrnehmung darauf; fügen Sie einen zweiten und dann einen dritten Brennpunkt hinzu, wenn Sie möchten und wenn Sie Fortschritte machen.
8. Überprüfen Sie regelmäßig Ihre Haltung.
9. Beginnen Sie mit einer Wahrnehmung von 10 Minuten, die Sie auf bis zu 20 oder 30 Minuten ausdehnen können.
10. Erden Sie sich.
11. Stehen Sie auf, und machen Sie reinigende körperliche Übungen.

Meditation über die zwei Herzen

(Die CD von Choa Kok Sui kann Sie durch diese Schritte begleiten.)

1. Absolvieren Sie körperliche Übungen, entweder reinigende Übungen oder Übungen Ihrer Wahl.
2. Setzen Sie sich in ein kühles, abgedunkeltes Zimmer; legen Sie die Hände mit den Handflächen nach oben auf den Schoß.

3. Drücken Sie die Zunge an den Gaumen.
4. Absolvieren Sie eine Anrufung.
5. Gehen Sie durch 10 Prana-Atmungszyklen.
6. Absolvieren Sie die fortgeschrittene körperliche Entspannung (optional).
7. Aktivieren Sie das Herzchakra.
8. Aktivieren Sie das Kronenchakra.
9. Segnen Sie die Erde mit Güte durch das Herzchakra.
10. Segnen Sie die Erde mit Güte durch das Kronenchakra.
11. Segnen Sie die Erde mit Güte gleichzeitig durch das Herz- und das Kronenchakra.
12. Wenden Sie die Erleuchtungstechnik an.
13. Setzen Sie Ihre überschüssige Energie frei, indem Sie erneut die Erde segnen.
14. Erden Sie sich.
15. Beenden Sie die Meditation mit einer Anrufung, indem Sie Ihren Dank äußern.
16. Stehen Sie auf, und absolvieren Sie reinigende körperliche Übungen.

Die Meditation ist der Katalysator für Ihre energetische Selbstheilung. Sie reinigt Körper und Geist und macht Sie empfänglicher für größere Mengen höherwertigen Heilpranas. Was die New Yorker Prana-Heilungsschülerin Cynthia de Leon erlebt hat, ist typisch: Nachdem sie von einem Auto angefahren worden war und dabei einen Wadenbeinbruch und mehrere tiefe Schnitte in ihrem rechten Bein davongetragen hatte, litt sie unter ständigen Schmerzen, die nicht medizinisch oder mit Schmerztabletten behandelt werden konnten, da sie dagegen allergisch war. Gleichzeitig erlebte sie einen Aufruhr der Gefühle aufgrund einer bevorstehenden Scheidung. Sie berichtete: »Die tägliche Praxis der Meditation über die zwei Herzen und der Prana-Heilung linderte das physische und emotionale Trauma, das ich durchmachte, ungeheuer. Nur meine Praxis erlaubte es mir, mich wieder richtig zu bewegen und sogar mit großer Leichtigkeit auf verschiedenen Gebieten meines Lebens Herausragendes zu leisten ...« Erst ihre Meditationspraxis gab ihr den Seelenfrieden, ihre Belastungen zu ertragen, ebenso wie die Fähigkeit, größere Mengen Heilenergie einzuziehen, um regelmäßige Selbstheilungen zu erarbeiten.

Die tägliche 6-Schritte-Übungsroutine – aktualisiert

Sie können die Meditation allein praktizieren oder sie in Ihre bereits bestehende Morgen- oder Abendroutine einbeziehen. Hier ein Vorschlag für eine Abfolge:

1. Absolvieren Sie eine Anrufung mit der Bitte um Führung und Schutz.
2. Zerschneiden Sie Bande.
3. Absolvieren Sie reinigende körperliche Übungen.
4. Wenden Sie die Prana-Atmung an.
5. Absolvieren Sie direkte Reinigungstechniken, falls erforderlich.
6. Meditation (abwechselnd Achtsamkeitsmeditation und Meditation über die zwei Herzen, entsprechend Ihrem Terminplan und Ihren Vorlieben).
7. Absolvieren Sie nach der Meditation reinigende körperliche Übungen.
8. Absolvieren Sie Ihr Standardaufwärmprogramm.
9. Wenden Sie die Handsensibilisierungs-, Scanning-, Sweeping- und Energetisierungspraxis an.
10. Absolvieren Sie spezielle Übungen: allgemeines Selbst-Sweeping, allgemeiner Stressabbau, Reinigung von Arbeitsplatz und Haus und so weiter.

Bauen Sie die anderen Elemente der Energiehygiene in Ihre tägliche Routine ein, wenn Sie dazu in der Lage sind oder wenn diese für Sie geeignet sind.

Im nächsten Kapitel lernen Sie, die Spannung richtig zu steigern, nämlich mit dem sechsten und letzten Schritt zur Selbstheilung – zwei wirkungsvollen Möglichkeiten der Energieerzeugung: den Mentalphysischen Übungen und einer einzigartigen Prana-Heilungsversion der Tibetischen Yoga-Übungen und der metaphysischen Übungen.

12

Anschließen, aufladen – zwei starke Übungen zur Energieerzeugung

Bevor ich die Tibetischen Yoga-Übungen und die Mentalphysischen Übungen erlernte, war ich ständig müde. Wenn ich jetzt auf mein Leben zurückschaue, wird mir klar, dass mein Energieniveau stets unter dem Durchschnitt lag. Als Teenager und in den Zwanzigern wurde ich leicht müde, und mein Sexualtrieb war nicht so stark, wie er für einen jungen Mann in meinem Alter hätte sein sollen. Als ich die Belastungen auf mich nahm, Ehemann, Vater, Allgemeinarzt und Chirurg zu sein, stellte ich fest, dass sich mein Energieniveau noch schwerer aufrechterhalten ließ. Nachdem ich die Tibetischen Yoga-Übungen und die Mentalphysischen Übungen erlernt hatte und sie regelmäßig praktizierte, explodierte mein Energieniveau. Diese Übungen veränderten buchstäblich mein Leben. Ich kann diese Energie erzeugenden Übungen gar nicht genug empfehlen.

ERIC B. ROBINS

Die letzte der sechs Stufen zur Selbstheilung bilden zwei Energie erzeugende Übungen – die Krone derartiger Übungen. Die erste nennt man die Tibetischen Yoga-Übungen oder auch Verjüngerungsritus. Die zweite stellen die Mentalphysischen Übungen dar.

Es gibt bekanntere Energie erzeugende Übungen wie einige Formen von Yoga, verschiedene Arten von Atemarbeit, Qi Gong und Tai-Chi. Aber keine weist ein so rasch wirkendes, Prana erzeugendes Potenzial auf oder lässt sich so leicht anwenden wie die Tibetischen Yoga-Übungen und die Mentalphysischen Übungen. Das heißt allerdings nicht, dass die Tibetischen Yoga-Übungen und die Mentalphysischen Übungen völlig unbekannt wären. Beide werden heutzutage praktiziert, wobei die Tibetischen Yoga-Übungen allgemeiner bekannt sind. Nicht bekannt ist indes, warum diese Übungen so effektiv sind. Nur ganz wenige Menschen – praktisch niemand außer dem Kreis der Schüler, die einen Sonderkurs bei Großmeister Choa Kok Sui absolviert haben – wissen, dass diese Übungsroutinen nach einer Reihe einfacher Abwandlungen noch wirkungsvoller, leichter und rascher anzuwenden sind.

Die Tibetischen Yoga-Übungen wie die Mentalphysischen Übungen gehören dem größeren Korpus alter esoterischer Grundlehren an, die spirituelle Meister und Lehrer wie Großmeister Choa Kok Sui im Laufe der Geschichte ihren Schülern weitergegeben haben. Sie sind eine wirkungsvolle Ergänzung Ihrer Gesundheitspflege, da sie das Prana aus den unteren Chakras in die oberen Chakras treiben und damit diese Energie leichter im ganzen Körper verteilen und dazu beitragen, ihn zu regenerieren. Die Tibetischen Yoga-Übungen haben zudem den Vorteil, dass sie ungeheure Mengen spiritueller Energie herabziehen und dem Körper einverleiben sowie die beiden wichtigsten Prana-Pumpen des Körpers öffnen: den Hals und den unteren Rücken.

Diese Übungen bauen auf der Prana-Atmung auf, und wir unterweisen unsere Schüler erst dann darin, wenn sie die Prana-Atmung erlernt haben. Denn beide Übungen sind höhere Praktiken, die eine Menge Energie erzeugen. Eine Schülerin berichtet: »Nachdem ich die Mentalphysischen Übungen angewendet habe, ist mein physischer, emotionaler, mentaler und spiritueller Körper verjüngt und mit reiner, frischer Energie aufgeladen. Ich fühle mich ausgeglichen und habe eine positivere Einstellung zum Leben.« Ein anderer Schüler erklärt, nachdem er die Tibetischen Yoga-Übungen absolviert hat: »Es ist, als ob mein Benzintank leer gewesen wäre und ich ihn einfach voll getankt hätte.« Eine dritte Schülerin meint, sie begreife die wahren Vorzüge dieser Energie erzeugenden Übungen gerade dann, wenn sie sie nicht ausführe: »Wenn ich auch nur einen Tag lang versäumt habe, sie anzuwenden, stelle ich bei mir einen Mangel an Energie und eine gewisse Zerstreutheit fest.«

Die Tibetischen Yoga-Übungen

Die Tibetischen Yoga-Übungen sind fünf einfache Körperhaltungen, deren Vorteile in einer größeren Gesamtenergie, einem verstärkten oder wiedergewonnenen Sexualtrieb, einer Gewichtsabnahme und sogar in einer Regeneration des Haarwuchses bestehen. Großmeister Choa Kok Sui hat sie jahrelang seinen Privatschülern beigebracht, aber sie wurden inzwischen durch mehrere Bücher verbreitet, vor allem von *Die fünf Tibeter* von Peter Kelder. Kelder erlernte die Praktiken von einem ehemaligen britischen Offizier, den eine Gruppe tibetischer Mönche im Himalaja darin unterrichtet hatte. Es gibt zwar auch chinesische und indische Versionen dieser Übungen, wir stellen hier aber die tibetische Form dar, weil sie am leichtesten auszuführen ist und dennoch ein großes Energiepotenzial besitzt – besonders mit den Modifikationen von Großmeister Choa Kok Sui.

Mentalphysische Übungen

Die Folge der Mentalphysischen Übungen besteht aus einer Reihe von Atemübungen, die ursprünglich von Edwin J. Dingle entwickelt wurden, einem esoterischen Gelehrten und Kartographen, der im vorigen Jahrhundert in China und Tibet lebte und studierte. Auf einer Expedition in den Bergen von Tibet wurde er ausgeraubt und von wilden Tieren angefallen. Ein tibetischer Lama rettete ihm mit Kräutern und Energieheilung das Leben. Er brachte ihm geheime Übungen bei, die ihn wieder gesund machten und die Dingle seinen Studenten als Mentalphysische Übungen vermittelte. Die ursprünglichen Übungen sind an sich schon ziemlich wirkungsvoll und ermöglichen es dem Praktizierenden, seinen allgemeinen Prana-Vorrat erheblich zu erhöhen. Sie sind ziemlich langwierig, umfassen sie doch bis zu 49 Atemzyklen, die eine ganze Stunde erfordern. Die hier dargestellten Mentalphysischen Übungen können in weniger als 9 Minuten absolviert werden und erzielen eine zehnfache Zunahme an Energie.

Die Kraft der Mentalphysischen Übungen

Als ich vor ein paar Jahren zum ersten Mal in Chicago einen Kurs in Prana-Heilung abhalten sollte, teilte man mir mit, dass unter den Teilnehmern auch eine 92-jährige Frau sei. Ich erkundigte mich besorgt, ob sie denn auch stark genug sei, alle Praktiken an zwei ganzen Tagen auszuführen. Die beiden Seminarorganisatoren vor Ort lachten und erklärten: »Wenn die eine Runde um den Block dreht, ist sie schneller als die meisten 30-Jährigen!« Und dann erzählten sie mir die Geschichte dieser Frau. Bei Laura Appelgren hatte man vor etwa 50 Jahren Brustkrebs diagnostiziert. Ihre Ärzte in Wisconsin, wo sie damals lebte, wollten sofort eine Mastektomie durchführen. Sie lehnte dies ab. Kurz darauf las sie eine Anzeige in einer Zeitschrift, in der stand: »Wissen ist Macht. Kommen Sie zu uns, und lernen Sie, in der Wüste zu atmen.« Es war eine Werbung für das Institute of Mentalphysics. Gegen den Willen ihres Mannes fuhr sie zu Edwin J. Dingle und lernte bei ihm, »in der Wüste zu atmen«. Nachdem sie die Übungen eine Zeit lang praktiziert hatte, war ihr Krebs völlig verschwunden. Sie absolvierte die Übungen auch die nächsten 50 Jahre.

Ich übertrug Laura bei den Mentalphysischen Übungen die Leitung des Kurses. Die meisten Teilnehmer, die erheblich jünger als Laura waren, konnten ihr Tempo nicht mithalten.

Als Laura verstarb – friedlich, im Schlaf –, hatte sie noch sämtliche Zähne und benötigte weder eine Brille noch eine Hörhilfe.

Meister Stephen Co

Tipps zur Energieerzeugung

Diese Tipps beziehen sich sowohl auf die Tibetischen Yoga-Übungen wie auf die Mentalphysischen Übungen.

1. Führen Sie die Übungen in einem offenen Bereich mit guter Belüftung aus – idealerweise im Freien (aber nicht in der Sonne, da das Sonnen-Prana zu stark ist). Wenn Sie sie im Haus absolvieren, öffnen Sie die Fenster, damit frische Luft hereinkommt.
2. Tragen Sie bequeme Kleidung, und üben Sie mit leerem Magen.
3. Duschen oder baden Sie, bevor Sie diese Übungen praktizieren, nicht anschließend – Wasser wäscht das Prana ab.
4. Die optimale Zeit zum Ausführen dieser Übungen ist im Anschluss an die Meditation, besonders am Morgen. Nach der Meditation führen Sie Ihre Erdungsroutine und andere Postmeditationsübungen durch. Dann absolvieren Sie entweder die Tibetischen Yoga-Übungen oder die Mentalphysischen Übungen.
5. Wenden Sie eine gute Energiehygiene an. Anfänger haben gewöhnlich einen Energiekörper, der schmutzig und nicht daran gewöhnt ist, mit so viel Prana umzugehen, wie es diese Übungen erzeugen. Bevor Sie mit Ihrer Praxis der Tibetischen Yoga-Übungen und der Mentalphysischen Übungen beginnen, gehen Sie noch einmal die Energiehygiene am Ende des 10. Kapitels durch. Tun Sie mindestens Folgendes:
Achten Sie auf eine reine und gesunde Ernährung.
   - Halten Sie Ihren Bereich für die Meditations- und Energieerzeugungspraxis rein; reinigen Sie ihn mindestens einmal pro Woche mit Übung 10.J.
   - Wenden Sie täglich die reinigenden physischen Übungen und die Prana-Atmung an.
   - Nehmen Sie zwei- oder dreimal pro Woche ein Salzbad.
6. Praktizieren Sie diese Übungen am besten nicht abends, zumindest nicht, bevor Sie wissen, wie Sie auf sie reagieren. Da sie eine Menge Energie erzeugen, könnten Sie Schwierigkeiten beim Einschlafen haben.
7. Falls die Übungen körperliches Unwohlsein hervorrufen, brechen Sie sie ab und sprechen Sie mit Ihrem Arzt. Die Übungen sind, wie gesagt, einfach auszuführen, aber jeder Mensch hat eine individuelle

Grenze zwischen Aktivität und Unwohlsein. Falls Sie irgendwelche physischen Probleme haben oder wenn Ihnen während der Übungen übel wird, hören Sie auf, und konsultieren Sie Ihren Arzt.

8. Wenn Sie nervös sind oder sich überenergetisiert fühlen, hören Sie auf und machen eine Pause. Führen Sie ein allgemeines Sweeping durch, um überschüssiges Prana zu beseitigen, und nehmen Sie nötigenfalls ein Salzbad. Nehmen Sie die Praxis wieder auf, nachdem sich Ihr Energiezustand stabilisiert hat.

9. Wählen Sie eine der beiden Routinen aus, und sammeln Sie damit Erfahrungen, bevor Sie zur anderen übergehen. Stürzen Sie sich nicht gleichzeitig auf die Tibetischen Yoga-Übungen und die Mentalphysischen Übungen. Probieren Sie beide, um festzustellen, welche Ihnen besser liegt, und um die Koordination der Bewegungen zu begreifen. Aber entscheiden Sie sich für eine, wenn Sie ernsthaft zu praktizieren beginnen. Nachdem Sie mit einer Übung gut zurechtkommen, beziehen Sie die andere in Ihre tägliche Routine ein.

10. Sie können sofort damit beginnen, eine dieser Übungen als volle Routine auszuführen. Dank der hier dargestellten modifizierten Versionen ist es nicht erforderlich, sie nach und nach aufzubauen. Wenn Ihnen allerdings irgendeine Bewegung oder Atemübung Unbehagen bereitet, sollten Sie eine verkürzte Form absolvieren und darauf bis zur vollen Übung aufbauen. Natürlich ist es wie bei jedem Unwohlsein ratsam, Ihren Arzt zu konsultieren, bevor Sie fortfahren.

11. Viele Menschen führen die Tibetischen Yoga-Übungen oder die Mentalphysischen Übungen gern nach ihren Postmeditationsübungen aus. Die Meditation stellt ein gutes energetisches Aufwärmprogramm dar, und die reinigenden körperlichen Übungen sind ein gutes physisches Aufwärmprogramm, bevor Sie mit der wirkungsvollen Energieerzeugung beginnen. Wenn Sie jedoch eine dieser Routinen allein absolvieren, empfehlen wir Ihnen, sich etwa 5 Minuten lang zu dehnen, um Ihre Gelenke zu lockern, und die reinigenden körperlichen Übungen anzuwenden.

12. Unsere Schüler wollen oft wissen, ob sie die »ursprünglichen« oder unmodifizierten Tibetischen Yoga-Übungen und Mentalphysischen Übungen praktizieren dürfen. Selbstverständlich. Hinweise auf die Bücher, die sie enthalten, finden Sie im Abschnitt »Literatur und Kontaktadressen«. Wir haben jedoch die Erfahrung gemacht,

sobald unsere Schüler sowohl die originalen wie die modifizierten Versionen beider Übungen praktizieren, stellen sie fest, dass die modifizierten Übungen mehr Prana erzeugen und leichter auszuführen sind. Die hier dargestellten modifizierten Routinen benötigen auch weniger Zeit. Im Falle der Tibetischen Yoga-Übungen müssen Sie jede der fünf Übungen maximal neunmal ausführen, gegenüber 21-mal in der Originalversion. Im Falle der Mentalphysischen Übungen müssen Sie jede der sieben Hauptübungen (3 bis 9) nur einmal ausführen, gegenüber siebenmal in der Originalversion.

ÜBUNG 12.A: *Die Tibetischen Yoga-Übungen*

Hauptmodifikation für alle Tibetische Yoga-Übungen: Drücken Sie die Zunge an den Gaumen, bevor Sie anfangen, und halten Sie sie dort während der ganzen Übungen. Dies verbindet die Hauptenergiekanäle in Ihrem Energiekörper und fördert den stärkeren Fluss des Pranas im ganzen Körper.

Die erste Tibetische Yoga-Übung

Ausgangsposition: Stehen Sie aufrecht da, und strecken Sie die Arme bequem parallel zum Fußboden aus. Halten Sie die Finger zusammen und die Handflächen nach unten (Foto 12.a).

Übung: Drehen Sie sich neunmal in einem gemessenen Tempo im Uhrzeigersinn (nach rechts). Atmen Sie während der ersten Umdrehung durch die Nase ein, bis Sie einen vollen Atemzug gemacht haben, und halten Sie dann den Atem an, bis Sie die Umdrehungen vollendet haben. Atmen Sie dann entweder durch den Mund oder die Nase aus. Versuchen Sie, während der ganzen neun Umdrehungen den Atem zu halten. Aber wenn Ihnen dies am Anfang schwer fällt, halten Sie ihn einfach während so vieler Umdrehungen, wie Sie können, und steigern Sie sich, bis Sie den Atem während aller neun Umdrehungen halten können. Im Laufe der Zeit sollten Sie das Tempo Ihrer Umdrehungen erhöhen, aber lassen Sie sich dabei von Ihrem Gleichgewichtssinn leiten. Drehen Sie nie so schnell, dass Ihnen schwindlig wird. (Achtung: Falls Ihnen wirk-

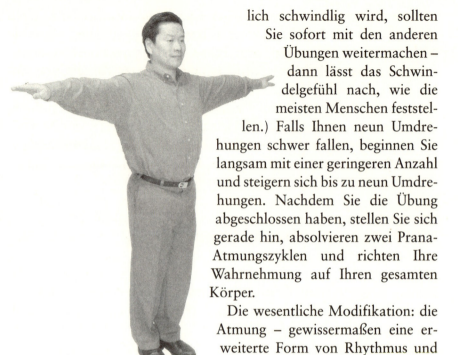

lich schwindlig wird, sollten Sie sofort mit den anderen Übungen weitermachen – dann lässt das Schwindelgefühl nach, wie die meisten Menschen feststellen.) Falls Ihnen neun Umdrehungen schwer fallen, beginnen Sie langsam mit einer geringeren Anzahl und steigern sich bis zu neun Umdrehungen. Nachdem Sie die Übung abgeschlossen haben, stellen Sie sich gerade hin, absolvieren zwei Prana-Atmungszyklen und richten Ihre Wahrnehmung auf Ihren gesamten Körper.

Die wesentliche Modifikation: die Atmung – gewissermaßen eine erweiterte Form von Rhythmus und Verhaltung. Sie fügt zu einer einfachen Bewegung außergewöhnliche Kraft hinzu.

Foto 12.a

Energetischer Effekt: Diese Übung zieht ungeheure Mengen spiritueller Energie herab. Sie können Ihr Kronenchakra vor und nach den Umdrehungen scannen und werden eine große Zunahme an Größe und Stärke feststellen.

Die zweite Tibetische Yoga-Übung

Ausgangsposition: Legen Sie sich flach auf den Boden, mit dem Gesicht nach oben. Ziehen Sie die Beine an, bis die Knie einen 45-Grad-Winkel bilden, während Sie die Füße weiterhin flach auf dem Boden halten. Sie können auf einem Teppich oder einer Matte liegen, aber führen Sie diese Übung nicht auf einem Bett aus, da es Ihren Rücken nicht genügend stützt. Strecken Sie die Arme an den Seiten aus, und legen Sie die Handflächen auf den Boden. Halten Sie die Finger zusammen.

Übung: Beugen Sie den Hals, um den Kopf vom Boden zu heben, und ziehen Sie das Kinn an die Brust, während Sie gleichzeitig die Beine leicht anheben und anziehen (Foto 12.b). Senken Sie dann langsam den Kopf und die Füße wieder auf den Boden. Atmen Sie tief durch die Nase ein, während Sie die Beine anheben, halten Sie in der obersten Position den Atem ein paar Sekunden lang, und atmen Sie dann durch die Nase oder den Mund aus, während Sie die Beine absenken. Führen Sie dies insgesamt neunmal aus. Nachdem Sie die Übung abgeschlossen haben, stehen Sie auf, absolvieren zwei Prana-Atmungszyklen und nehmen Ihren ganzen Körper wahr.

Die wesentlichen Modifikationen: Zunächst einmal die Atmung, die mit Rhythmus und Verhaltung arbeitet. Außerdem erfordert die Originalübung ein Anheben der gestreckten Beine, und das kann eine Anspannung im unteren Rücken erzeugen. Die modifizierte Bewegung hier ist zwar leichter auszuführen, erzeugt aber dennoch dank der Atemverhaltung viel Energie.

Energetischer Effekt: Diese Übung verleibt die von der ersten Tibetischen Yoga-Übung herabgezogene spirituelle Energie dem Hals- und dem Sexualchakra ein, den Zentren der Kreativität. Sie erhöht auch Ihre sexuelle Energie.

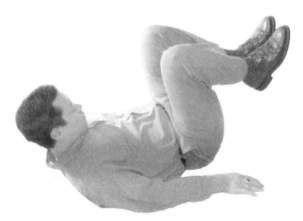

Foto 12.b

Die dritte Tibetische Yoga-Übung

Ausgangsposition: Knien Sie sich auf den Boden, und halten Sie die Wirbelsäule gerade. Ziehen Sie das Kinn auf die Brust (Foto 12.c).

Übung: Beginnen Sie mit dem Einatmen durch die Nase, und während Sie dies tun, heben Sie den Kopf und senken ihn nach hinten, so weit Ihnen dies bequem ist. Überanstrengen Sie sich nicht. Stimmen Sie das Einatmen zeitlich so ab, dass Ihr Kopf ganz hinten ist, wenn Ihre Lunge voll ist (Foto 12.d). Atmen Sie durch den Mund aus und bewegen Sie den Kopf in die Ausgangsposition zurück. Ihr Ausatmen sollte kräftig und hörbar sein, aber Ihr Gesicht und Ihre Wangen sollten entspannt bleiben. Atmen Sie kräftig aus mit einem Shu-Laut. Ihre Wangen sollten sich ein wenig aufblähen, und Sie sollten hören, wie Ihr Atem rasch ausströmt. Stimmen Sie das Ausatmen zeitlich so ab, dass Ihr Kopf in die Ausgangsposition zurückgekehrt ist, wenn Ihre Lunge leer ist. Anfangs wird sich Ihre Zunge vielleicht beim Ausatmen vom Gaumen lösen, aber mit einiger Übung können Sie sie dort halten. Führen Sie dies insgesamt neunmal aus. Nachdem Sie die Übung abge-

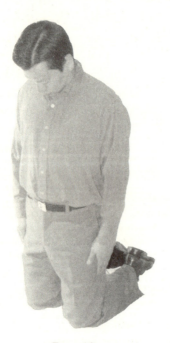 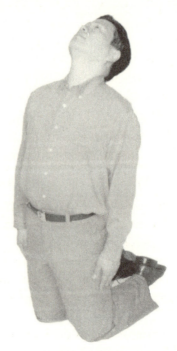

Foto 12.c   Foto 12.d

schlossen haben, stehen Sie auf, absolvieren zwei Prana-Atmungszyklen und richten Ihre Aufmerksamkeit wieder auf Ihren ganzen Körper.

Die wesentlichen Modifikationen: Erstens erzeugt das Atemschema – in chinesischen esoterischen Systemen »Rasche Schildkrötenatmung« genannt (und »Gedächtnisentwicklungs-Atem« in den unten dargestellten Mentalphysischen Übungen) – eine ungeheure Menge Prana. Zweitens verstärkt der Shu-Laut beim Ausatmen, der einer der taoistischen »Heillaute« ist, die gesamte Energieerzeugung. Drittens ist bei der Originalübung eine Überdehnung von Rücken und Hals aus der knienden Position erforderlich, die das Rückgrat überanstrengen kann. Diese modifizierte Bewegung ist leichter auszuführen und genauso wirkungsvoll.

Energetischer Effekt: Diese Übung reinigt die Kopfchakras und lässt Energie durch das Hals- und das Sexualchakra zirkulieren. Sie erhöht auch die geistige Klarheit.

Die vierte Tibetische Yoga-Übung

Ausgangsposition: Setzen Sie sich auf den Boden, wobei Ihre Knie in einem 45-Grad-Winkel gebeugt sind und Ihre Füße in einem Abstand von etwa 30 Zentimetern flach auf dem Boden stehen. Während Ihr Oberkörper aufrecht und fast senkrecht zum Boden ist, stützen Sie sich mit den Handflächen neben Ihrem Gesäß am Boden ab. Ziehen Sie das Kinn nach vorn zur Brust (Foto 12.e).

Übung: Bewegen Sie den Kopf so weit nach hinten, wie es Ihnen bequem möglich ist, während Sie gleichzeitig den Körper anheben, indem Sie die Knie beugen und sich mit den Füßen vom Boden wegdrücken. Die Knie sind gebeugt, die Arme dagegen bleiben gerade. Die Position, die Sie nun einnehmen, entspricht etwa einem Tisch – der obere Kopfbereich zeigt nach unten, der Oberkörper ist parallel zum Boden, und die Unterschenkel stehen senkrecht zum Boden (Foto 12.f). Atmen Sie aus, während Sie sich zur Tischposition aufstützen, und spannen Sie dann jeden Muskel in Ihrem Körper ein paar Sekunden in dieser Position an. Atmen Sie ein, während Sie sich langsam wieder auf den Boden absenken. Führen Sie dies insgesamt neunmal aus. Nachdem Sie die Übung abge-

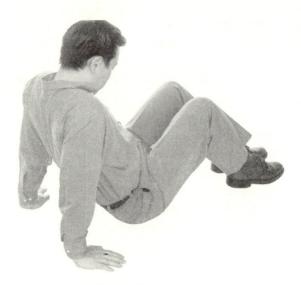

Foto 12.e

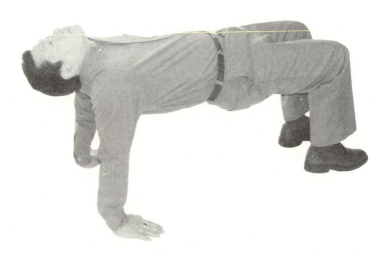

Foto 12.f

schlossen haben, stehen Sie auf, absolvieren zwei Prana-Atmungszyklen und richten Ihre Aufmerksamkeit auf Ihren ganzen Körper.

Die wesentlichen Modifikationen: Erstens erzeugt das Atemschema, das das Gegenteil dessen ist, was Sie vielleicht erwarten, in dieser Haltung viel mehr Energie. Zweitens erhöht die Anspannung Ihre Fähigkeit, Prana zu erzeugen. Drittens verlangt die Originalübung, dass Sie zunächst die Beine strecken und dann den Körper mit den flach auf dem Boden stehenden Füßen nach oben drücken. Die modifizierte Version belastet Schultern und Knie weniger, ist aber genauso wirkungsvoll.

Energetischer Effekt: Diese Übung reinigt den ganzen Körper und verteilt das Prana bis in die Extremitäten.

Die fünfte Tibetische Yoga-Übung

Ausgangsposition: Nehmen Sie zunächst eine vereinfachte Liegestützposition ein, indem Sie die Hände flach auf dem Boden direkt unter den Schultern oder bis zu 30 Zentimeter davor abstützen und Knie und Schienbeine flach auf dem Boden ruhen lassen. Ziehen Sie den Kopf leicht zurück, ohne sich zu überdehnen (Foto 12.g).

Übung: Heben Sie Ihre Hüften und Ihren Rücken an, während Sie gleichzeitig den Kopf senken und dabei die Ellbogen leicht beugen und durch die Nase einatmen. Ihre Knie, Schienbeine und Füße befinden sich in der Startposition (Foto 12.h). Dann senken Sie die Hüften auf ihre ursprüngliche Position ab, strecken die Ellbogen und ziehen den Kopf zurück, wobei Sie durch die Nase oder den Mund ausatmen. Führen Sie dies insgesamt neunmal aus. Nachdem Sie die Übung abgeschlossen haben, stehen Sie auf, absolvieren zwei Prana-Atmungszyklen und richten Ihre Wahrnehmung auf Ihren ganzen Körper.

Die wesentlichen Modifikationen: Erstens verlangt die Originalversion, dass Sie zwei Hatha-Yoga-Positionen einnehmen, nämlich »Kobra« und »Hund«. Diese Bewegung ähnelt einem übertriebenen Liegestütz und erfordert einige Kraft, Elastizität und Koordination. Die modifizierte Version ist weniger schwer auszuführen, aber dennoch sehr wirkungsvoll. Zweitens ist das Atemschema wie in der modifizierten vierten Tibetischen Yoga-Übung umgekehrt – Sie atmen ein, wenn Sie sich nach unten bewegen, und aus, wenn Sie sich nach oben bewegen. Experimente haben gezeigt, dass dies die Energie viel effektiver im ganzen Körper verteilt.

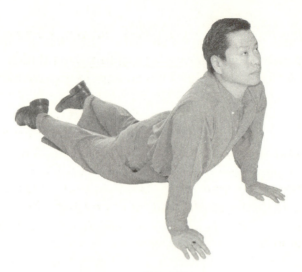

Foto 12.g

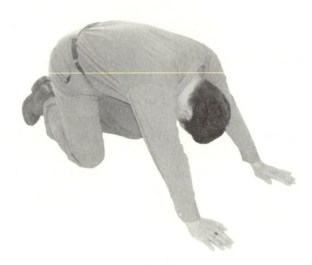

Foto 12.h

Energetischer Effekt: Diese Übung läßt die Energie in den vorderen und rückwärtigen Meridianen des Körpers zirkulieren und bringt sie ins Gleichgewicht. Sie trägt auch dazu bei, dass sich mehr Prana von den unteren zu den oberen Chakras bewegt.

Nachdem Sie die Übung abgeschlossen haben, gehen Sie einfach herum, dehnen sich ein bisschen und nehmen Ihre Alltagstätigkeit wieder auf.

> **Modifizierte Tibeter sind leichter für den Körper**
>
> Die modifizierten Tibetischen Yoga-Übungen sind nicht nur wegen ihres Potenzials der Energieerzeugung so bemerkenswert, sondern auch weil sie von Menschen praktiziert werden können, die körperlich eingeschränkt sind. Ich habe sie zahlreichen Patienten gezeigt, die mir berichteten, sie seien abgespannt und nicht in der Lage, die Originalversion auszuführen, weil sie Gelenkschmerzen, Arthritis, Gewichtsprobleme oder nicht genügend Elastizität und Kraft hätten. Fast alle sind in der Lage, die modifizierten Tibetischen Yoga-Übungen auszuführen, und spüren die energetischen Vorteile sehr schnell.
>
> Eric B. Robins

ÜBUNG 12.B: *Mentalphysische Übungen*

Sie können die ersten beiden Atemübungen entweder im Stehen oder im Sitzen ausführen. Stehen Sie bei den übrigen. Halten Sie die ganze Zeit die Füße flach auf dem Boden und das Rückgrat aufrecht.

Die wesentliche Modifikation für alle Mentalphysischen Übungen: Drücken Sie die Zunge an den Gaumen, bevor Sie anfangen, und halten Sie sie dort während der ganzen Übungen.

Die erste Mentalphysische Übung: Der harmonische Atem (auch Gleichgewichtsatmung genannt)

Ausgangsposition: (Achtung: Waschen Sie sich die Hände mit Salzseife, oder sprühen Sie sie mit Alkohol ein, bevor Sie mit dieser Übung beginnen. Ihre Hände können eine Menge schmutzige Energie aufnehmen.) Heben Sie die linke Hand, und lassen Sie den linken Daumen leicht an Ihrem linken Nasenloch ruhen. Halten Sie die anderen Finger der linken Hand entspannt (Foto 12.i).

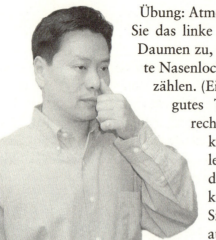
Foto 12.i

Übung: Atmen Sie bequem aus. Drücken Sie das linke Nasenloch mit dem linken Daumen zu, und atmen Sie durchs rechte Nasenloch ein, während Sie bis sechs zählen. (Eine Sekunde pro Zahl ist ein gutes Tempo.) Drücken Sie das rechte Nasenloch mit dem linken Zeigefinger zu, und zählen Sie bis drei. Nehmen Sie den linken Daumen vom linken Nasenloch, und atmen Sie durchs linke Nasenloch aus, während Sie bis sechs zählen. Drücken Sie das linke Nasenloch erneut zu, und zählen Sie bis drei. Öffnen Sie das linke Nasenloch, während Sie das rechte Nasenloch zuhalten, und atmen Sie durchs linke Nasenloch ein, während Sie bis sechs zählen. Dann drücken Sie das linke Nasenloch mit dem linken Daumen zu und zählen bis drei. Nehmen Sie den linken Zeigefinger vom rechten Nasenloch und atmen Sie aus, während Sie bis sechs zählen. Schließen Sie das rechte Nasenloch erneut und zählen Sie bis drei. Dies stellt einen Zyklus dar. Wiederholen Sie diese Abfolge vier weitere Male, also für insgesamt fünf Atemzüge. Wenn Sie fertig sind, absolvieren Sie einen Prana-Atemzyklus, entspannen Sie sich dann, und richten Sie Ihre Wahrnehmung für ein paar Augenblicke auf Ihren Körper.

Die wesentliche Modifikation: Das Originalprogramm der Mentalphysischen Übungen schreibt folgenden Rhythmus vor: Einatmen und bis vier zählen, Atem halten und bis 16 zählen, ausatmen und bis acht zählen; dann die gleiche Abfolge für das zweite Nasenloch. Die 6-3-6-3-Sequenz ist jedoch die optimale Abfolge von Rhythmus und Verhaltung.

Energetischer Effekt: Diese Übung reinigt beide Seiten des Gehirns und bringt ihre Energie ins Gleichgewicht. Sie reinigt auch die linke und rechte Körperseite und bringt ihre Energie ins Gleichgewicht.

Ein paar Anmerkungen über den Harmonischen Atem beziehungsweise die Gleichgewichtsatmung:

- Die 6-3-6-3-Sequenz ist das optimale Atemschema. Falls es Ihnen schwer fällt, den Atem bis drei zu halten, können Sie auch die 7-1-7-1-Sequenz anwenden.
- Falls eines Ihrer Nasenlöcher verstopft ist, versuchen Sie es damit: Rollen Sie mehrere Minuten vor der Übung ein Handtuch oder eine Zeitschrift fest zusammen und drücken Sie sie fest in die Achselhöhle gegenüber dem verstopften Nasenloch – ist Ihr rechtes Nasenloch verstopft, drücken Sie also die Rolle unter Ihre linke Achsel. Dies übt Druck auf einen Schlüsselmeridian aus, der Ihre Nasenwege energetisiert, und sollte die Verstopfung beseitigen.

Die zweite Mentalphysische Übung: Der Gedächtnisentwicklungsatem (auch Rasche Schildkrötenatmung genannt)

Ausgangsposition: Sie ist die gleiche wie bei der dritten Tibetischen Yoga-Übung, außer dass Sie entweder stehen oder sitzen können (Foto 12.j).

Übung: Das Atemschema ist das gleiche wie bei der dritten Tibetischen Yoga-Übung. Stimmen Sie wie bei dieser Übung das Einatmen zeitlich so ab, dass Ihr Kopf ganz hinten ist, wenn Ihre Lunge voll ist. Der Kopf sollte in die Ausgangsposition zurückgekehrt sein, wenn Ihre Lunge leer ist. Absolvieren Sie 14 Zyklen der Raschen Schildkrötenatmung. Machen Sie einen Augenblick Pause. Dann absolvieren Sie einen zweiten Satz von 14 Atemzügen und machen wieder eine Pause. Absolvieren Sie anschließend einen dritten Satz von 14 Atemzügen, und machen Sie eine Pause. Abschließend absolvieren Sie einen vierten Satz von sieben Atemzügen. (Achtung: Falls Ihnen irgendwann schwindlig wird, verlangsamen Sie das Tempo. Machen Sie eine Pause, und gehen Sie herum. Sie sollten zwar zügig ein- und ausatmen, aber

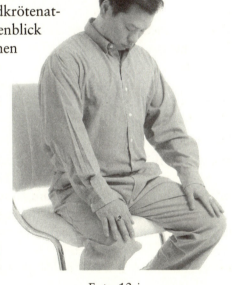

Foto 12.j

nicht hyperventilieren.) Wenn Sie fertig sind, absolvieren Sie einen Prana-Atemzyklus, entspannen sich und richten Ihre Wahrnehmung für ein paar Augenblicke auf Ihren Körper.

Die wesentliche Modifikation: Es ist der Rhythmus. Das Originalprogramm der Mentalphysischen Übungen verlangt einen Rhythmus von sieben Sätzen Siebeneratmung. Aber der 14-14-14-7-Rhythmus ist kraftvoller.

Energetischer Effekt: Diese Übung ist eine forcierte Reinigung der Energiekanäle. Sie reinigt und energetisiert Kopf und Wirbelsäule bis hinab zum Wurzelchakra. Die energische Kopfbewegung zieht die Energie an Ihrer Wirbelsäule auf und ab.

Die dritte Mentalphysische Übung: Der belebende Atem

Ausgangsposition: Führen Sie diese und die folgenden sechs Übungen im Stehen aus. Beginnen Sie in einer aufrechten Haltung. Halten Sie Füße und Knöchel zusammen, Wirbelsäule und Hals gerade, während Ihr Gesicht nach vorn schaut. Halten Sie die Arme mit den Händen an den Seiten; die Finger sollen geschlossen sein. Schließen Sie den Mund; die Zähne sollten sich leicht berühren (Foto 12.k).

Übung: Atmen Sie hörbar durch den Mund aus, bis Ihre Lunge leer ist. Dann atmen Sie tief ein und füllen Ihre Lunge ganz. Anschließend machen Sie noch einen letzten Schnaufer durch die Nase und schließen dann den Atem ein, indem Sie alle Muskeln Ihres Körpers anspannen. Spannen Sie den Hals an, drücken Sie die Kiefer aufeinander, strecken Sie die Arme und Beine, und ziehen Sie Ihren Rumpf und Ihr Gesäß zusammen. Pressen und spannen Sie alles an, ohne sich zu überanstrengen. Am wichtigsten ist es, dass Sie Ihren Musculus pubococcygeus (PC-Muskel) zusammenziehen. Diese Muskelgruppe verläuft von der Schamgegend über das Perineum zum Anus und steuert Ihre Blasenbewegungsfunktionen. Wenn Sie Ihren PC-Muskel zusammenziehen, ist das, als würden Sie versuchen, Ihren Harndrang zu verhalten – Sie »halten« ihn, und zwar vorn und hinten. Halten Sie Ihren Atem und diese Körperspannung 5 Sekunden lang. Atmen Sie aus, und lösen Sie dabei die Körperspannung. Absolvieren Sie einen Prana-Atemzyklus, entspannen Sie sich, und richten Sie Ihre Wahrnehmung für ein paar Augenblicke auf Ihren Körper.

Die wesentliche Modifikation für die dritte bis neunte mentalphysische Übung: Das Zusammenpressen des PC-Muskels. Das Originalprogramm der Mentalphysischen Übungen lässt das ganz weg und verlangt, dass man den Atem 20 bis 30 Sekunden lang hält und dies dann allmählich bis zu einer ganzen Minute steigert. Es verlangt auch, dass die Praktizierenden sich so weit steigern, bis sie die Übungen drei bis neun jeweils siebenmal schaffen. Die komplette Originalroutine besteht also aus der ersten und zweiten Übung, wie wir sie oben dargestellt haben, und dann aus den jeweils siebenmal zu absolvierenden Übungen drei bis neun, wobei jeder Atem eine Minute lang gehalten werden soll.

Energetischer Effekt für die dritte bis neunte Mentalphysische Übung: Das Zusammenpressen des PC-Muskels komprimiert das Prana und treibt es in allen Übungen kräftig aus den unteren zu den oberen Chakras und von dort in Ihre Arme und Beine. Dies ist so kraftvoll, dass Sie Ihren Atem absolut nicht länger als fünf Sekunden halten sollten. Sie müssen alle neun Übungen nur einmal ausführen, nicht jeweils siebenmal, wie es die Originalübungen empfehlen.

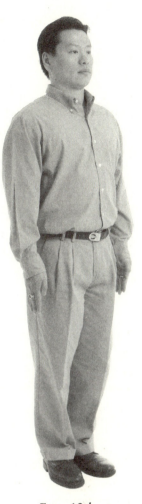

Foto 12.k

Die vierte Mentalphysische Übung: Der inspirierende Atem

Ausgangsposition: die gleiche wie beim belebenden Atem.

Übung: Atmen Sie durch den Mund aus. Beginnen Sie mit dem Einatmen, heben Sie die Arme von den Seiten, und schwenken Sie sie allmählich nach oben, bis sich Ihre Hände über Ihrem Kopf berühren.

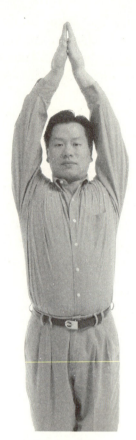

Foto 12.l

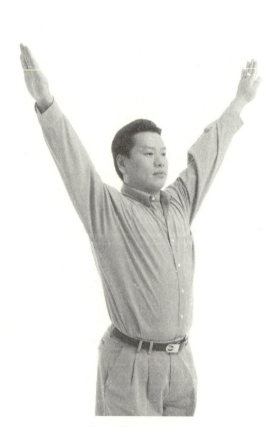

Foto 12.m

Stimmen Sie das Einatmen zeitlich so ab, dass sich Ihre Arme direkt über Ihrem Kopf befinden, wenn das Einatmen abgeschlossen ist. An diesem höchsten Punkt sollten sich Ihre Handrücken berühren (Foto 12.l). Machen Sie dann noch einen hörbaren Schnaufer, und schließen Sie den Atem in Ihrem Körper ein. Spannen Sie Ihren Körper an, und pressen Sie den PC-Muskel zusammen. Halten Sie den Atem und die Körperspannung 5 Sekunden lang. Wenn Sie die Arme wieder nach unten bringen, halten Sie einen Augenblick an drei Punkten auf der Uhr inne: wenn die Arme bei 2.00 Uhr und 10.00 Uhr sind (Foto 12.m), bei 3.00 Uhr und 9.00 Uhr, bei 4.00 Uhr und 7.00 Uhr. In jeder Pause stoßen Sie einen Teil Ihres Atems durch Ihre zusammengebissenen Zähne aus. Wenn Ihre Hände wieder an den Seiten sind, stoßen Sie den restlichen Atem aus und lösen dann Ihre Körperspannung. Absolvieren Sie einen Prana-Atemzyklus, entspannen Sie sich, und richten Sie Ihre Wahrnehmung für ein paar Augenblicke auf Ihren Körper.

Die fünfte Mentalphysische Übung: Der Vollkommenheitsatem

Ausgangsposition: die gleiche wie beim belebenden Atem.

Übung: Atmen Sie durch den Mund aus. Beginnen Sie mit dem Einatmen, heben Sie die Arme direkt vor sich in Schulterhöhe, und bilden Sie mit den Händen Fäuste (Foto 12.n). Halten Sie sie die ganze Zeit gestreckt und ziemlich angespannt. Machen Sie noch einen hörbaren Schnaufer, und schließen Sie den Atem in Ihrem Körper ein. Spannen Sie Ihren Körper an, und pressen Sie den PC-Muskel zusammen. Während Sie den Atem und diese Körperspannung halten, schwingen Sie die Arme direkt nach außen zur Seite. Am weitesten Punkt sollten Ihre Arme mit dem Rumpf ein Kreuz bilden (Foto 12.o). Führen Sie dann die Arme wieder nach vorn. Führen Sie diese schwingende Bewegung in fließendem Wechsel noch zwei weitere Male aus, insgesamt also dreimal. Dann kehren Sie zur Ausgangsposition zurück, indem Sie die Hände wieder an die Seiten legen und die Fäuste lösen. Atmen Sie aus, und lösen Sie Ihre Körperspannung. Absolvieren Sie einen Prana-Atemzyklus, entspannen Sie sich, und richten Sie Ihre Wahrnehmung für ein paar Augenblicke auf Ihren Körper.

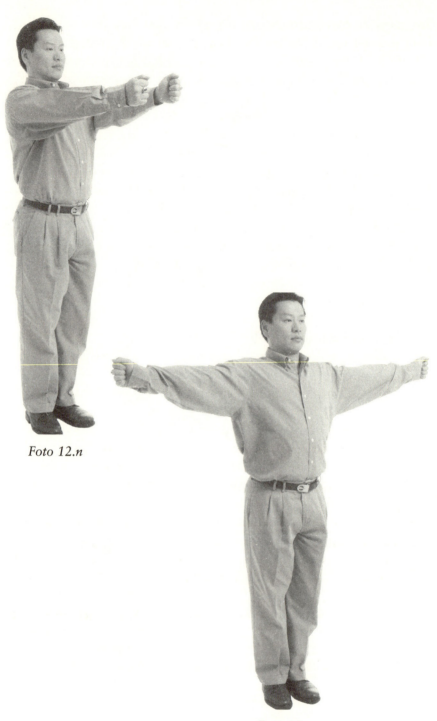

Foto 12.n

Foto 12.o

Die sechste Mentalphysische Übung: Der magnetisch schwingende Atem

Ausgangsposition: die gleiche wie beim belebenden Atem.

Übung: Atmen Sie durch den Mund aus. Atmen Sie voll ein, machen Sie einen letzten Schnaufer, und schließen Sie den Atem ein. Spannen Sie den Körper an, und pressen Sie den PC-Muskel zusammen. Während Sie den Atem halten und Ihre Muskeln anspannen, schwingen Sie die Arme vorwärts und nach oben. Schwingen Sie sie bis über Ihren Kopf in einer nach hinten gerichteten Kreisbewegung (Foto 12.p). Halten Sie sie die ganze Zeit gestreckt und angespannt. Versuchen Sie, sie in einem vollständigen Kreis über Ihren Kopf und Ihren Rücken zu bewegen, obwohl die Schulteranatomie die meisten Menschen daran hindern wird, einen vollständigen Kreis zu beschreiben. Das ist in Ordnung. Renken Sie sich nicht die Schulter aus. Führen Sie drei nach hinten gerichtete Umdrehungen aus, während Sie den Atem halten und Ihren Körper und den PC-Muskel anspannen. Kehren Sie dann in die Ausgangsposition zurück, indem Sie die Hände wieder an die Seiten bringen. Atmen Sie aus, lösen Sie Ihre Körperspannung. Absolvieren Sie einen Prana-Atemzyklus, entspannen Sie sich, und richten Sie Ihre Wahrnehmung für ein paar Augenblicke auf Ihren Körper.

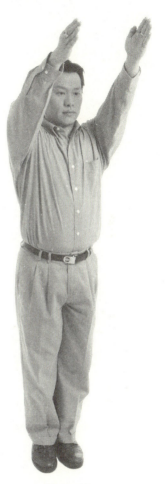

Foto 12.p

Die siebte Mentalphysische Übung: Der reinigende Atem

Ausgangsposition: die gleiche wie beim belebenden Atem. Legen Sie dann die Hände auf Ihr Steißbein oder direkt über das Wurzelchakra. Drücken Sie einen Handrücken an den Körper und den anderen Handrücken in die Handfläche der Hand, die am Körper liegt. Ihre Arme werden am Ellbogen gebeugt sein, halten Sie sie aber dennoch angespannt. Diese Haltung zwingt Ihre Schultern zurück und drückt Ihre Brust nach vorn (Foto 12.q).

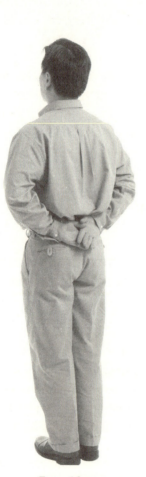 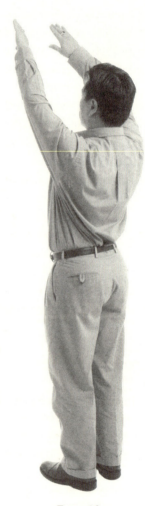

Foto 12.q *Foto 12.r*

Übung: Atmen Sie durch den Mund aus. Atmen Sie voll ein, machen Sie einen letzten hörbaren Schnaufer, und schließen Sie den Atem ein. Spannen Sie den Körper an, und pressen Sie den PC-Muskel zusammen. Während Sie den Atem halten und Ihre Muskeln anspannen, lösen Sie die Hände, und schwingen Sie die Arme nach vorn und nach oben. Schwingen Sie sie wie beim magnetisch schwingenden Atem kreisförmig über Ihren Kopf nach hinten (Foto 12.r). Falls Ihre Arme abgewinkelt sind und Ihr Kreis nicht vollständig ist, dann ist das in Ordnung, aber halten Sie die Arme die ganze Zeit ziemlich angespannt. Führen Sie die Hände nach der Umdrehung wieder ans Steißbein zurück. Kehren Sie dann zur ursprünglichen Ausgangsposition zurück, indem Sie die Hände an die Seiten legen. Atmen Sie aus, und lösen Sie die Körperspannung. Absolvieren Sie einen Prana-Atemzyklus, entspannen Sie sich, und richten Sie Ihre Wahrnehmung für ein paar Augenblicke auf Ihren Körper.

Die wesentliche Modifikation bei der siebten Mentalphysischen Übung: Das Originalprogramm der Mentalphysischen Übungen verlangt, dass man die Arme hinterm Rücken verschränkt und sie gerade hält, was die Schultern stark dehnt. Mit dieser Modifikation lässt sich die Übung leichter ausführen.

Die achte Mentalphysische Übung: Der große Verjüngerungsatem

Ausgangsposition: die gleiche wie beim belebenden Atem. Legen Sie dann die Hände auf die Hüften, wobei die Daumen auf den Hüftknochen ruhen und die Finger sich in den Bereich des Unterleibs bewegen. Bewegen Sie die Ellbogen nach vorn, sodass Ihr Rücken sich dehnt (Foto 12.s).

Übung: Atmen Sie durch den Mund aus. Atmen Sie voll ein, machen Sie noch einen Schnaufer, und schließen Sie den Atem ein. Spannen Sie den Körper an, und pressen Sie den PC-Muskel zusammen. Während Sie den Atem halten und die Muskeln anspannen, drehen Sie den Kopf nach vorn, bis das Kinn auf der Brust ruht; dann bewegen Sie ihn zurück, so weit Sie dies bequem tun können. Führen Sie diese Vor-und-zurück-Bewegung dreimal mit gleitenden Übergängen aus, während

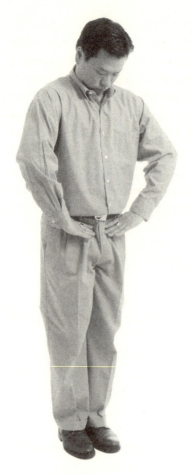

Foto 12.s

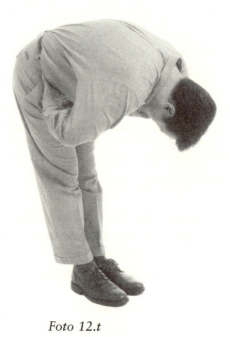

Foto 12.t

Sie den Atem halten. Bringen Sie den Kopf wieder in die Ausgangsposition zurück und atmen voll aus. Beugen Sie sich dann aus den Hüften vorwärts, bis Ihr Oberkörper sich parallel zum Boden befindet (oder so weit, wie Ihnen das bequem möglich ist), ohne einzuatmen und während Sie den Körper anspannen, dann beugen Sie sich zurück, so weit Ihnen das bequem möglich ist. Führen Sie diese Vor-und-zurück-Bewegung dreimal mit gleitenden Übergängen aus (Foto 12.t). Kehren Sie dann in die Ausgangsposition zurück, indem Sie die Hände an die Seiten halten, und lösen Sie Ihre Körperspannung. Absolvieren Sie einen Prana-Atemzyklus, entspannen Sie sich dann, und richten Sie Ihre Wahrnehmung für ein paar Augenblicke auf Ihren Körper.

Die neunte Mentalphysische Übung: Der spirituelle Atem

Ausgangsposition: die gleiche wie beim großen Verjüngungsatem, nur dass Ihre Füße jetzt eine Schulterbreite auseinander stehen (Foto 12.u).

Übung: Atmen Sie durch den Mund aus. Atmen Sie voll ein, machen Sie den Schnaufer, und schließen Sie den Atem ein. Spannen Sie den Körper an, und pressen Sie den PC-Muskel zusammen. Während Sie den Atem halten und Ihre Muskeln anspannen, beugen oder lehnen Sie sich aufrecht nach links, so weit Sie dies bequem tun können, bis sich Ihre rechte Ferse vom Boden hebt (Foto 12.v). Dann kehren Sie die Bewegung um und beugen oder lehnen sich aufrecht nach rechts, bis sich Ihre linke Ferse vom Boden hebt. Führen Sie diese Bewegung in jeder Richtung insgesamt dreimal aus. Dann kehren Sie in die Ausgangsposition zurück, und halten Sie die Hände an den Seiten. Atmen Sie aus, lockern Sie Ihre Körperspannung. Absolvieren Sie einen Prana-Atemzyklus, entspannen Sie sich dann, und richten Sie Ihre Wahrnehmung für ein paar Augenblicke auf Ihren Körper.

Nachdem Sie die Übungen abgeschlossen haben, gehen Sie einfach herum, dehnen sich ein wenig und nehmen Ihre Alltagsaktivitäten wieder auf.

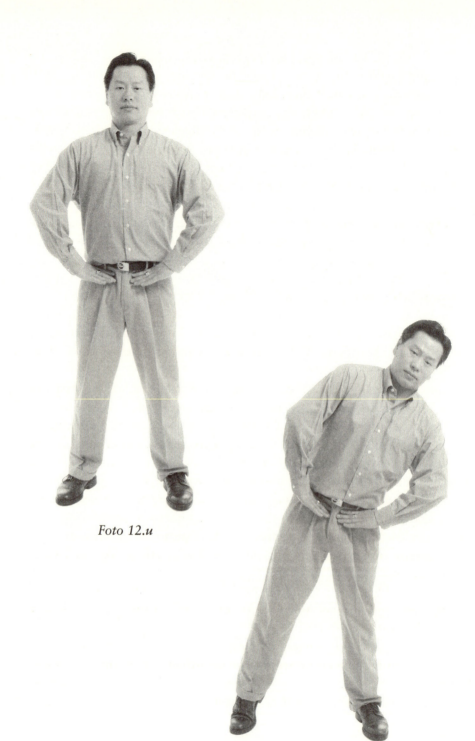

Foto 12.u

Foto 12.v

Die tägliche 6-Schritte-Übungsroutine – aktualisiert

Die beste Zeit, die Tibetischen Yoga-Übungen oder die Mentalphysischen Übungen zu praktizieren, ist unmittelbar nach Ihrer Meditation. Hier eine gute Abfolge, wie Sie die Energie erzeugenden Übungen in Ihre tägliche Routine einbeziehen können:

1. Absolvieren Sie eine Anrufung mit der Bitte um Führung und Schutz.
2. Zerschneiden Sie Bande.
3. Führen Sie reinigende körperliche Übungen durch.
4. Wenden Sie die Prana-Atmung an.
5. Führen Sie direkte reinigende Techniken durch, falls erforderlich.
6. Meditieren Sie (wobei Sie entsprechend Ihrem Zeitplan und Ihrer Vorliebe zwischen der Achtsamkeitsmeditation und der Meditation über die zwei Herzen abwechseln).
7. Führen Sie direkte physische Übungen nach der Meditation durch.
8. Führen Sie Energie erzeugende Übungen durch (entweder die Tibetischen Yoga-Übungen oder die Mentalphysischen Übungen; nachdem Sie einige Übung haben, können Sie auch täglich zwischen ihnen abwechseln).
9. Wenden Sie das Standardaufwärmprogramm an.
10. Absolvieren Sie die Handsensibilitäts-, Scanning-, Sweeping- und Energetisierungspraxis.
11. Führen Sie spezielle Übungen durch: allgemeines Selbst-Sweeping, allgemeine Stresslinderung, Reinigung von Arbeitsplatz und Haus und so weiter.

Ergänzen Sie diese Abfolge nötigenfalls, oder wenn Sie Zeit haben, um Energiehygienepraktiken.

Nun haben Sie alle sechs Stufen zur Selbstheilung erlernt. Im folgenden dritten Teil werden Sie Energieheilmethoden für 24 verbreitete Gesundheitsprobleme erlernen.

Dritter Teil

ENERGETISIERT UND GESUND BLEIBEN

13

Eine Anleitung zur Selbstheilung – Energetische Lösungen für 24 häufig auftretende Gesundheitsprobleme

Ich wende die Prana-Heilung an, um Kopfschmerzen zu lindern, emotionale Stabilität und Gelassenheit wiederherzustellen, eine Verstopfung zu beseitigen, Insektenstiche zu anästhesieren und Hautausschläge zu lindern. Um mich beispielsweise von einer Verstopfung zu befreien, unterziehe ich die betroffenen Teile des Dickdarms (Colon ascendens, Colon transversum und Colon descendens) einem Sweeping, wobei ich zwischen hellem weißlichem Grün und hellem weißlichem Orange abwechsle; das Gleiche wende ich bei der Basis des Rückgrats an. Um Kopfschmerzen zu lindern, unterziehe ich das Ajnachakra einem Sweeping gegen den Uhrzeigersinn mit hellem weißlichem Grün und hellem weißlichem Violett sowie das vordere und das rückwärtige Solarplexuschakra mit hellem weißlichem Grün und hellem weißlichem Orange.

KENNETH KLEE, LOS ANGELES

Dieses Kapitel stellt den Höhepunkt unserer Energiearbeit dar. Es enthält Scanning-, Sweeping- und Energetisierungstechniken für 24 verbreitete Beschwerden sowie eine spezielle energetische Routine zur Anwendung vor und nach Operationen. Stellen Sie sich dieses Kapitel als eine Art »Kochbuch« zur Selbstheilung vor, in dem jede Heiltechnik ein »Rezept« ist. Folgen Sie bei jedem Problem den Schritt-für-Schritt-Anleitungen für das Sweeping und Energetisieren der angezeigten Bereiche und der Chakras mit den angezeigten Farben. Jede Abfolge ist speziell für die jeweilige Heilmethode angelegt. Wir ermutigen unsere Schüler zwar, kreative Anwendungen ihrer Selbstheilungsarbeit auszuprobieren, doch am Anfang ist es wahrscheinlich am besten, wenn Sie sich genau an die Anweisungen in diesem Kapitel halten. Sie können ja experimentieren, wenn Sie als Heiler einige Übung haben.

Erfolgsfaktoren der Energieheilung

Zu Beginn Ihrer Energieheilungsarbeit rekapitulieren Sie am besten die Erfolgsfaktoren der Energieheilung, die hier noch einmal nach ihrem jeweiligen Bedeutungsgrad aufgeführt werden:

1. Die Absicht. Das Bekunden einer klaren Absicht – um ein Scanning oder Sweeping durchzuführen oder das Prana zu erhöhen und zu projizieren – ist der wichtigste Faktor für eine erfolgreiche Energieheilungsarbeit. Eine klare, entschiedene, ernsthafte Absicht wiegt einen Mangel an Erfahrung und sogar die Unfähigkeit auf, die Energie zu spüren und zu visualisieren.
2. Die Technik. Während Sie sich keineswegs verrenken müssen, um Ihre Finger in genau die gleichen Winkel zu bringen, die Sie auf den Abbildungen in diesem Buch sehen, sollten Sie schon ein gewisse Genauigkeit in Ihren Handhaltungen und Bewegungen erreichen. Einige Elemente bestimmter Techniken sind wichtiger als andere. So erfolgt beispielsweise die Handbewegung beim lokalen Sweeping stets gegen den Uhrzeigersinn. Wenn Sie mit einer Bewegung im Uhrzeigersinn zu reinigen versuchen, wenden Sie die Bewegung für das Energetisieren an, und das kann den jeweiligen Zustand verschlechtern. Sie sollten sich auch streng an die Schritt-für-Schritt-Energieheiltechniken in diesem Kapitel halten – dies sind erprobte, getestete Abfolgen. Die Visualisierungstechnik, die für Sie »am besten« ist, ist allerdings eine Frage der individuellen Vorliebe – wenden Sie die an, die bei Ihnen am effektivsten funktioniert. Wir weisen jeweils darauf hin, wo Sie von der empfohlenen Routine abweichen können und wie groß der Spielraum ist.
3. Die Fähigkeit, Prana zu spüren oder zu fühlen. Es ist zweifellos hilfreich, wenn man die Energie fühlen kann, aber es ist nicht so wesent-

lich, dass Sie eine starke Sensibilität für die Energie haben, damit die Heilmethoden funktionieren. Manche Menschen brauchen mehr als zwei Wochen, um die erforderliche Sensibilität zu erlangen, und profitieren dennoch von den Heilverfahren, wenn ihre Absicht nur klar und stark ist. Und wie gesagt – Sie können dennoch Heilerfolge erzielen, auch wenn Sie die Energie nicht fühlen.

4. Die Fähigkeit, klar zu visualisieren. Klare, gestochen scharfe Bilder von Ihrer Heilung sind ebenfalls hilfreich, besonders wenn Sie ein visueller Mensch sind. Aber Ihre Visualisierung beispielsweise von der Rückseite des Körpers, wenn Sie die rückwärtigen Chakras einem Sweeping und Energetisieren unterziehen, muss nicht perfekt sein. Manchen Menschen fällt es einfach schwer, sich Bilder vorzustellen und sie festzuhalten, und dennoch sind sie effektive Selbstheiler. Auch hier gilt: Wenn Ihre Absicht entschieden ist, kann sie Visualisierungen, die nicht gerade Fotoqualität haben, kompensieren.

Zusammenfassend lässt sich über die Erfolgsfaktoren der Energieheilung sagen: Es ist wesentlich, eine klare Absicht zu haben, es ist wichtig, die richtige Technik zu haben, es ist gut, wenn man das Prana fühlen kann, und es ist hilfreich, gut visualisieren zu können.

Probleme in Verbindung mit der Selbstheilung und einige Lösungen

Es gibt zwei Haupthindernisse, auf die man bei der Selbstheilung stößt: Erstens können Schwäche, Schmerzen oder Müdigkeit die Konzentration oder das Fokussieren erschweren, und zweitens kann die verständliche Neigung bestehen, sich auf das Problem statt auf die Heilung zu konzentrieren. Wenn Sie Grippe haben, wollen Sie oft nichts weiter, als herumzusitzen und fernzusehen. Oder wenn Sie Kopfschmerzen haben, möchten Sie einfach in ein dunkles Zimmer gehen und sich hinlegen. Wenn Sie müde sind oder Schmerzen haben, kann es Sie viel Überwindung kosten, sich zur Selbstheilung aufzuraffen. Und wenn Sie körperlich abgespannt sind, können Sie auch geistig down sein – dann kann es Ihnen schwer fallen, nicht an Ihren schmerzenden Kopf, an Ihren empfindlichen Magen oder an Ihr geschwollenes Knie zu denken.

Hier ein paar Tipps, wie Sie mit diesen Problemen fertig werden:

1. Praktizieren Sie eine gute Energiehygiene. Nehmen Sie ein Salzbad, essen Sie energetisch reine Lebensmittel, und nehmen Sie reinigende und energetisierende Heilkräuter oder Nahrungsergänzungsmittel zu sich, um Ihre Energie in Schwung zu bringen, wenn Sie müde sind. Eine gute Energiehygiene baut Ihre Kraft auf und gibt auch Ihrer Willenskraft Auftrieb. Dies befähigt Sie dazu, entschiedenere Selbstheilungsmaßnahmen zu ergreifen.
2. Akzeptieren Sie Ihre Situation. Wie Sie inzwischen wissen, ist es nicht produktiv, Ihre negativen Emotionen zu leugnen oder zu unterdrücken. Das gilt auch für Ihre physische Verfassung. Wenn Sie extreme Rückenschmerzen haben, ist es keine positive mentale Einstellung oder Verstärkung, wenn Sie sich immer wieder einreden wollen: »Mein Rücken ist in Ordnung.« Das ist Selbstbetrug und im Grunde aussichtslos, weil Ihr unbewusster Geist genau weiß, dass Ihr Rücken nicht in Ordnung ist. Sie dürfen Ihren gegenwärtigen Gesundheitszustand nicht ignorieren. Seien Sie sich über Ihre Situation im Klaren. Wenn Sie schwach sind, Schmerzen haben oder müde sind, akzeptieren Sie es, aber fixieren Sie sich nicht darauf, lassen Sie sich davon nicht verrückt machen. Seien Sie objektiv.
3. Wenden Sie die Prana-Atmung und die reinigenden physischen Übungen an. Dies wird Ihre Willenskraft und Stärke aufbauen.
4. Reinigen und energetisieren Sie Ihr Ajnachakra. Auch dies wird Ihren Willen aufbauen. Unterziehen Sie Ihr Ajnachakra 50 Sweeping-Durchgängen (10 Sätzen von je fünf Durchgängen gegen den Uhrzeigersinn, abwechselnd mit Grün und Violett), und energetisieren Sie es dann mit weißem Prana während 10 Prana-Atmungszyklen. Dies verstärkt Ihre Entschlossenheit, weitere Selbstheilungsmaßnahmen zu ergreifen.
5. Zögern Sie schließlich nicht, sich konventionellen medizinischen Rat einzuholen. Wir empfehlen eine doppelte Vorgehensweise beim Heilen, die sowohl schulmedizinische wie auch alternative Methoden einbezieht. Viele konventionelle Medikamente basieren auf Energieprinzipien – hochsensible Heiler beispielsweise, die die Energie in ihren verschiedenen Farben sehen können, stellen fest, dass Ibu-

profen voller leuchtend blau-grünem Prana ist, dem optimalen farbigen Prana zur Reduzierung von Entzündungen. Bei einigen Problemen benötigen Sie zur Ergänzung Ihrer Selbstheilung eine traditionelle Behandlung oder ein rezeptpflichtiges Medikament. Zögern Sie also nicht, nötigenfalls Ihren Hausarzt zu konsultieren.

Ein paar letzte Anmerkungen zu Energieheiltechniken, bevor Sie anfangen

Sie werden feststellen, dass die Farben in den Heilverfahren von jetzt an als »helles weißliches Grün« oder »helles weißliches Blau« statt als »Hellgrün« oder »Hellblau« oder gar als »Grün« oder »Blau« bezeichnet werden. Diese Begriffe ändern nichts daran, wie Sie Farben verwenden oder visualisieren. Sie sollen Sie nur daran erinnern, die Farben pastellfarbig und nicht dunkel zu halten. Wenn Sie mit hellem weißlichem Grün energetisieren, verwenden Sie noch immer eine strahlend weiße Scheibe mit einem pastellfarbenen Ring in Hellgrün darum. Beim Sweeping mit hellem weißlichem Violett verwenden Sie noch immer einen ganz blassen Strahl in Violett.

- »Sweeping«, wenn nicht anders angegeben, bedeutet stets »lokales Sweeping«, das heißt, Sie verwenden entweder die Hundepaddelbewegung oder die Bewegung gegen den Uhrzeigersinn.
- »Stabilisieren« heißt, dass Sie einen Bereich, an dem Sie gerade gearbeitet haben, mit hellem Blau »anmalen«, um das Prana zu binden.
- »Hemmen« heißt, dass Sie mit der Absicht, die Größe und Energie eines Chakras zu reduzieren, mit hellem weißlichem Blau oder zuweilen mit einem dunkleren Blauton energetisieren.
- »Abwechselndes Sweeping« mit Farben heißt, dass Sie zwei Sätze mit fünf Sweeping-Durchgängen mit einer Farbe (zum Beispiel hellem weißlichem Grün), dann zwei Sätze mit fünf Sweeping-Durchgängen mit einer anderen Farbe (zum Beispiel hellem weißlichem Violett) durchführen. Fahren Sie während des Sweepings damit fort, die Farben auf diese Weise zu wechseln. Sprayen Sie sich die Hände nach jeweils zehn ganzen Sweeping-Durchgängen mit Alkohol ein.
- Ein paar Heilmethoden erfordern auch die Arbeit an mehreren kleineren Chakras, die bislang nicht erwähnt wurden. Unterziehen Sie sie wie angegeben einem Sweeping und Energetisieren, genauso wie

Sie es bei den größeren Chakras tun. Der Sitz jedes kleineren Chakras wird angegeben.
- Die Energieheilung kann – oft sofort – zu erstaunlichen Ergebnissen führen. Zu Beginn Ihrer Praxis können sich die Heilwirkungen allerdings nicht so rasch einstellen, wie Sie das vielleicht erwarten. Denken Sie daran, dass es eine Verzögerung geben kann, und wenn Sie Ihr Können und die Fähigkeit steigern, mehr Prana einzuziehen, wird diese Verzögerung schwinden.
- Wenn es Ihnen unangenehm ist, mit Farben zu arbeiten, oder Sie es sich nicht zutrauen, Farben zu projizieren, können Sie die Heilmethoden einfach befolgen, indem Sie für das Sweeping wie das Energetisieren statt farbigem weißes Prana verwenden.
- Wenn Sie, wie schon erwähnt, an einer Frau arbeiten, die schwanger ist oder die Sie für schwanger halten, sollten Sie nur das Sweeping ausführen, und zwar nur mit weißem Prana.
- Viele Faktoren beeinflussen die Heilung: etwa das Talent zur Energiemanipulation, aber auch die Schwere und Dauer des Leidens. Es ist also schwierig, eine Standardempfehlung auszusprechen, wie lange das Sweeping und Energetisieren dauern und wie häufig jede Heilmethode angewandt werden soll. Am besten halten Sie sich an die allgemeinen Richtlinien, die Sie ja bereits kennen gelernt haben. Falls bei der jeweiligen Heilmethode nichts anderes vermerkt ist, gilt:
- Das Verhältnis von Sweeping und Energetisieren sollte mindestens 80 zu 20 Prozent betragen.
- Führen Sie das Sweeping in Durchgängen oder Umdrehungen gegen den Uhrzeigersinn in Zehnersätzen durch (eigentlich in zwei Sätzen zu je fünf Durchgängen oder Umdrehungen).
- Energetisieren Sie während fünf bis sieben Prana-Atmungszyklen bei einfachen Problemen und während 10 oder mehr Zyklen bei komplexen oder langwierigen Problemen.

Und so funktioniert das bei der Heilmethode für Migräne. Der erste Schritt besteht darin, dass Sie das vordere Solarplexuschakra bearbeiten. Da die meisten Migränen komplexe Probleme darstellen, energetisieren Sie mit jeder Farbe während 10 Prana-Atmungszyklen. Um sich an das 80:20-Verhältnis von Sweeping und Energetisieren zu halten, führen Sie vor dem Energetisieren ein Sweeping von je 40 Umdrehungen Ihrer Hand gegen den Uhrzeigersinn bei jeder Farbe durch.

Somit unterziehen Sie beim ersten Schritt das vordere Solarplexuschakra 40-mal einem Sweeping mit hellem weißlichem Grün, dann 40-mal mit hellem weißlichem Blau, dann 40-mal mit hellem weißlichem Violett in Fünfersätzen (nach je 10 Durchgängen mit Alkohol einsprühen). Nachdem Sie das Sweeping abgeschlossen haben, energetisieren Sie mit hellem weißlichem Grün während 10 Prana-Atmungszyklen, dann mit hellem weißlichem Blau während 10 Prana-Atmungszyklen, dann mit hellem weißlichem Violett während 10 Prana-Atmungszyklen. Dann stabilisieren und hemmen Sie und gehen zum nächsten Schritt in der Abfolge über, bis Sie alle Stufen abgeschlossen haben.

Sofern nichts anderes vermerkt ist, wenden Sie die Heilmethode einmal täglich an, bis das Problem kleiner wird oder verschwindet. Ziehen Sie auch Ihre eigene Urteilskraft und Ihre Scanning-Fähigkeit zurate. Wenn Sie sich besser fühlen und das Scanning ergibt, dass das Energieniveau in den betroffenen Bereichen normal ist, sind Sie fertig.

(Achtung: Dies sind zwar äußerst effektive, kraftvolle Energieheilmethoden bei den aufgeführten Problemen, doch wir halten sie auch für ergänzende Techniken, die zusammen mit traditionellen medizinischen Methoden sowie allen anderen präventiven, diätetischen, ganzheitlichen oder alternativen Behandlungen angewandt werden können, die nach Ihrer Erfahrung bei Ihren besonderen Beschwerden hilfreich sind.)

1. *Arthritis (Gelenkentzündung)*

1. Betroffenes Gelenk oder spezieller Bereich: Führen Sie mindestens 5 Minuten lang ein Sweeping abwechselnd mit hellem weißlichem Grün und hellem weißlichem Blau durch. Energetisieren Sie mit hellem weißlichem Grün, dann mit hellem weißlichem Blau, dann mit hellem weißlichem Violett. Stabilisieren Sie. Diese beiden Schritte führen zu einer sofortigen, aber vorübergehenden Linderung. Für eine lang anhaltende Linderung fügen Sie die folgenden beiden Schritte hinzu.
2. Vorderes Solarplexuschakra: Sweeping mit hellem weißlichem Grün, dann Energetisieren mit weißem Prana. Stabilisieren.
3. Wiederholen Sie Schritt 2 am rückwärtigen Solarplexuschakra, am Sexual-, Nabel- und Wurzelchakra. Energetisieren Sie das Wurzelchakra mit hellem weißlichem Rot, um das muskuloskelettale System zu stärken.

2. Asthma

1. Allgemeines Sweeping mit hellem weißlichem Grün.
2. Halschakra: Sweeping mit hellem weißlichem Grün, dann Energetisieren mit hellem weißlichem Grün, dann hellem weißlichem Rot. Rotes Prana wirkt sich erweiternd auf die Luftwege aus. Stabilisieren.
3. Lunge: Sweeping mit hellem weißlichem Grün, dann hellem weißlichem Orange. Energetisieren Sie die Lunge direkt durch den Rücken mit hellem weißlichem Grün, dann hellem weißlichem Orange, dann hellem weißlichem Rot. Wenn Sie die Lunge mit orangefarbenem Prana energetisieren, sollten Ihre Finger nach außen und vom Kopf wegzeigen. Wenn Sie sich Ihrer Kontrolle oder Farbe nicht sicher sind, lassen Sie einfach helles weißliches Orange weg. Stabilisieren. Orangefarbenes Prana hat eine austreibende Wirkung, die die erweiternde und stärkende Wirkung des roten Pranas erhöht.
4. Vorderes Solarplexuschakra: Sweeping mit hellem weißlichem Grün, dann Energetisieren mit hellem weißlichem Grün, dann hellem weißlichem Violett. Stabilisieren.
5. Wiederholen Sie Schritt 4 beim rückwärtigen Solarplexuschakra und an der Leber.
6. Falls das Astham stress- oder emotionsbedingt ist, aktivieren Sie das Herzchakra auf folgende Weise: Unterziehen Sie erst das vordere und dann das rückwärtige Herzchakra einem Sweeping mit hellem weißlichem Grün, und energetisieren Sie dann das Herzchakra durch das rückwärtige Herzchakra mit hellem weißlichem Grün, dann mit hellem weißlichem Violett. Stabilisieren. Diese Abfolge reguliert die unteren Emotionen und erzeugt ein Gefühl von innerem Frieden.
7. Wurzelchakra: Sweeping mit hellem weißlichem Grün, dann Energetisieren mit hellem weißlichem Rot. Stabilisieren.
8. Ajnachakra: Sweeping abwechselnd mit hellem weißlichem Grün und hellem weißlichen Violett. Energetisieren mit hellem weißlichem Grün, dann mit hellem weißlichem Violett. Stabilisieren.
9. Wiederholen Sie das Ganze dreimal pro Woche. Zur Vorbeugung können Sie die Technik auch dann anwenden, wenn Sie auch nur den geringsten Anflug von Kurzatmigkeit haben.

3. Überanstrengte Augen

1. Ajnachakra: Abwechselndes Sweeping mit hellem weißlichem Grün und hellem weißlichem Violett.
2. Energetisieren mit hellem weißlichem Grün, dann mit hellem weißlichem Blau, dann mit hellem weißlichem Violett. Stabilisieren.
3. Schritt 1 an den Schläfen und am Hinterkopf wiederholen.
4. Augen: Sweeping mit hellem weißlichem Grün, aber kein Energetisieren.

4. Blasenschwäche, häufiger Harndrang, Entzündung der Harnwege

1. Zweimal allgemeines Sweeping mit hellem weißlichem Grün.
2. Sexualchakra: Abwechselnd Sweeping mit hellem weißlichem Grün und hellem weißlichem Orange. Energetisieren mit hellem weißlichem Grün, dann mit hellem weißlichem Blau, dann mit hellem weißlichem Violett.
3. Unterleibsbereich: Abwechselnd Sweeping mit hellem weißlichem Grün und hellem weißlichem Orange.
4. Sexualchakra: Erneutes Energetisieren mit hellem weißlichem Grün, dann mit hellem weißlichem Blau, dann mit hellem weißlichem Violett. Stabilisieren.
5. Lunge, vorn und hinten: Abwechselnd Sweeping mit hellem weißlichem Grün und hellem weißlichem Orange, dann durch den Rücken mit hellem weißlichem Grün, dann mit hellem weißlichem Orange energetisieren. Dies erleichtert die Heilung, da es eine reinigende Wirkung auf das Blut und den gesamten Körper hat. Beim Energetisieren der Lunge mit orangefarbenem Prana sollten Ihre Finger nach außen und vom Kopf wegzeigen. Falls Sie sich Ihrer Kontrolle oder der Farbe nicht sicher sind, lassen Sie einfach helles weißliches Orange weg.
6. Vorderes Solarplexuschakra: Sweeping mit hellem weißlichem Grün, dann mit Weiß energetisieren. Stabilisieren.
7. Wiederholen Sie Schritt 6 am hinteren Solarplexus-, am Nabel- und am Wurzelchakra. Diese Abfolge stärkt den Körper und verbessert das Immunsystem des Körpers.
8. Diese Beschwerden reagieren besonders gut auf eine solche Behand-

lung, verbrauchen aber rasch Prana. Daher sollten Sie die Behandlung täglich zwei- bis dreimal wiederholen, wenn möglich mehrere Tage lang.

5. Bluthochdruck

1. Zwei- oder dreimal allgemeines Sweeping mit hellem weißlichem Grün und dann einmal mit hellem weißlichem Blau.
2. Gesamter Kopfbereich – besonders der Hinterkopf – plus Wirbelsäule: Abwechselndes Sweeping mit hellem weißlichem Grün und hellem weißlichem Blau.
3. Vorderes und rückwärtiges Solarplexuschakra: Abwechselndes Sweeping mit hellem weißlichem Grün und hellem weißlichem Blau. Stabilisieren. Hemmen.
4. Meng-Mein-Chakra: Abwechselndes Sweeping mit hellem weißlichem Grün und hellem weißlichem Blau. Stabilisieren. Hemmen.
5. Zur sofortigen Hilfe wiederholen Sie die Schritte 2 bis 4 alle zwei Stunden.
6. Vorderes Herzchakra: Sweeping mit hellem weißlichem Grün.
7. Rückwärtiges Herzchakra: Sweeping mit hellem weißlichem Grün. Energetisieren mit hellem weißlichem Grün, dann mit hellem weißlichem Violett. Gleichzeitig visualisieren Sie, wie das Herzchakra größer wird. Diese Abfolge hilft, den Blutdruck zu normalisieren.
8. Kopfchakra: Erneutes Sweeping mit hellem weißlichem Grün und hellem weißlichem Violett.
9. Kronenchakra: Leichtes Energetisieren mit hellem weißlichem Grün, dann mit hellem weißlichem Blau, dann mit hellem weißlichem Violett. Grün ist fürs Reinigen, Blau für die Elastizität der Blutgefäße im Kopf und Violett fürs Stärken. Stabilisieren. Sie dürfen den Kopf keinesfalls überenergetisieren.
10. Schritt 9 für das Stirn- und das Ajnachakra wiederholen. Führen Sie erneut ein Scanning und Sweeping des Kopfes durch.
11. Halschakra: Sweeping mit hellem weißlichem Grün, dann leichtes Energetisieren mit etwas hellem weißlichem Grün, dann mit mehr hellem weißlichem Violett. Stabilisieren.
12. Wurzelchakra: Sweeping mit hellem weißlichem Grün, dann leichtes Energetisieren mit hellem weißlichem Blau. Stabilisieren.
13. Wiederholen Sie die Behandlung, falls nötig, mehrmals die Woche.

6. (Leichte) Depression

1. Zerschneiden von Banden: Visualisieren Sie vor sich das Auftreten oder die Ursache der negativen Gedanken oder Emotionen, und zerschneiden Sie dann das Band dazu im Solarplexusbereich. Visualisieren Sie dann, dass Sie es in ein violettes Feuer werfen.
2. Siebenmal allgemeines Sweeping mit hellem weißlichem Grün, dann siebenmal mit Elektrisch-Violett.
3. Vorderes Solarplexuschakra: Formulieren Sie die klare Absicht, dass Sie alle negativen Gedanken und Emotionen, die in diesem Chakra hausen, durch Sweeping beseitigen. Dann absolvieren Sie bis zu 5 Minuten lang ein Sweeping mit Elektrisch-Violett. Energetisieren Sie dann bis zu 5 Minuten lang mit Elektrisch-Violett. Stabilisieren.
4. Schritt 3 am rückwärtigen Solarplexus-, am Hals-, Ajna- und Kronenchakra wiederholen.
5. Nabelchakra: Sweeping mit hellem weißlichem Grün, dann Energetisieren mit hellem weißlichem Rot. Stabilisieren.
6. Schritt 5 am Wurzelchakra wiederholen.
7. Handchakras und kleine Fußsohlenchakras (die Handchakras sind die Chakras, die bei der Handsensibilisierung und beim Scanning verwendet werden. Die kleinen Fußsohlenchakras sitzen zwischen dem Ballen und dem Sohlenbogen): Sweeping mit hellem weißlichem Grün. Energetisieren Sie jeden Bereich mit hellem weißlichem Rot. Die Handflächen oder Fußsohlen nicht stabilisieren.

7. Erkältung, Grippe, Sinusitis, Bronchitis, Lungenentzündung, Fieber

1. Zweimal allgemeines Sweeping mit hellem weißlichem Grün.
2. Vorderes Solarplexuschakra: Abwechselnd Sweeping mit hellem weißlichem Grün und hellem weißlichem Violett, dann Energetisieren mit hellem weißlichem Grün und dann mit hellem weißlichem Blau. Stabilisieren.
3. Schritt 2 am rückwärtigen Solarplexuschakra wiederholen.
4. Leber: Sweeping mit hellem weißlichem Grün.
5. Vorderes Herzchakra: Sweeping mit hellem weißlichem Grün.

6. Rückwärtiges Herzchakra: Sweeping mit hellem weißlichem Grün, dann Energetisieren mit hellem weißlichem Grün, dann mit hellem weißlichem Violett. Stabilisieren. Erneutes Sweeping mit hellem weißlichem Grün.
7. Lunge: Sweeping mit hellem weißlichem Grün. Energetisieren Sie die Lunge direkt, aber vorsichtig durch den Rücken mit hellem weißlichem Grün, hellem weißlichem Orange und dann mit hellem weißlichem Violett. Wenn Sie die Lunge mit orangefarbenem Prana energetisieren, sollten Ihre Finger nach außen und vom Kopf wegzeigen. Falls Sie bei Ihrer Kontrolle oder der Farbe nicht sicher sind, lassen Sie einfach das helle weißliche Orange weg.
8. Ajnachakra: Sweeping mit hellem weißlichem Grün. Energetisieren mit hellem weißlichem Grün, dann mit hellem weißlichem Blau, dann mit hellem weißlichem Violett. Stabilisieren.
9. Schritt 8 am Halschakra wiederholen.
10. Vorderes Milzchakra: Sweeping mit hellem weißlichem Grün, dann sachtes Energetisieren mit weißem Prana. Stabilisieren.
11. Schritt 10 am rückwärtigen Milzchakra wiederholen.
12. Nabelchakra: Sweeping mit hellem weißlichem Grün, dann Energetisieren mit weißem Prana. Stabilisieren.
13. Schritt 12 am Wurzelchakra wiederholen.
14. Arme und Beine: Sweeping mit hellem weißlichem Grün, dann Energetisieren mit hellem weißlichem Violett.
15. Schritt 14 an den Handchakras wiederholen (den bei der Handsensibilisierung und beim Scanning verwendeten Chakras). Arbeiten Sie am linken mit dem rechten Chakra und umgekehrt.
16. Das Ganze mindestens einmal am Tag wiederholen, bis das Problem gelöst ist. Besonders hilfreich ist es, diese Technik anzuwenden, sobald irgendwelche Symptome auftauchen.

8. *Kontrolle der Ernährung und des Appetits*

1. Zerschneiden von Banden: Visualisieren Sie vor sich die Speise, derer Sie sich enthalten wollen, und zerschneiden Sie dann das Band von ihr im Solarplexusbereich. Visualisieren Sie dann, dass sie die Speise in ein violettes Feuer werfen.
2. Vorderes Solarplexuschakra: Formulieren Sie die feste Absicht, dass Sie mit jedem Sweeping alle Gedanken an die Speise, jedes Verlan-

gen nach ihr und alle emotionalen Bindungen an sie entfernen. Dann vollziehen Sie ein abwechselndes Sweeping mit hellem weißlichem Grün und Elektrisch-Violett. Energetisieren Sie mit Elektrisch-Violett und dann mit mittlerem weißlichem Blau, um die Größe des Chakras zu hemmen.
3. Halschakra: Formulieren Sie die feste Absicht, dass Sie mit jedem Sweeping alle Gedanken an die Speise, jedes Verlangen nach ihr und alle emotionalen Bindungen an sie entfernen. Dann vollziehen Sie ein abwechselndes Sweeping mit hellem weißlichem Grün und Elektrisch-Violett. Energetisieren mit Elektrisch-Violett. Stabilisieren.
4. Schritt 3 am Ajnachakra wiederholen.
5. (Optional) Praktizieren Sie die Meditation über die zwei Herzen, um die Reinigung der mit den Essensgelüsten verbundenen negativen Gedanken und Emotionen zu beschleunigen.

9. *Hartnäckige negative Gedanken*

1. Zerschneiden von Banden: Visualisieren Sie vor sich das Auftreten oder die Ursache der negativen Gedanken oder Emotionen, dann zerschneiden Sie das Band davon im Solarplexusbereich. Visualisieren Sie dann, wie Sie es in ein violettes Feuer werfen.
2. Vorderes Solarplexuschakra: Formulieren Sie die feste Absicht, alle negativen Gedanken und Emotionen völlig zu beseitigen. Dann absolvieren Sie mindestens 5 Minuten lang ein Sweeping mit Elektrisch-Violett.
3. Energetisieren Sie etwa 2 Minuten lang mit Elektrisch-Violett. Stabilisieren. Hemmen.
4. Schritt 2 am rückwärtigen Solarplexus-, am Hals-, Ajna- und Kronenchakra wiederholen.
5. (Optional) Führen Sie die Meditation über die zwei Herzen durch, um negative Gedanken und Emotionen rasch aus der gesamten Aura zu vertreiben.

10. Halsentzündung

1. Gesamter Halsbereich: Abwechselndes Sweeping mit hellem weißlichem Grün und mit hellem weißlichem Violett. Energetisieren mit hellem weißlichem Grün, dann mit hellem weißlichem Blau, dann mit hellem weißlichem Violett. Stabilisieren.
2. Schritt 1 an den kleinen Kieferchakras und am Halschakra wiederholen.
3. Wiederholen Sie die Schritte 1 und 2, bis Sie eine Linderung verspüren.

11. Karpaltunnelsyndrom/akute oder chronische Druckschäden an Hand oder Arm durch monotone, dauerhafte Bewegungen

1. Betroffenes Gelenk oder betroffener Bereich: Abwechselnd Sweeping mit hellem weißlichem Grün und hellem weißlichem Blau, mindestens 5 Minuten. Energetisieren mit weißlichem Grün, dann mit hellem weißlichem Blau und hellem weißlichem Violett. Stabilisieren.
2. Schritt 1 an der Achselhöhle, am Kiefer und am Hinterkopf wiederholen.
3. Vorderes Solarplexuschakra: Sweeping mit hellem weißlichem Grün, dann Energetisieren mit weißem Prana. Stabilisieren.
4. Schritt 2 am rückwärtigen Solarplexus-, am Nabel- und am Wurzelchakra wiederholen.

12. Lebensmittelvergiftung, Erbrechen oder Durchfall

1. Vorderes Solarplexuschakra: Sweeping mit hellem weißlichem Grün. Energetisieren mit hellem weißlichem Grün, dann mit hellem weißlichem Blau, dann mit hellem weißlichem Violett. Stabilisieren. Erneutes Sweeping mit hellem weißlichem Grün.
2. Schritt 1 am rückwärtigen Solarplexus- und am Nabelchakra wiederholen.
3. Unterleibsbereich: Sweeping mit hellem weißlichem Grün.
4. Eine oder zwei Behandlungen genügen gewöhnlich, aber wiederholen Sie sie nötigenfalls.

13. Magengeschwür

1. Magen und Dünndarm: Abwechselndes Sweeping mit hellem weißlichem Grün und hellem weißlichem Violett.
2. Vorderes Solarplexuschakra: Abwechselndes Sweeping mit hellem weißlichem Grün und hellem weißlichem Violett, dann Energetisieren mit hellem weißlichem Blau, dann mit hellem weißlichen Violett.
3. Schritt 2 am rückwärtigen Solarplexus- und am Nabelchakra wiederholen.
4. Führen Sie abwechselnd ein Sweeping und Energetisieren an all diesen Bereichen durch, bis Sie eine Linderung empfinden.
5. Vorderes Herzchakra: Sweeping mit hellem weißlichem Grün, dann mit hellem weißlichem Violett.
6. Schritt 5 am rückwärtigen Herzchakra wiederholen. Dann das Herzchakra durch das rückwärtige Herzchakra mit hellem weißlich-grünem Prana energetisieren, dann mit hellem weißlichem Violett. Stabilisieren. Diese Abfolge aktiviert das Herzchakra und erzeugt ein Gefühl des inneren Friedens.
7. Wurzelchakra: Sweeping mit hellem weißlichem Grün, dann Energetisieren mit hellem weißlichem Rot. Stabilisieren.
8. Wiederholen Sie diese Behandlung zwei- bis dreimal pro Woche.

14. Menstruationsbeschwerden

1. Siebenmal allgemeines Sweeping mit hellem weißlichem Grün.
2. Sexualchakra: Abwechselndes Sweeping mit hellem weißlichem Grün und mit hellem weißlichem Orange. Energetisieren mit hellem weißlichem Grün, dann mit hellem weißlichem Orange, dann mit hellem weißlichem Rot. Stabilisieren.
3. Nabelchakra: Sweeping mit hellem weißlichem Grün, dann Energetisieren mit weißem Prana. Stabilisieren.
4. Schritt 3 am Wurzelchakra wiederholen.
5. Um die besten Ergebnisse zu erzielen, wenden Sie die Technik einmal am Tag an und beginnen damit drei Tage vor der Periode. Fahren Sie damit auch während der Blutung fort.

15. Migräne

1. Vorderes Solarplexuschakra: Sweeping mit hellem weißlichem Grün, dann mit hellem weißlichem Blau, dann mit hellem weißlichem Violett. Energetisieren mit hellem weißlichem Grün, dann mit hellem weißlichem Blau, dann mit hellem weißlichem Violett. Stabilisieren. Hemmen.
2. Die obige Abfolge für das rückwärtige Solarplexus- und das Meng-Mein-Chakra wiederholen.
3. Leber: Sweeping mit hellem weißlichem Grün, dann mit hellem weißlichem Blau.
4. Wirbelsäule und oberer Rücken: Sweeping mit hellem weißlichem Grün, dann mit hellem weißlichem Blau. Führen Sie das Sweeping nach unten mit der Absicht durch, alle negative oder schmutzige Energie zu beseitigen, die in den Kopf- und Halsbereich hochfließt.
5. Vorderes Herzchakra: Sweeping mit hellem weißlichem Grün.
6. Rückwärtiges Herzchakra: Sweeping mit hellem weißlichem Grün. Leichtes Energetisieren mit hellem weißlichem Grün, dann mit hellem weißlichem Violett. Visualisieren Sie, dass das Herzchakra größer wird.
7. (Achten Sie bei den Schritten 7 und 8 auf ein Verhältnis von 9:1 zwischen Sweeping und Energetisieren.) Betroffene(r) Kopfbereich(e): Sweeping mit hellem weißlichem Grün, dann mit hellem weißlichem Blau. Energetisieren mit hellem weißlichem Grün, dann mit hellem weißlichem Blau, dann mit hellem weißlichem Violett. Stabilisieren.
8. Schritt 7 am Ajna-, Stirn- und Kronenchakra wiederholen.

16. Ohrenschmerzen

1. Kleine Ohrenchakras (in der Ohrenhöhle sitzend): Abwechselndes Sweeping mit hellem weißlichem Grün und hellem weißlichem Violett. Energetisieren mit hellem weißlichem Grün, dann mit hellem weißlichem Blau, dann mit hellem weißlichem Violett. Stabilisieren.
2. Schritt 1 an den kleinen Kieferchakras und am Hinterkopf wiederholen. (Das kleine Kieferchakra sitzt direkt unter dem Ohrläppchen, in einem Winkel von 90 Grad zum Kieferknochen.)

17. Reizkolon

1. Vorderes Solarplexuschakra: Sweeping mit hellem weißlichem Grün. Energetisieren mit hellem weißlichem Grün, dann mit hellem weißlichem Blau, dann mit hellem weißlichem Violett. Stabilisieren.
2. Schritt 1 am rückwärtigen Solarplexus- und am Nabelchakra wiederholen.

18. Rückenschmerzen

1. Allgemeines Sweeping mit hellem weißlichem Grün.
2. Gesamte Wirbelsäule: Siebenmal Sweeping mit hellem weißlichem Grün.
3. Vorderes Solarplexuschakra: Sweeping mit hellem weißlichem Grün. Energetisieren mit hellem weißlichem Grün, dann mit hellem weißlichem Blau, dann mit hellem weißlichem Violett. Stabilisieren.
4. Wiederholen Sie die obige Abfolge für das rückwärtige Solarplexuschakra und die Leber.
5. Vorderes Herzchakra: Sweeping mit hellem weißlichem Grün.
6. Rückwärtiges Herzchakra: Sweeping mit hellem weißlichem Grün. Energetisieren mit hellem weißlichem Grün, dann mit hellem weißlichem Violett. Visualisieren Sie gleichzeitig, dass das Herzchakra größer wird.
7. Betroffener Bereich: Abwechselnd Sweeping mit hellem weißlichem Grün und hellem weißlichem Orange. Energetisieren mit hellem weißlichem Grün, dann mit hellem weißlichem Blau, dann mit hellem weißlichem Gelb. Stabilisieren.
8. Wurzelchakra: Sweeping mit hellem weißlichem Grün, dann Energetisieren mit hellem weißlichem Rot. Stabilisieren.

19. Schlaflosigkeit

1. Zerschneiden von Banden: Visualisieren Sie vor sich jedes Auftreten oder jede Ursache von allen negativen Gedanken oder Emotionen, die Sie stören könnten, dann zerschneiden Sie das Band dazu im Solarplexusbereich. Visualisieren Sie dann, wie Sie es in ein violettes Feuer werfen.

2. Zweimal allgemeines Sweeping mit hellem weißlichem Grün.
3. Vorderes Solarplexuschakra: Sweeping mit hellem weißlichem Grün, dann mit hellem weißlichem Blau. Stabilisieren. Hemmen.
4. Schritt 3 am rückwärtigen Solarplexus-, am Meng-Mein- und am Wurzelchakra wiederholen.
5. Kronenchakra: Sweeping mit hellem weißlichem Grün.
6. Schritt 5 am Stirn-, Ajna- und Halschakra wiederholen.
7. Nabelchakra: Sweeping mit hellem weißlichem Grün, dann Energetisieren mit weißem Prana. Stabilisieren.
8. Unterziehen Sie die ganze Wirbelsäule nach unten einem Sweeping, mit der Absicht, alle überschüssige, negative oder schmutzige Energie zu beseitigen, die in den Kopf- und Halsbereich hochfließt.

20. Allgemeine Schmerzlinderung, Prana-Anästhesie

(Achtung: Die Prana-Anästhesie wendet man nur vor einer traditionellen Behandlung an, zum Beispiel vor einer Zahnbehandlung. Wenden Sie sie nicht an, um eine Verletzung zu betäuben, die behoben werden muss. Verwenden Sie stattdessen eine andere Heilmethode, vielleicht die für Verstauchungen/Sportverletzungen oder Arthritis.)

1. Betroffener Bereich: Energetisieren Sie während zwei bis drei Prana-Atmungszyklen mit hellem weißlich-grünlichem Blau. Visualisieren Sie, wie die Energie den Bereich auffüllt.
2. Energetisieren Sie während zwei bis drei Prana-Atmungszyklen mit mittlerem Blau. (Achtung: Dies ist eine der ganz wenigen Gelegenheiten, bei denen Sie eine dunklere Farbe verwenden.)
3. Energetisieren Sie während einem Prana-Atmungszyklus mit hellem weißlichem Violett.
4. Stabilisieren.

21. Allgemeiner Stressabbau

(Achtung: Es gibt eine Reihe von Möglichkeiten zur Stresslinderung. Diese Heilmethode ähnelt derjenigen, die Sie im 9. Kapitel erlernt haben, ist aber umfassender, gründlicher und länger. Übung 9.F lässt sich in leichteren Stresssituationen anwenden oder wenn Sie weniger

Zeit haben. Experimentieren Sie, um festzustellen, welche Methode bei Ihnen besser funktioniert.)

1. Zerschneiden von Banden: Visualisieren Sie vor sich das Auftreten oder den Reiz der negativen Gedanken oder Emotionen, und zerschneiden Sie dann das Band davon im Solarplexusbereich. Visualisieren Sie dann, wie Sie es in ein violettes Feuer werfen.
2. Siebenmal allgemeines Sweeping mit hellem weißlichem Grün, dann siebenmal mit Elektrisch-Violett.
3. Vorderes und rückwärtiges Solarplexuschakra: Formulieren Sie die klare Absicht, alle in den Chakras hausenden negativen Gedanken und Emotionen durch Sweeping zu beseitigen, und führen Sie dann bis zu 5 Minuten lang ein Sweeping mit Elektrisch-Violett durch. Energetisieren Sie bis zu fünf Minuten lang mit Elektrisch-Violett. Stabilisieren. Hemmen.
4. Schritt 3 am Ajna-, Hals- und Kronenchakra wiederholen, aber nicht hemmen.
5. (Optional) Meditation über die zwei Herzen, um negative Gedanken und Emotionen aus der ganzen Aura rasch zu beseitigen.

22. Verbrennungen

1. Betroffener Bereich: Abwechselnd Sweeping mit hellem weißlichem Grün und mit hellem weißlichem Blau. Energetisieren mit hellem grünlichem Blau, dann mit hellem weißlichem Violett. Stabilisieren.
2. Wurzelchakra: Sweeping mit hellem weißlichem Grün, dann Energetisieren mit hellem weißlichem Rot. Stabilisieren.

23. Verstauchungen und Sportverletzungen an Gelenken und Muskeln

1. Betroffener Bereich: Abwechselndes Sweeping mit hellem weißlichem Grün und mit hellem weißlichem Orange. Energetisieren mit hellem weißlichem Blau (zur Schmerzlinderung und Stabilisierung). Energetisieren mit hellem weißlichem Orange, dann mit hellem weißlichem Rot, dann mit hellem weißlichem Gelb. So lange wiederholen, bis eine erhebliche Linderung einsetzt.

2. Wurzelchakra: Sweeping mit hellem weißlichem Grün, dann Energetisieren mit hellem weißlichem Rot. Stabilisieren.
3. Schritt 2 am Nabelchakra wiederholen.
4. Überanstrengen Sie den Bereich nicht sofort.

24. Verstopfung

1. Vorderes Solarplexuschakra: Sweeping mit hellem weißlichem Grün, dann Energetisieren mit hellem weißlichem Grün, dann mit hellem weißlichem Rot. Erneutes Sweeping mit hellem weißlichem Grün.
2. Schritt 1 am rückwärtigen Solarplexuschakra wiederholen.
3. Nabelchakra: Sweeping mit hellem weißlichem Grün, dann Energetisieren mit hellem weißlichem Grün, hellem weißlichem Orange, dann mit hellem weißlichem Rot. Erneutes Sweeping, abwechselnd mit hellem weißlichem Grün und hellem weißlichem Orange. (Grün reinigt, Orange beseitigt, Rot stärkt.)
4. Sweeping des gesamten Unterleibsbereichs mit hellem weißlichem Grün.
5. Wurzelchakra: Sweeping mit hellem weißlichem Grün, dann Energetisieren mit hellem weißlichem Rot. Stabilisieren.

Spezielle Routinen vor und nach Operationen

Diese speziellen fortgeschrittenen Routinen lassen sich bei jedem anwenden, der sich einer Operation unterzieht. Die präoperative Arbeit verstärkt die Aura und ermöglicht es ihr, sich gegen das rasche Entweichen von Prana aus dem Körper zu wehren, nachdem ein Eingriff erfolgt ist. Sie sollte an mindestens drei aufeinander folgenden Tagen vor dem Tag der Operation angewandt werden. Die postoperative Routine beseitigt die schmutzige, gräuliche Energie, die nach der Operation den ganzen Körper umgibt und verstopft, und hilft ihm dabei, sich beschleunigt zu reparieren. Sie sollte nach der Operation täglich mindestens vier Tage lang angewandt werden.

Vor der Operation:

1. Abwechselndes allgemeines Sweeping mit hellem weißlichem Grün und mit hellem weißlichem Violett, und zwar 10-mal mit jeder Farbe.
2. Sweeping und Ausrichten der Gesundheitsstrahlen.
3. Bereich, der operiert wird: Abwechselndes Sweeping mit hellem weißlichem Grün und hellem weißlichem Violett, und zwar 10-mal mit jeder Farbe. Energetisieren mit hellem weißlichem Grün, dann mit hellem weißlichem Violett, und zwar mindestens 5 Minuten lang. Stabilisieren.
4. Wurzelchakra: Abwechselndes Sweeping mit hellem weißlichem Grün und hellem weißlichem Violett, und zwar 10-mal mit jeder Farbe. Energetisieren mit hellem weißlichem Rot, und zwar mindestens 5 Minuten lang. Stabilisieren.
5. Schritt 4 am Nabelchakra wiederholen.
6. Vorderes und rückwärtiges Solarplexuschakra: Abwechselndes Sweeping mit hellem weißlichem Grün und mit hellem weißlichem Violett, und zwar 10-mal mit jeder Farbe. Mindestens 5 Minuten mit weißem Prana energetisieren. Stabilisieren.

Nach der Operation:

1. Abwechselndes allgemeines Sweeping mit hellem weißlichem Grün und hellem weißlichem Violett, und zwar 30-mal mit jeder Farbe. Sie werden feststellen, dass die Aura meist sehr düster, schwer und schmutzig ist.
2. Sweeping und Ausrichten der Gesundheitsstrahlen.
3. Bereich, der operiert wurde: Abwechselndes Sweeping mit hellem weißlichem Grün und hellem weißlichem Violett, und zwar 50-mal mit jeder Farbe. Energetisieren mit hellem weißlichem Grün, dann mit hellem weißlichem Violett, und zwar mindestens 10 Minuten lang mit jeder Farbe, wobei Sie die Farben alle 2 Minuten wechseln. Stabilisieren.
4. Wurzelchakra: Abwechselndes Sweeping mit hellem weißlichem Grün und hellem weißlichem Violett, und zwar 50-mal mit jeder Farbe. Energetisieren Sie mindestens 10 Minuten lang mit hellem weißlichem Rot. Stabilisieren.

5. Schritt 4 am Nabelchakra wiederholen.
6. Vorderes und rückwärtiges Solarplexuschakra: Abwechselndes Sweeping mit hellem weißlichem Grün und hellem weißlichem Violett, und zwar 100-mal mit jeder Farbe. Mit weißem Pran mindestens 10 Minuten lang energetisieren. Stabilisieren.

Die tägliche 6-Schritte-Übungsroutine – aktualisiert

Die Selbstheilung lässt sich, falls erforderlich, allein oder im Zusammenhang mit der täglichen Übung praktizieren. Wenn Sie sie in eine volle tägliche Routine einbeziehen, ist der optimale Zeitpunkt, sie anzuwenden, nach der Meditation oder während der »speziellen Übungen«. Siehe unten.

1. Führen Sie eine Anrufung mit der Bitte um Führung und Schutz durch.
2. Zerschneiden Sie Bande.
3. Absolvieren Sie reinigende körperliche Übungen.
4. Wenden Sie die Prana-Atmung an.
5. Absolvieren Sie, falls erforderlich, direkte reinigende Techniken.
6. Meditieren Sie (wobei Sie je nach Ihrem Zeitplan und Ihrer Vorliebe zwischen der Achtsamkeitsmeditation und der Meditation über die zwei Herzen abwechseln).
7. Reinigende körperliche Übungen nach der Meditation. (Fügen Sie Selbstheilungstechniken ein.)
8. Absolvieren Sie Energie erzeugende Übungen (entscheiden Sie sich am Anfang entweder für die Tibetischen Yoga-Übungen oder die Mentalphysischen Übungen; wenn Sie einigermaßen geübt sind, können Sie auch täglich zwischen ihnen abwechseln).
9. Führen Sie das Standardaufwärmprogramm durch.
10. Praktizieren Sie Handsensibilisierung, Scanning, Sweeping und Energetisieren.
11. Absolvieren Sie spezielle Übungen: allgemeines Selbst-Sweeping, allgemeine Stresslinderung, Reinigen von Arbeitsplatz und Haus. (Fügen Sie Selbstheilungstechniken ein.)

Falls erforderlich oder wenn Sie noch Zeit haben, führen Sie eine Energiehygiene durch.

Im nächsten Kapitel werden Sie lernen, wie Sie alle Übungen, die Sie sich bis zu diesem Zeitpunkt angeeignet haben, zu einer regelmäßigen Routine zur Steigerung Ihrer Energie und zur Erhaltung Ihrer Gesundheit zusammenfassen können.

14

Rezept für mehr Energie und bessere Gesundheit – Die tägliche »Ihre Hände können Sie heilen«-Routine

An dem Tag, an dem ich mein allererstes Prana-Heilungsseminar beendete, bekam meine Schwester einen leichten Herzinfarkt. Während ich am nächsten Tag zum Krankenhaus fuhr, fragte ich mich, ob diese Techniken, die ich erlernt hatte, ihr irgendwie helfen könnten. Als ich auf der Intensivstation ankam, sah ich auf dem Monitor, der ihre Lebenszeichen anzeigte, dass ihr Blutdruck noch immer hoch war – trotz der Medikamente, die sie bekommen hatte. Ich fragte sie, ob sie sich auf diese neue »Sache«, die ich gerade entdeckt hatte, einlassen wolle. Nach einer kurzen Anrufung um Führung begann ich die einfache Technik, die ich übers Wochenende erlernt hatte, anzuwenden: Scanning, Sweeping und Energetisieren.

Als ich fertig war, starrte ihr Freund mit offenem Mund ungläubig auf den Monitor. Ihr Blutdruck war deutlich abgefallen. Da ich noch immer nicht sicher war, ob die Prana-Heilung irgendetwas mit dieser Veränderung zu tun hatte, schrieb ich sie der Tatsache zu, dass meine Anwesenheit sie tröstete und meine wirbelnden Handbewegungen über ihrem Körper sie entspannten.

Am nächsten Tag unterzog sie sich einem Eingriff zur Öffnung einer blockierten Arterie. Nach der Operation besuchte ich sie, und sofort fragte sie mich: »Kannst du das noch mal machen?« Ich nickte. Ich stellte fest, dass sie nach dem Eingriff nun einen ganz niedrigen Blutdruck hatte. Ich kannte nur die Prana-Heilungstechnik, die ich am Vortag angewandt hatte, und machte mir Sorgen, da ich nicht wollte, dass ihr Blutdruck noch weiter run-

terging. Nach einer weiteren Anrufung um Führung begann ich erneut mit meiner Arbeit.

Nach etwa einer Dreiviertelstunde schaute ich auf den Monitor und war schockiert. Ihr Blutdruck stieg tatsächlich! Später wurde mir klar, dass die Prana-Heilungstechnik es ihrem Körper einfach ermöglichte, sich selbst zu heilen und ihren Blutdruck in beiden Fällen zu normalisieren. Ich erkannte auch, dass jeder Mensch auch mit minimalem Training eine Heilung von sich und anderen herbeiführen kann.

MICHAEL MARTIN, RIVERSIDE, KALIFORNIEN

In diesem Kapitel stellen wir Ihnen eine kurze Übungsfolge vor, die Sie bei optimaler Gesundheit hält und Ihrem persönlichen Energievorrat ein konstantes Hoch beschert. Dies ist der Höhepunkt all Ihrer Übungsroutinen. Beziehen Sie diese Schritte in Ihr Leben ein, soweit Sie dafür Zeit haben und sich dabei wohl fühlen. Selbst eine minimale Praxis wirkt sich positiv auf Ihre Gesundheit aus, aber natürlich ist es noch besser, wenn Sie sie regelmäßig und gewissenhaft anwenden.

Der Morgen ist die beste Zeit für Energiearbeit. Das Prana ist frischer, und auch Sie sind in energetischer Hinsicht frischer. Außerdem ist Energiearbeit eine gute Möglichkeit, den Tag zu beginnen. Wenn Sie also nur einmal am Tag Zeit zur Atmung, Meditation und Selbstheilung haben, sollte dies der Morgen sein. Natürlich funktioniert die Routine auch zu jeder anderen Tageszeit, wenn Ihr Zeitplan es nicht erlaubt, dass Sie am Morgen praktizieren, oder wenn Sie einfach kein Morgenmensch sind. Aber wir empfehlen Ihnen, Ihre Energiearbeit möglichst am Morgen zu machen.

Denken Sie darin, dass die einfache Routine das Minimum ist, das Sie tun sollten. Die mittlere Routine ist für die gedacht, die mehr Zeit haben. Und wer an optimalen Ergebnissen interessiert ist, sollte die volle Routine anwenden.

Morgenroutine

Einfach	Mittel	Voll
• Anrufung	• Anrufung	• Anrufung
• Bande zerschneiden	• Bande zerschneiden	• Bande zerschneiden
• Reinigende körperliche Übungen	• Reinigende körperliche Übungen	• Reinigende körperliche Übungen
• Prana-Atmung	• Prana-Atmung	• Prana-Atmung
• Meditation (drei- bis fünfmal die Woche, abwechselnd Achtsamkeit und Zwei Herzen)	• Meditation (fünfmal die Woche, abwechselnd Achtsamkeit und Zwei Herzen)	• Selbst-Sweeping mit der Methode Ihrer Wahl
Einfachste Form: Haben Sie morgens wenig Zeit, können Sie Bande zerschneiden und dann die Übungen und etwas Prana-Atmung anwenden – so fängt Ihr Tag sehr gut an.	• Energie erzeugende Übungen (drei- bis fünfmal die Woche, entweder Tibetische Yoga-Übungen oder Mentalphysische Übungen; beherrschen Sie beide, können Sie täglich abwechseln)	• Meditation (täglich, abwechselnd zwischen Achtsamkeit und Zwei Herzen) • Energie erzeugende Übungen (täglich, entweder Tibetische Yoga-Übungen oder Mentalphysische Übungen

Nachmittagsroutine

- Energieverstärkung: drei Sätze von je 10 Prana-Atemzügen, gefolgt von den ersten beiden Mentalphysischen Atemübungen (Gleichgewichtsatmung und Rasche Schildkrötenatmung)
- Spezielle Heiltechniken, falls nötig
- Bande zerschneiden, falls nötig

Abendroutine

Einfach	Mittel	Voll
• Anrufung	• Anrufung	• Anrufung
• Bande zerschneiden	• Bande zerschneiden	• Bande zerschneiden
• Salzbad (zweimal die Woche oder falls nötig, je nach dem Grad der Verschmutzung)	• Salzbad (zwei- bis dreimal die Woche oder falls nötig, je nach dem Grad der Verschmutzung)	Salzbad (zwei- bis dreimal die Woche oder falls nötig, je nach dem Grad der Verschmutzung)
	• Prana-Atmung	• Prana-Atmung
		• Meditation – die, die Sie in der Morgensitzung nicht absolviert haben

Praktizieren oder anwenden sollten Sie, falls nötig:

- Handsensibilisierung
- Scanning, Sweeping, Energetisieren
- Direkte Reinigungstechniken
- Spezielle Techniken (zum Beispiel Reinigung von Arbeitsplatz und Haus, Abschließen und Stärken der Aura)
- Spezielle Heiltechniken
- Ernährungsempfehlungen
- Körperliche Übungen

Im vierten Teil lernen Sie, die Begriffe und Übungen zu Energie, Gesundheit und Krankheit in einen größeren spirituellen Zusammenhang zu bringen, indem wir uns die Verbindung zwischen physischem Wohlbefinden und höheren Entwicklungsebenen anschauen.

Vierter Teil

ÜBER DIE PHYSISCHE GESUNDHEIT HINAUS

15

Sie sind beseelt –
Physische Gesundheit, spirituelle Entwicklung und mehr...

Als ich zum ersten Mal von Prana-Heilung hörte, war ich Assistentin in einer physiotherapeutischen Praxis und arbeitete mit chronischen Schmerzpatienten. Ich besuchte einen Kurs, einfach weil ich hoffte, einige neue Heiltechniken zu erlernen, die meinen Patienten helfen würden, welche fast alle nur wenig Linderung durch die meisten konventionellen Behandlungen erfahren. Aber ich eignete mir nicht nur neue Heiltechniken an, die meinen Patienten tatsächlich unglaublich halfen, sondern ich lernte auch eine neue Möglichkeit kennen, Gott näher zu kommen und mit ihm verbunden zu sein. Das hatte ich absolut nicht erwartet. Als ordinierte Laienpredigerin in meiner Kirche und weil ich seit Jahren Gebetstagebücher geführt hatte, war ich der Meinung, dass mein spirituelles Leben und meine Beziehung zu Gott bereits sehr erfüllend seien. Doch was ich dann von Meister Co erlernte, besonders die Anwendung der Meditation über die zwei Herzen, ging über jede spirituelle Erfahrung hinaus, die ich je gehabt hatte. Während dieser Meditation empfand ich ein Einssein und eine Verbundenheit mit Gott, wie ich sie noch nie zuvor empfunden hatte. Ich konnte tatsächlich spüren, wie sich Gottes Liebe über mich und durch mich ergoss und wie sich mein Herz öffnete, um auf diese Liebe zu reagieren. Indem ich diese Meditation täglich praktizierte, wurde mir auf neue und kraftvolle Weise bewusst, dass wir wahrhaft Instrumente des Göttlichen sind.

Ich hatte auch jahrelang Gottesdienste in meiner Kirche und Gemeinde abgehalten – dies glaubte ich jedenfalls. Nachdem ich diese Meditation praktiziert und die Lehren von Großmeister

Choa und Meister Co studiert hatte, ging mir auf, wie beschränkt mein Verständnis von Gottesdienst eigentlich war. Inzwischen bin ich mir völlig darüber im Klaren – »er besteht im Geben dessen, was wir empfangen«. Ursprünglich hatte ich nur den Wunsch, meine Patienten effektiver heilen zu können. Aber nun ist mein Leben dank dieser Lehren in spiritueller – und sogar in finanzieller – Hinsicht reicher, als ich mir dies je hätte träumen lassen.

KIM FANTINI, BELLEVILLE, ILLINOIS

In diesem letzten Kapitel stellen wir die physische Energie und Gesundheit in einen spirituellen Zusammenhang. Dies ist ein natürlicher nächster Schritt für viele, die sich mit der physischen Gesundheit mittels alternativer oder esoterischer Methoden befassen, besonders für die, die an einer auf Energie basierenden Heilung interessiert sind.

Beginnen wir mit der Trennungsmeditation. Nehmen Sie sich Zeit dafür. Lassen Sie Ihre Phantasie los, und widmen Sie Ihre Aufmerksamkeit Ihren Gefühlen. Sie ist einfach auszuführen, aber sie kann sich stark darauf auswirken, wie Sie Ihren Körper, Ihren Geist und Ihre physische Gesundheit sehen. Vielleicht ist es leichter für Sie, zuerst die Übungsanleitung durchzulesen, sodass Sie in der Lage sind, sie auszuführen, ohne jeden einzelnen Schritt nachzulesen.

ÜBUNG 15.A: *Trennungsmeditation*

1. Setzen Sie sich in einen abgedunkelten Raum, schließen Sie die Augen, und führen Sie Ihre physische Entspannungsübung durch. Absolvieren Sie sieben Prana-Atmungszyklen. Richten Sie Ihre Wahrnehmung auf Ihren ganzen Körper.
2. Richten Sie Ihre Aufmerksamkeit mehrere Sekunden lang auf Ihre Füße und Beine. Fahren Sie mit der Prana-Atmung fort, und sehen und fühlen Sie dann, wie sie verschwinden.
3. Richten Sie Ihre Aufmerksamkeit mehrere Sekunden lang auf Ihre Taille, Ihre Brust und Ihren Rumpf. Fahren Sie mit der Prana-Atmung fort, und sehen und fühlen Sie dann, wie sie verschwinden.
4. Richten Sie Ihre Aufmerksamkeit mehrere Sekunden lang auf Ihre Hände und Arme. Fahren Sie mit der Prana-Atmung fort, und sehen und fühlen Sie dann, wie sie verschwinden.

5. Richten Sie Ihre Aufmerksamkeit mehrere Sekunden lang auf Ihren Kopf. Fahren Sie mit der Prana-Atmung fort, und sehen und fühlen Sie dann, wie Ihr Kopf verschwindet.
6. Absolvieren Sie mehrere Prana-Atmungszyklen, während Sie wahrnehmen, dass Ihr Körper »nicht da ist«.
7. Sagen Sie sich im Stillen: »Ich bin nicht der Körper – ich existiere unabhängig vom Körper.« Seien Sie etwa 30 Sekunden lang still.
8. Visualisieren Sie einen rötlich-rosafarbenen Umriss Ihres physischen Körpers.
9. Sagen Sie sich im Stillen: »Dies ist mein emotionaler Körper. Er enthält alle Emotionen, die ich je erzeugt oder erlebt habe. Er erlaubt mir, Emotionen und Gefühle zu empfinden und zu erleben, aber er ist nicht ich.«
10. Sehen Sie, wie er verblasst und sich in nichts auflöst.
11. Sagen Sie sich im Stillen: »Ich bin nicht der Körper, ich bin nicht die Emotionen. Ich existiere unabhängig vom physischen und vom emotionalen Körper.« Seien Sie etwa 30 Sekunden lang still.
12. Visualisieren Sie einen bläulich-gelblichen Umriss Ihres physischen Körpers.
13. Sagen Sie sich im Stillen: »Dies ist mein mentaler Körper. Er enthält alle Gedanken, die ich je erzeugt oder erlebt habe. Er erlaubt mir, Gedanken und Ideen zu denken und zu erleben, aber er ist nicht ich.«
14. Sehen Sie, wie er verblasst und sich in nichts auflöst.
15. Sagen Sie sich im Stillen: »Ich bin nicht der Körper, ich bin weder die Emotionen noch die Gedanken. Ich existiere unabhängig vom physischen, emotionalen und mentalen Körper.« Seien Sie etwa 30 Sekunden lang still.
16. Sagen Sie sich im Stillen: »Ich bin nicht der Körper – der Körper ist ein Vehikel der Seele. Ich bin nicht meine Emotionen oder meine Gedanken – sie sind nur Erzeugnisse der Seele. Ich bin nicht einmal der Geist. Der Geist ist nur das Instrument der Seele. Ich bin die Seele! Ich bin ein Wesen mit göttlicher Intelligenz, göttlicher Liebe und göttlicher Kraft. Ich bin mit Gott verbunden. Ich bin eins mit Gott. Ich bin eins mit allem. Ich bin die Seele!« Seien Sie 3 bis 5 Minuten lang still, und lassen Sie einfach los.
17. Öffnen Sie langsam die Augen, machen Sie mehrere Prana-Atemzüge, und dehnen Sie sich.

Während Sie diese Übung ausführen, erkennen »Sie«, dass Sie nicht Ihr Körper sind. »Sie« sind auch nicht Ihre Gedanken oder Emotionen. Selbst wenn Ihr Körper und Ihre Gedanken physisch und nicht nur bildlich verschwinden würden, würden »Sie« weiter existieren. Dieses »Sie« oder »Ich bin«, mit dem Sie in dieser Meditation in Kontakt gewesen sind, ist Ihre Seele.

Die Seele ist ein Funke der universalen Flamme, die manche Menschen Gott nennen. Gott bringt diesen Teil von sich hervor, der sich dann auf der niederen Ebene, der Erde, inkarniert und einen Körper annimmt. Als eine Verlängerung von Gott ist unsere Seele im Zustand beständiger Gesundheit, einem Zustand von unveränderlicher, anhaltender Wahrnehmung und ewigem Frieden. Wir mögen uns dessen nicht bewusst sein, aber im Innersten wissen wir, dass dieser Zustand des Friedens in uns wohnt.

Während wir in der physischen Welt Gesundheit, Erfolg und Glück suchen, nehmen wir oft nicht wahr, wie nahe wir dem schon sind, weil wir nicht nach innen schauen. Aber wenn wir uns der Beschränktheiten unseres physischen Körpers und der Unvollkommenheiten der materiellen Welt bewusst werden – und das müssen wir unweigerlich –, wird unser inneres Wissen diesen inneren Zustand von Frieden und Gesundheit entdecken und immer wieder danach suchen. Dies nennt man spirituelle Unruhe.

Es gibt viele Möglichkeiten, wie diese spirituelle Unruhe erweckt wird. Häufig wird sie von einer Lebenskrise ausgelöst, etwa von einer schicksalhaften oder tragischen Wende, die nur schwer zu erklären ist – zum Beispiel einem katastrophalen materiellen Verlust oder dem Tod eines nahe stehenden Menschen. Oft verspüren wir diese Unruhe, wenn wir dem Tod knapp entronnen sind oder wenn unser Lebensende naht und wir versuchen, unsere Angelegenheiten zu ordnen. Oder wir spüren sie vielleicht, nachdem wir unsere weltlichen Ziele – Erfolg, Ruhm, Wohlstand oder das, worum es uns hier geht: physische Gesundheit – erreicht haben und uns dann fragen, ob »das denn alles ist«. Sie kann sich einfach als Ergebnis der physischen Gesundheit durch alternative oder esoterische Praktiken einstellen, wie Sie sie mit diesem Buch erarbeiten. Oder sie kann auf ganz natürliche Weise in denen erwachen, die besonders sensibel oder spirituell entwickelt sind. Ganz gleich, wie wir zu diesem Wissen gelangen – wir alle haben in uns dieses innerste Bedürfnis, »zur Quelle zurückzukehren«, in Kontakt mit unserer Seele zu treten, um diesen Zustand des inneren Friedens und der Gesundheit zu finden.

Innerer Frieden inmitten von Chaos

Vor Jahren soll ein spiritueller Meister einen Malwettbewerb unter seinen Schülern veranstaltet haben, um herauszufinden, wer den völligen inneren Frieden am besten darstellen könnte. Auf den meisten Bildern waren große Berge mit Schnee bedeckten Gipfeln zu sehen, die sich still und majestätisch erhoben, oder ruhige Seen, auf deren glasklarer, glatter Oberfläche sich die Bäume um ihn herum spiegelten, oder dunkle Tannenwälder, die so dicht und still waren, dass man hören konnte, wenn eine Nadel auf den Boden fiel. Aber ein Schüler malte eine Szene mit einem heftigen Unwetter, in der Blitze zuckten, während sich sintflutartiger Regen ergoss und einen Wasserfall speiste, der einen Berg hinabstürzte. Der Schüler hatte hinter dem Wasserfall in einer dunklen, trockenen Kluft, die tief in den Fels des Berges hineinreichte, einen einzelnen Zweig gemalt, auf dem ein kleines Vogelnest lag. In dieser tiefen Bergkluft saßen der Vogel und seine Jungen sicher und ruhig im Trockenen, während das Unwetter um sie herum tobte.

Welches der Bilder spiegelt am genauesten die physische Welt und unsere Suche nach Ruhe in einer Welt des Aufruhrs wider? Welches der Bilder stellt am besten unser Streben nach innerer Stille inmitten des unaufhörlichen, gestörten Geplappers unseres »Affengeistes« dar? Dies ist das Wesen unseres inneren Verlangens, in Kontakt mit der Seele zu treten: Wir brauchen das Wissen, dass es Ordnung oder Sinn in einer ungeordneten oder sinnlosen Welt, dass es einen Ort des inneren Friedens inmitten dieses Chaos gibt.

Die Formel, durch die wir zu diesem inneren Frieden gelangen, ist einfach: »den Kanal ausspülen« oder das spirituelle Kabel anzapfen, das vom Kronenchakra zur Seele verläuft, und die richtige Frequenz »einstellen«, indem wir Stille und Wahrnehmung während der Meditation kultivieren. Wenn der Geist still und der Körper energetisch rein ist, kann die Seele herabreichen und Kontakt zu uns aufnehmen, und so erlangen wir Zugang zum inneren Frieden.

Die sechs Schritte in diesem Buch helfen Ihnen dabei, sich an diese Formel zu halten. Das Beseitigen negativer Emotionen, die tägliche Prana-Atmung und die Energiehygiene wirken zusammen, um Ihren Kanal auszuspülen. Die Achtsamkeitsmeditation und die Meditation über die zwei Herzen stimmen Sie auf die richtige Frequenz ein, die Sie brauchen, um Stille und Wahrnehmung zu erzielen. Die Energiemanipulationstechniken und die Energie erzeugenden Übungen vermitteln Ihnen die physische Gesundheit und die nötige Gesamtenergie, damit Sie einem höheren Weg folgen können.

Physische Gesundheit und spirituelle Entwicklung

Wenn Sie vorhaben, Ihre Praxis zu intensivieren und sich über die physische Gesundheit hinaus mit spirituellen Angelegenheiten zu befassen, müssen Sie sechs weitere Untersuchungsgebiete in Betracht ziehen. Es sind lauter höhere Konzepte, die eine ausführlichere Darstellung erfordern, als wir sie hier vornehmen können. Aber in diesem Abschnitt erhalten Sie genügend Informationen, damit Sie sie in Ihre persönliche Planung zur physischen und spirituellen Entwicklung einbauen können, wenn Sie möchten. Es handelt sich um die folgenden Konzepte:

1. Erhöhtes Bedürfnis nach Reinigung und Energiehygiene
2. Richtige Einstellung und Achtung vor den Lehren und Energiequellen
3. Dienen
4. Karma
5. Spenden
6. Kundalini-Syndrom

Erhöhtes Bedürfnis nach Reinigung und Energiehygiene

Ein hochgetunter Rennwagen ist anfälliger für mechanische Probleme als der Familienkombi, und der durchtrainierte Profiathlet leidet häufiger unter Muskelzerrungen und -rissen als der Gelegenheitsjogger. Wenn man eine Maschine oder den physischen Körper zu höherer Leistung antreibt und zugleich die Intensität und Häufigkeit des Trainings erhöht, nimmt das Risiko eines Zusammenbruchs zu. Nicht anders verhält es sich, wenn Sie Ihren persönlichen Prana-Vorrat ausbauen und wenn Sie sich auf einem Weg bewegen, der die spirituelle ebenso wie die physische Entwicklung umfasst – dann werden Sie umso anfälliger für »Energiezusammenbrüche« oder Verunreinigungen durch

Ernährung, Wörter, Gedanken, Taten, persönliche Gewohnheiten und den Umgang mit anderen Menschen.

Hier ein anderes Bild für dieses Phänomen. Wenn ein Felsbrocken einen Bergabhang hinabrollt und eine selten befahrene Straße teilweise blockiert, wird das für die wenigen Menschen, die diese Straße benutzen, ein Problem sein, aber deswegen wird es keinen großen Verkehrsstau geben. Wenn allerdings jemand mitten auf einer stark befahrenen Autobahn, die eine Großstadt durchquert, einen Koffer verliert, wird der Verkehr gebremst und möglicherweise kilometerweit gestaut. Sie lernen gerade, wie Sie Ihre Energiekanäle von kleinen Landstraßen in Autobahnen umwandeln. Der Verkehr auf ihnen wird zunehmen – von den gelegentlichen langsam fahrenden Kleinlastern bis zu den täglich dahinbrausenden tausenden von schnellen Autos. Sie müssen diese Autobahnen, Ihre Energiekanäle, möglichst frei von Staus halten.

Energiearbeit auf höherer Ebene erfordert eine höhere Energiehygiene.

Richtige Einstellung und Achtung vor den Lehren und Energiequellen

Wir wollen dieses Konzept mit einem Experiment veranschaulichen, das zeigt, wie Ihre Einstellung sich auf Ihren Prana-Vorrat und Ihre Gesundheit auswirkt.

ÜBUNG 15.B: *Richtige Einstellung*

Es ist leichter, diese Übung zu zweit zu machen, aber Sie können Sie mit einer Visualisierung von sich ausführen. Beginnen Sie mit Ihrem Standardaufwärmprogramm.

1. Stellen Sie sich seitlich neben Ihre Testperson in eine bequeme Scanning-Entfernung. Oder wenn Sie eine Visualisierung von sich scannen, stellen Sie sie sich in der richtigen Scanning-Entfernung vor, sodass Sie die Energiegrundlinie ermitteln können.
2. Ermitteln Sie die Energiegrundlinie, oder absolvieren Sie ein rasches Scanning an mehreren Punkten, um die allgemeine Tiefe und Stärke der Aura festzustellen.

3. Lassen Sie nun die Testperson mit bewusster Absicht diese Worte entweder laut sagen oder denken (wenn Sie Ihre Visualisierung scannen, können Sie sie sagen oder denken): »Diese Energie, die ich erzeuge, ist meine eigene und gehört niemand anderem. Ich allein bin dafür zuständig, dieses Prana zu erzeugen und zu erhöhen, und ich bin niemand anderem oder keinem höheren Wesen Rechenschaft dafür schuldig, wie ich sie nutze.«
4. Scannen Sie erneut. Sie sollten feststellen, dass Ihre Hand weiter vordringt, weil die Aura schrumpft. Wenn Sie scannen können, während die Worte gesprochen werden, sollte Ihre Hand dramatisch tief eintauchen.
5. Lassen Sie die Testperson nun mit bewusster Absicht diese Worte laut sagen (oder denken): »Ich bin aufrichtig dankbar für das Geschenk dieses Pranas. Ich weiß es zu schätzen, dass ich in der Lage bin, diese göttliche spirituelle Energie zu nutzen, um mich selbst zu heilen und meine spirituelle Entwicklung zu fördern und auch um anderen zu helfen und zur Entfaltung der Menschheit beizutragen.«
6. Wenn diese Worte gesprochen worden sind, sollten Sie eine erhebliche Stärkung der Energieaura spüren.

Wenn Sie das Prana nicht nur für die physische Gesundheit nutzen wollen, müssen Sie ein tiefes Gefühl der Dankbarkeit für diese universale Energie und ihre Quelle entwickeln. Heiler mit einer hoch entwickelten visuellen Wahrnehmung können sehen, dass Menschen mit der richtigen, dankbaren Einstellung reine, ausgeglichene Chakras haben, wobei die oberen Chakras (Herz-, Hals- und Kopfchakra) ein wenig größer als die unteren Chakras (Wurzel-, Nabel- und Solarplexuschakra) sind. Dies ist das ideale Verhältnis, denn dies bedeutet, dass die oberen Chakras, die unsere höheren oder spirituellen Impulse steuern, unsere unteren Chakras beherrschen, die unsere niederen oder weltlichen Impulse steuern. Unsere höheren Impulse umfassen Eigenschaften wie Güte, Großzügigkeit, Selbstlosigkeit, Barmherzigkeit und Weisheit. Wir richten diese Charakterzüge nach außen, auf andere Menschen, um Gutes in der Welt zu erschaffen. Zu unseren niederen Impulsen zählen Selbsterhaltung, Verlangen nach Wohlstand und Erfolg. Wir bedienen uns dieser Charakterzüge, um Gutes für uns zu erschaffen. Das soll nicht heißen, dass es falsch ist, für uns selbst Gutes tun zu wollen. Wir müssen nun einmal für uns selbst sorgen.

Nur muss dieses Verlangen durch höhere Impulse wie Weisheit, Barmherzigkeit und Güte gemäßigt werden, denn sonst führt es zu Egoismus.

Menschen, die weniger spirituell entwickelt sind, glauben, diese Energie gehöre ihnen, damit sie sie in erster Linie für sich nutzen. Sie empfinden keine Dankbarkeit für dieses Geschenk des Pranas und sind egoistisch, hochmütig oder arrogant. Ihre Chakras sind schmutzig und unausgeglichen, und ihre unteren Chakras sind erheblich größer als ihre oberen Chakras. Die Energie ihrer Aura ist außerdem grob und weniger fein.

Eine Einstellung der Demut und Dankbarkeit für das Geschenk dieser göttlichen spirituellen Energie erhöht die Fähigkeit Ihres Körpers, Prana aufzunehmen. Eine Einstellung von übermäßigem Stolz oder Egoismus und die Unfähigkeit, die Energie ihrer eigentlichen Quelle zuzuschreiben, wird Ihre Fähigkeit, Prana aufzunehmen, reduzieren und damit Ihr Energiefeld schrumpfen lassen – ein weiterer Beweis für die Giftigkeit negativer Emotionen.

Dienen

Dienen heißt, dass Sie auf jede nur mögliche Weise großzügig sind, aus Dankbarkeit für das Leben und diese Fülle von Prana, die alles Leben erhält. Sie können sich in vielen Dingen als großzügig erweisen: in der Liebe, mit Ihren Wohltaten, Ihrer Zeit, Ihrem Wissen, Ihrer Unterstützung, Ihren Talenten und Ihren Ressourcen. Indem Sie der Welt dienen, bewahren Sie sich die richtige Dankbarkeit und Demut.

Hier eine schnell zu absolvierende Übung, die zeigt, warum wir unsererseits etwas zurückgeben müssen, wenn wir dieses Geschenk des Pranas empfangen:

Holen Sie einigermaßen tief Atem, etwa die Hälfte Ihres Lungenvolumens, und halten Sie den Atem an. Ohne auszuatmen, atmen Sie erneut ein und halten den Atem an. Während Sie noch immer den Atem anhalten, atmen Sie noch einmal bis zum vollen Lungenvolumen ein und halten den Atem an. Was würde passieren, wenn Sie nicht ausatmen würden? Schließlich werden Sie gezwungen auszuatmen, denn sonst würden Sie sich sehr unwohl fühlen.

Genauso wenig, wie Sie ständig einatmen können, ohne auszuatmen, können Sie diese Gabe der spirituellen Energie einziehen und nutzen, ohne etwas zurückzugeben, und zwar in irgendeiner Form des Dienens. Das Prana baut sich in Ihrem Energiekörper auf und erzeugt eine Verstopfung – Sie fühlen sich nicht wohl. Wir leben in einem schier unerschöpflichen Universum, und Sie haben die Möglichkeit zu lernen, wie Sie Prana für Ihre eigene Gesundheit und spirituelle Entwicklung einziehen und nutzen können. Aber während Sie es nutzen und anreichern und mehr darüber lernen – das heißt, während Sie sich spirituell entwickeln –, übernehmen Sie die Verantwortung, es in Form von Diensten, guten Werken und regelmäßigem tugendhaftem Verhalten weiterzugeben.

Hier ein Beispiel. Es gibt zwei grundsätzliche Möglichkeiten des Gewichthebens. Bodybuilder unterziehen sich einem Übungsprogramm, das sich auf den Aufbau spezieller Muskelgruppen konzentriert – mit dem Ziel, dass sie gut aussehen. Sie heben Gewichte unter dem Maximum in einem langsamen oder gemessenen Tempo und mit vielen Wiederholungen, um das typische Aussehen eines Bodybuilders zu erreichen. Diese Übungen führen nicht unbedingt zu sportlichen Hochleistungen, aber Bodybuilder werden ja nicht danach beurteilt, was sie tun, sondern wie sie aussehen.

Gewichtheber und Athleten hingegen, die für bestimmte Sportarten trainieren, absolvieren Übungsprogramme, die ihre so genannte funktionale Stärke aufbauen sollen. Das Gewichtheben soll ihnen dabei helfen, ihre athletischen Bewegungen besser auszuführen. So heben beispielsweise Footballspieler sehr schwere Gewichte in kurzen, explosiven Bewegungen mit wenigen Wiederholungen. Diese Übungen bauen die speziellen Muskelgruppen auf, die sie im Spiel einsetzen, und ahmen die Bewegungen auf dem Footballfeld nach. Gewichtheber und Footballspieler werden nicht danach beurteilt, wie sie aussehen, sondern nach dem, was sie tun, wie sie ihre Leistung erbringen.

Indem Sie Prana ansammeln, bauen Sie »spirituelle Muskeln« auf. Sie können sie einzig und allein für Ihren eigenen Nutzen einsetzen, um »gut auszusehen«. Oder Sie können sie dazu benutzen, spirituelle »funktionale Stärke« zu entwickeln, die Ihnen bei den guten Werken hilft, die Ihnen letztlich wieder vergolten werden.

Eine sehr gute Möglichkeit des Dienens besteht darin, andere Menschen zu heilen. Diese Form des Dienens kann auch Ihnen direkt und rasch von Nutzen sein, denn wenn Sie an den physischen Beschwerden von jemand anderem arbeiten, erleben Sie oft, dass Sie sich dabei selbst heilen. Dafür gibt es zwei Gründe: Erstens durchströmt das Prana, das Sie einziehen, Ihre energetische Anatomie und wirkt sich bei Ihnen reinigend und energetisierend aus. Zweitens bauen Sie mit Ihrem Dienst an einem anderen Menschen, der in Not ist, ein gutes Karma auf. Wenn Sie also andere heilen, können Sie auch sich selbst heilen. So pflegt Großmeister Choa gern zu sagen: »Sie können nicht eine Fackel halten, um den Weg eines anderen zu beleuchten, ohne ihren eigenen Weg zu beleuchten.«

Nachdem unsere Schüler die Prana-Heilung an einem anderen Menschen angewandt haben, berichten sie häufig davon, sie hätten dadurch Auftrieb bekommen und fühlten sich energetisiert. Kathleen Foronjy erklärt, sie fühle sich »reiner und friedvoller im Herzen«. Tiffany Cano und viele andere erleben, dass ihre eigenen Chakras »größer und aktivierter« werden. Scott Alexander meint, selbst nach zweijähriger Prana-Heilungspraxis »ist es für mich immer wieder überraschend, wie ich mich fühle, nachdem ich jemanden behandelt habe. Ich fühle mich gelassen, ruhig, zentriert und total energetisiert. Es ist, als ob mir zusätzliche Lebenskraft geschenkt worden sei, nur weil ich jemand anderem zu Diensten war.«

Kurz – wenn Sie allein an Ihrer eigenen Gesundheit interessiert sind, werden Sie bestimmt Fortschritte machen, indem Sie die sechs Schritte anwenden, die Sie hier erlernt haben, und dies werden wahrscheinlich dramatische Fortschritte sein, solange Sie nicht egoistisch oder überheblich sind. Aber wenn Sie sich für die Gesamtgesundheit der Welt interessieren, wie man dies nennen könnte – also wenn Sie regelmäßig und großzügig im Dienen zurückgeben, um sich dankbar zu erweisen für Ihre Fähigkeit, dieses göttliche Prana zu erzeugen und zu nutzen –, erleben Sie eine raschere Verbesserung Ihrer physischen Gesundheit und Ihrer spirituellen Entwicklung.

Außer physischen Heilungen gibt es noch viele andere Möglichkeiten des Dienens. So haben beispielsweise eine Reihe von Prana-Heilern in und um Los Angeles unter der Bezeichnung Feed Your Soul (Ernähre deine Seele) ein Speisungsprogramm für Obdachlose eingeführt. Lindsay Hirsch-Adlam, eine neue Prana-Heilungsschülerin, ist von Anfang an dabei gewesen und findet diese Erfahrung bewegend und motivierend. »Mein Leben hat sich erheblich verändert«, sagt sie. »Ich fühle mich der Menschheit stärker verbunden. Ich fühle mich auch mehr dazu in der Lage, den bedürftigen Menschen in meiner Umgebung zu helfen, da mir ein Kanal aufgetan wurde, der es mir ermöglicht, mehr Initiative zu entwickeln, anderen zu helfen. Wir alle denken daran, anderen helfen zu wollen, aber sobald wir damit anfangen, es tatsächlich zu tun, gibt es einen Schneeballeffekt – das Helfen wird uns zur Gewohnheit. Zu den Energieeffekten beim Ausüben dieses Dienstes gehören das enorme Wachstum und die Stärke all meiner Chakras, insbesondere meiner Handchakras.«

Einen weiteren Beleg für die Bedeutung von Dienen und Geben liefern alte Lehren. Taoistische Weise erklärten, in der Natur herrsche das Gesetz der Zyklen. Diese Zyklen manifestieren sich in der Welt in konträren Phänomenen wie Licht und Finsternis, Einatmen und Ausatmen, Einziehen und Abgeben von Energie sowie Geben und Empfangen. Jedes der beiden Elemente in diesen Gegensatzpaaren ist in Relation zu seinem Gegenteil definiert, und beide sind notwendig für das Gleichgewicht in der Welt. Sie können nicht Licht ohne Finsternis haben, und wie Sie bereits gesehen haben, können Sie nicht einatmen, ohne auszuatmen. Ein Ungleichgewicht – zu viel oder nicht genug von dem einen oder anderen – ist ein Verstoß gegen dieses Gesetz und führt zu einem Problem, das die Natur beheben wird. Wenn also jemand nur empfangen, aber nicht geben will, wird die Natur schließlich dafür sorgen, dass diese Person nicht mehr in der Lage ist zu empfangen. Wenn andererseits jemand immer nur geben, aber nie empfangen will – wenn diese Person unfähig ist, etwas freudig anzunehmen –, wird die Natur schließlich dafür sorgen, dass diese Person unfähig ist zu geben. Damit wir richtig ausgeglichen sind und in Harmonie mit dem natürlichen Gesetz leben, müssen wir in der Lage sein, sowohl zu geben wie zu empfangen. Geben oder Dienen – sei es, dass Sie Liebe, Zeit, Geld oder Talent geben – erzeugt ein Vakuum, das es Ihnen ermöglicht, so viel und mehr zu empfangen, wie Sie gegeben haben. Freudig zu empfangen wiederum erfüllt Sie und ermöglicht es Ihnen, noch mehr zu geben. Das Dienen ist somit ein Teil des natürlichen Zyklus des Universums und ein wichtiger Teil unserer physischen, psychischen, spirituellen und sogar finanziellen Gesundheit.

Das Prinzip des Dienens wird perfekt auf den Punkt gebracht in der schlichten Formulierung: »Gebt, so wird euch gegeben.«

Karma

Karma ist das unumstößliche kosmische Gesetz von Ursache und Wirkung. Es besagt, dass böse Handlungen oder schlechte Taten, die Sie begehen, stets in irgendeiner negativen Form auf Sie zurückfallen werden. Und umgekehrt: Wenn Sie gute Handlungen vollziehen oder gute Taten begehen, werden auch diese auf Sie zurückfallen, aber in irgendeiner positiven Form. Karma ist ein Begriff, der in einem populären Sinn so viel bedeutet wie »alles rächt sich früher oder später«. Es kann als eine Art »kosmisches Gerechtigkeitssystem« bezeichnet werden. Tatsächlich funktioniert das Karma genau so.

Manche stellen die Gültigkeit des Karma als universales Prinzip in Frage, weil ihrer Meinung nach das Gesetz nicht immer so angewendet wird, wie sie dies möchten oder erwarten. Sie erklären, viele »böse« Menschen seien äußerlich erfolgreich oder glücklich, während viele »gute« oder »unschuldige« Menschen leiden. Aber oft fehlt uns die Weisheit oder Einsicht, die Erscheinungen dieser physischen Welt zu durchschauen. Nur weil wir in dieser Welt »böse« Taten nicht sofort bestraft und »gute« Taten nicht sofort belohnt sehen, können wir das Gesetz des Karmas nicht für nichtig erklären. Das Gesetz des Karmas ist unumstößlich und unwandelbar.

Karma und physische Gesundheit

Jede Erörterung des Phänomens Karma führt ganz natürlich zu der Frage, wie es sich auf die Gesundheit auswirkt. Wenn all unsere Gedanken und Handlungen in irgendeiner Form auf uns zurückfallen, gibt es dann eine kausale Beziehung zwischen einem Gesundheitsproblem und irgendeiner Handlung, die wir vollzogen oder nicht vollzogen haben? Die Antwort lautet – möglicherweise. Im Zusammenhang mit physiologischen Ursachen und Wirkungen kann man die Beziehung leicht erkennen. Wenn es in der Geschichte Ihrer Familie Herzkranke und Diabetiker gegeben hat und Sie dennoch übergewichtig sind, hohen Blutdruck haben und sich weigern, ein gesünderes Leben zu führen, werden Sie wahrscheinlich für die Folgen oder das Karma Ihrer Handlungen büßen: Herzinfarkt, Schlaganfall, Kreislauf- und Augenprobleme sind nur ein paar mögliche Komplikationen.

Manche Gesundheitsprobleme lassen sich auf den »kosmischen«

Zusammenhang von Ursache und Wirkung zurückführen. Zum Beispiel gilt in der esoterischen Philosophie seit langem, wenn Sie Mitmenschen Schmerzen bereiten oder grausam gegenüber Tieren sind, dann können Sie irgendein Leiden bekommen, das Ihnen große Schmerzen bereitet. Bei anderen Gesundheitsproblemen glaubt man, dass sie die Folgen böser Handlungen wie Lügen, Betrügen und Stehlen sind.

Wie können Sie wissen, ob Ihr Gesundheitsproblem eine karmische Verbindung hat? Vor allem: Wie können Sie es beheben? Wenn Sie die Routine in diesem Buch regelmäßig praktizieren und mit der Selbstheilung Erfolg haben, doch ein Problem einfach nicht loswerden, dann könnte Ihr Zustand mit dem Karma zusammenhängen. Das stellen Sie durch die Selbstuntersuchung, die Selbstwahrnehmungsübung (Übung 3.A) und die Meditation fest. Das ist gar nicht so geheimnisvoll und schwierig, wie Sie vielleicht glauben. Die meisten Menschen, die diese Selbstanalyse vollziehen, entwickeln einen Sinn oder ein Gefühl dafür, ob das Problem auf das kosmische Karma zurückzuführen ist oder nicht. Hier eine schnelle Routine, um herauszufinden, ob ein Gesundheitsproblem mit dem Karma zusammenhängt:

1. Beginnen Sie mit der Achtsamkeitsmeditation.
2. Nach 5 Minuten richten Sie Ihre Wahrnehmung auf Ihr Gesundheitsproblem.
3. Formulieren Sie in Gedanken eine Frage wie: »Ist dieser Zustand durch irgendeine Handlung oder Untätigkeit meinerseits verursacht worden, die ich beheben muss?«
4. Lassen Sie los, und kehren Sie wieder zur Wahrnehmung und Achtsamkeit zurück.

Vielleicht bekommen Sie schon in dieser Meditation eine Antwort, vielleicht erst im Laufe des Tages oder am nächsten Tag. Oder Sie müssen darüber noch mehrere Tage meditieren. Die Antwort wird Ihnen vielleicht auf eine indirekte, überraschende oder symbolische Weise zuteil. (Denken Sie daran, dass der unbewusste Geist nicht immer verbal kommuniziert.)

Das Beheben von Gesundheitsproblemen, die mit dem Karma zusammenhängen

Befolgen Sie diese drei Schritte:

1. Lernen Sie Ihre Lektionen. Sie müssen die Ursache ermitteln und sie beheben. Nehmen Sie Reparaturen vor, so weit Sie dies können. Wenn Sie beispielsweise feststellen, dass Ihre Nervenkrämpfe im Nacken zum Teil dadurch verursacht wurden, weil Sie Ihren Eltern als Jugendlicher auf die Nerven gingen, müssen Sie Ihr Handeln verändern. Sie könnten sich ernsthaft bei Ihren Eltern entschuldigen und sie um Vergebung bitten. Wenn Sie etwas gestohlen haben, leisten Sie Schadensersatz.
2. Praktizieren Sie das Gesetz der Vergebung. Wenn Sie für irgendeine vergangene Handlung oder Untätigkeit Vergebung erlangen wollen, müssen Sie Vergebung gegenüber anderen praktizieren, die Ihnen vielleicht wehgetan haben. In Matthäus 6,14 heißt es: »Denn wenn ihr den Menschen ihre Verfehlungen vergebt, so wird euch euer himmlischer Vater auch vergeben.« Bei diesem Schritt könnten Sie auch jeden Groll aufgeben, den Sie gegen jemanden hegen, der Ihnen Unrecht getan hat. Vergebung hat eine kraftvolle reinigende Wirkung auf das vordere und das rückwärtige Solarplexuschakra. Manche Menschen halten so viel Zorn und Ärger in diesen Chakras fest, dass sie ohne Vergebung immer wieder die schmutzige Energie erzeugen, ganz gleich, wie sehr diese Chakras gereinigt werden.
3. Praktizieren Sie das Gesetz der Barmherzigkeit. Um Ihre spirituellen Muskeln zu entwickeln und Demut zu bekunden, müssen Sie im Umgang mit anderen Menschen barmherzig und tolerant sein. In Matthäus 5,7 heißt es: »Selig sind die Barmherzigen; denn sie werden Barmherzigkeit erlangen.« Zu diesem Schritt könnte es auch gehören, dass Sie im allgemeinen Umgang mit Menschen weniger hart sind und nicht vorschnell urteilen.

Diese Schritte zur Wiedergutmachung oder zum »Löschen« von schlechtem Karma sollten möglichst direkt erfolgen. Wenn Sie jemandem wehgetan haben, sollten Sie sich persönlich entschuldigen, wenn Sie können. Oder wenn Sie etwas gestohlen haben, erstatten Sie dem Bestohlenen Schadensersatz, wenn Sie können. Ein direkter Schadensersatz ist allerdings nicht immer möglich. Vielleicht ist der Mensch, dem Sie wehgetan oder den Sie bestohlen haben, bereits tot, oder Sie haben keinen Kontakt mehr zu ihm. In diesem Fall können Sie diese Schritte symbolisch vollziehen. Machen Sie zum Beispiel einfach eine Anrufung, absolvieren Sie mehrere Prana-Atmungszyklen, stellen Sie sich die Person, der Sie Unrecht getan haben, bildlich vor, und entschuldigen Sie sich aufrichtig für Ihre Handlungen. Die gleichen bildlichen Schritte können Sie vollziehen, wenn Sie einen Groll oder hartherzige Gefühle gegenüber anderen Menschen aufgeben. Sie können das Karma wegen eines Diebstahls auch löschen, indem Sie einer wohltätigen Organisation etwas spenden.

Während viele den »negativen« oder »strafenden« Aspekt des Gesetzes des Karmas betonen, kann man es schließlich auf eine bessere und positivere Weise betrachten: als eine Möglichkeit, die Zukunft, die Sie wollen, aufzubauen. Wenn Sie die Implikationen des Gesetzes des Karmas ganz verstehen, sind Sie dazu fähig. Sie erkennen, dass Sie etwas dafür tun können, neue »Ursachen« in Ihrem physischen, psychischen, spirituellen – und sogar finanziellen – Leben zu schaffen, und ernten die »Wirkungen«, die Sie gesät haben.

Spenden

Eine besonders wirkungsvolle Methode, wie Sie das Gesetz des Karmas nutzen können, um Ihr Leben zu verbessern, und eine sehr effektive Möglichkeit, negatives Karma zu neutralisieren, ist das Spenden. Dabei geben Sie so viel Geld, wie Sie können, für gute und wertvolle Zwecke.

Das esoterische Prinzip hinter dem Spenden beruht auf dem Gesetz des Karmas: »Sie ernten, was Sie säen.« Wenn Sie großzügig von sich und Ihren Mitteln abgeben, wird Ihnen diese Großzügigkeit auf irgendeine Weise vergolten. Wenn Sie im Karma Ihre »kosmische Bilanz« erblicken, könnten Sie sagen, dass das Spenden Ihnen die Möglichkeit gibt, eine »positive Bilanz« zu erzielen. Spenden Sie einer Wohltätigkeitsorganisation 100 €, werden Sie irgendwann in der Zukunft gutes Karma im Wert von 100 € zurückbekommen. Dieses Karma-Guthaben kann die Form von Geld, von Erfolg bei irgendeinem Unternehmen, von guter Gesundheit für Sie oder Ihre Familie, von allgemeinem Glück oder von etwas anderem von vergleichbarem Wert annehmen, das Sie vielleicht brauchen oder haben wollen.

Das Spenden dient einer Reihe von Zwecken, die mit der Gesundheit und der spirituellen Entwicklung zusammenhängen. Spenden ist eine gute Methode:
- um Dankbarkeit für die Segnungen des Lebens und der Energie zu erweisen
- um die richtige Einstellung und Demut zu bekunden
- um ein gutes Karma-Guthaben aufzubauen
- um Wiedergutmachung für vergangene böse Handlungen zu leisten oder schlechtes Karma zu löschen (besonders wenn Sie nicht in der Lage sind, sich mit jemandem persönlich zu versöhnen)
- um die Selbstheilung von Beschwerden zu beschleunigen, die zumindest teilweise schlechtem Karma zuzuschreiben sind
- um die Saat für gute Gesundheit, Glück, Wohlstand und spirituelle Erfüllung zu legen.

Wie Sie spenden

Wenn Sie das Spenden zu einem regelmäßigen Bestandteil Ihres Programms für Ihre Gesundheit und Ihre spirituelle Entwicklung machen wollen, nennen wir Ihnen hier einige Richtlinien:

Die Höhe. Als »Standard« empfehlen sich 10 Prozent Ihres Einkommens nach Steuern; doch das ist nicht jedem möglich. Sie können mit einem kleineren Prozentsatz anfangen und sich dann bis auf 10 Prozent steigern.

Die richtigen Spendenempfänger. Gut ist es, Organisationen zu spenden, die Menschen in großer Not helfen. Jede Organisation ist gut, die sich um Obdachlose, Katastrophenopfer oder Schwerkranke kümmert. Aber Sie können auch für einen speziellen Zweck spenden, insbesondere wenn Sie ein vergangenes Vergehen wieder gutmachen wollen oder auf einem bestimmten Gebiet um Hilfe bitten. Hier einige Beispiele:

Wenn Sie egoistische Impulse oder Handlungen wieder gutmachen und mehr geben und großzügiger sein wollen, könnten Sie der Heilsarmee oder einem Rettungsdienst spenden, da diese Organisationen Menschen in großer Not helfen.

Wenn Sie die karmische Ursache eines aktuellen Gesundheitsproblems ansprechen wollen, könnten Sie einer Organisation spenden, die Forschungsmittel zur Bekämpfung dieses oder eines ähnlichen Problems sammelt.

Wenn Sie als Kind grausam zu Tieren gewesen sind, könnten Sie dem Tierschutzverein oder einer Organisation zur Rettung von Tieren spenden.

Gut ist es auch, Geld oder geldwerte Dinge Menschen oder Organisationen zu geben, die zu Ihrem physischen, emotionalen, spirituellen Wohlbefinden oder Ihrem finanziellen Wohlstand direkt beigetragen haben. Dazu zählen Kirchen, spirituelle Organisationen, Ihre Eltern und Ihre Mitarbeiter (falls Sie ein Unternehmen haben oder leiten), um nur ein paar Möglichkeiten zu nennen. Dies ist ein wichtiger Aspekt des Spendens, den die meisten Lehren übersehen. Damit erweisen Sie Ihre Dankbarkeit für die Segnungen, die Sie empfangen haben.

Die Häufigkeit. Manche Menschen spenden ein ganzes Jahr im Voraus, andere stellen monatlich oder alle zwei oder drei Monate einen Scheck aus. Im Hinblick auf das Karma gibt es keine optimale Spendenhäufigkeit. Sie ist eher eine Frage der Zweckmäßigkeit und hängt davon ab, ob Sie für viele Zwecke oder nur für wenige spenden möchten. Es ist Ihre individuelle Entscheidung.

Und dies ist das Muster einer Spendenroutine:

ÜBUNG 15.C: *Spendenroutine*

1. Machen Sie eine Anrufung um Führung und Segen.
2. Stellen Sie einen Scheck in irgendeiner Höhe für die Organisation oder Person(en) Ihrer Wahl aus.
3. Halten Sie den Scheck in Ihren Händen, und sagen Sie sich stumm oder laut, und zwar mit aufrichtiger Absicht, dass Sie für die Gelegenheit zu dienen dankbar sind, dass Sie beabsichtigen, mit dieser Spende möglichst vielen Menschen zu helfen, und dass Sie viel gutes Karma für sich und Ihre Familie (falls Sie eine haben) erzeugen möchten. Nehmen Sie in Ihr Gebet auch den Wunsch auf, dass diese Spende alles schlechte Karma, das Sie vielleicht bewirkt haben, ausgleichen oder »löschen« möge. Und wenn Sie einen speziellen Zweck im Sinn haben, etwa eine Selbstheilung, fügen Sie schließlich noch hinzu, dass Sie mit Ihrer Spende gutes Karma erzeugen möchten, das für Ihre Heilung verwendet wird.
4. Lassen Sie dann den Gedanken los, schicken Sie den Scheck ab, und vergessen Sie ihn.

Spenden und Heilen

Meine Großmutter bekam zwei schwere Schlaganfälle, die eine Blutung in ihrem Hirnstamm auslösten, und schließlich lag sie im Koma. Regelmäßig wandten wir die Prana-Heilung an, aber danach ging es ihr nur unwesentlich besser. Dann fiel mir ein, was Großmeister Choa über das Spenden und Heilen gelehrt hatte: Wenn man sein eigenes Leben oder das Leben eines lieben Menschen retten will, spendet man Organisationen, die Menschenleben retten. Ich brachte ins Krankenhaus zwei Umschläge mit – der eine war an die örtliche Organisation des Roten Kreuzes, der andere an die nationale Katastrophenhilfe des Roten Kreuzes adressiert. Ich bat meine Tanten, in jeden Umschlag 1000 Dollar vom Geld meiner Großmutter zu tun. Es musste das Geld meiner Großmutter sein, da die Heilung ja ihr galt. Dann erklärte ich meinen Tanten, dass das Geld zur Rettung von Menschenleben verwendet werden und dass das durch diese Spende erzeugte gute Karma der raschen Genesung von Großmutter dienen solle. Nach dem Spenden scannte ich die Kranke und stellte fest, dass ihre Energiestärke zuzunehmen begann. Drei Tage später öffnete sie die Augen!

Als die Prana-Heilung um eine Spende in aufrichtiger Absicht ergänzt wurde, erlangte meine Großmutter gegen jede medizinische Wahrscheinlichkeit ihre geistigen Funktionen wieder, und heute erfreut sie sich bester Gesundheit!

Meister Stephen Co

Entscheiden Sie selbst, ob das Spenden Ihrem Glauben entspricht, aber der gesundheitliche und spirituelle Nutzen des Spendens kann enorm sein – er geht weit über das schlichte gute Gefühl hinaus, das Sie haben, wenn Sie Menschen in Not etwas geben.

Das Kundalini-Syndrom

Die Kundalini ist eine kraftvolle Energie, die am unteren Ende der Wirbelsäule schlummert, bis sie durch Yoga- und Atemübungen angeregt wird. Sie ist mit dem Prana verwandt, unterscheidet sich aber ein wenig von ihm. Eines der Hauptziele einiger Yoga-Formen besteht darin, die Kundalini zu wecken, sodass der Praktizierende damit eine rasche spirituelle Entwicklung und Erleuchtung herbeiführen kann. Doch das Wecken der Kundalini kann ein riskantes Unterfangen sein. Wenn es nicht richtig, zu früh oder ohne die entsprechende Vorbereitung, Sicherung oder Anweisung erfolgt, kann es zu zahlreichen Energiestörungen sowie physischen, emotionalen und mentalen Problemen führen. Die Yoga-Literatur ist voller Erfahrungsberichte von Praktizierenden, die die Kundalini ungesichert weckten und daraufhin unter Schlaflosigkeit, einer Schwächung des Körpers, ernsten Gesundheitsproblemen, unkontrollierten negativen Emotionen und sogar Halluzinationen litten.

Wenn Sie die Quantität und die Qualität Ihres Pranas erhöhen, werden Sie vielleicht zuweilen eine schwache Version des Kundalini-Syndroms erleben, wie Energiemeister dies nennen – eine Folge davon, dass Hochspannungsprana auf eine Blockade in Ihrem Energiekörper trifft und einen Stau erzeugt. Das Kundalini-Syndrom unterscheidet sich von einer üblichen Energieblockade insofern, als es sich nicht nur als körperliches Gefühl, etwa als Angespanntheit oder Unwohlsein, sondern auch in einer Vergrößerung eines negativen Charakterzugs oder in einer Lebenswende zum Schlechten manifestiert. Sie können beispielsweise merkwürdig gereizt oder zornig sein, und zwar ohne ersichtlichen Grund. Sie können in finanzieller, beruflicher oder privater Hinsicht eine Verschlechterung erleben. Oder Sie haben dann vielleicht eine »Pechsträhne«, für die es keine offenkundige Ursache gibt – alles scheint Ihnen schief zu gehen. Derartige abrupte Veränderungen in Ihrem Leben sind darauf zurückzuführen, dass stärkeres Prana die Materialisation Ihres Karmas beschleunigt. Für ernsthafte Schüler höherer esoterischer und Energiepraktiken gehören das Kundalini-Syndrom und die karmische Beschleunigung, die es oft begleitet, zum Läuterungsprozess, dem sie sich auf dem spirituellen Weg unterziehen müssen. Dies ist eine Möglichkeit, für vergangene schlechte Gedanken, Worte und Taten rascher Buße zu tun und die spirituelle Entwicklung voranzubringen.

Die in diesem Buch dargestellten Prana-Heilungsübungen sollen die Möglichkeit eines Kundalini-Syndroms minimieren. Der progressive Aufbau der Übungen und die Betonung der Energiehygiene werden dazu beitragen, dass Ihre Energieentwicklung mit Ihrer energetischen Reinheit Schritt hält. Wenn Sie sich an die Schritt-für-Schritt-Anweisungen halten, sollte die Energiemenge, die Sie aufbauen, die Fähigkeit Ihres Körpers, sie aufzunehmen, nicht übersteigen. Allerdings erleben manche Menschen, die die Prana-Heilung praktizieren, dennoch das Kundalini-Syndrom. Falls dies auch bei Ihnen der Fall ist, gibt es eine einfache Kur:
- Stellen Sie vorübergehend die Energie erzeugenden Übungen und Meditationen ein.
- Gehen Sie zu einer reineren Ernährung über: kein Fleisch und keinen Fisch, bis Sie wieder stabil sind.
- Nehmen Sie täglich ein Salzbad.
- Führen Sie täglich das allgemeine Sweeping und das spezielle Sweeping der betroffenen Bereiche durch.
- Setzen Sie die überschüssigen oder blockierten Energien frei, indem Sie die Erde mit ausgestreckten Händen segnen, wie Sie dies bei der Meditation über die zwei Herzen getan haben. Dies allein wird Ihnen ein Gefühl des inneren Friedens vermitteln und Sie vom Stau erlösen.
- Dies sollte das Kundalini-Syndrom innerhalb von ein paar Tagen beheben.

Werde ich auf diesem Weg »hängen bleiben«?

Wenn unsere Schüler den größeren spirituellen Zusammenhang mit ihrer physischen Gesundheit und die Tiefe dieser Arbeit wahrnehmen, fragen sich manche, ob sie auf dem spirituellen Weg »hängen bleiben«, wenn sie sich dafür entscheiden, ihm zu folgen. Sie machen sich Sorgen, dass sie Aspekte des »normalen« Lebens aufgeben müssen, etwa den Verzehr bestimmter Lebensmittel oder den Umgang mit alten Freunden. Wenn Sie diese sechs Stufen zu größerer Gesundheit und Energie in Ihr Leben einbeziehen – und selbst wenn Sie einige der fortgeschrittenen Konzepte in diesem Kapitel übernehmen –, werden Sie ganz bestimmt nicht einen Weg einschlagen, von dem Sie nicht mehr entkommen oder abweichen können. Wir haben in diesem Buch stets erklärt – und wir sagen es auch in unseren Kursen –, dass Sie selbst entscheiden müssen, ob das Material und die Übungen, die Sie hier erlernen, für Sie von Nutzen sind. Lassen Sie Ihre Erfahrungen mit ihnen ebenso wie Ihren persönlichen Glauben darüber bestimmen, bis zu welchem Grad Sie diese Lehren zu einem Teil Ihres Lebens machen möchten. Viele Menschen haben erkannt, dass diese Praktiken ihnen die Fähigkeit vermitteln, effektivere Entscheidungen zu treffen, wenn sie ihr Leben, ihre Energie und ihre Gesundheit besser in den Griff bekommen wollen.

Die Lehren, die den hier dargestellten Übungsroutinen zugrunde liegen, sind unglaublich reich, und dieses Buch über physische Heilung kratzt gerade einmal an ihrer Oberfläche. Wer nach zusätzlicher Information verlangt, muss noch viel mehr lernen.

Wie Sie diese fortgeschrittenen Konzepte zu Ihrer Routine hinzufügen

Falls Sie diese Komponenten zu Ihrer Routine hinzufügen möchten, haben wir hier ein paar Richtlinien für Sie:

- Verstärkte Reinigung: Halten Sie sich gewissenhafter an eine energetisch reine Ernährung, praktizieren Sie regelmäßiger die emotionale Regulierung.
- Richtige Einstellung und Achtung: Beginnen Sie jede Praxis mit einer aufrichtigen Anrufung.
- Dienen: Dies ist zwar Ihre individuelle Entscheidung, aber denken Sie daran, drei Stunden pro Woche zu dienen.
- Karma: Lassen Sie regelmäßig während der Meditation Ihre vergangenen Gedanken, Worte und Taten Revue passieren; nehmen Sie Verbesserungen vor, wo dies nötig ist.
- Spenden: Wie das Dienen ist auch das Spenden Ihre individuelle Entscheidung. Geben Sie monatlich den geeigneten Organisationen, was Sie können.

Nun haben Sie also eine ganz neue Möglichkeit kennen gelernt, die Welt und Ihre Gesundheit zu betrachten. Damit steht Ihnen eine unglaubliche Ansammlung von Instrumenten und Übungen zur Verfügung, um Ihre Energie zu erhöhen und sich zu heilen. Aber Ihre wahre persönliche Heilarbeit steht gerade erst am Anfang. Sie müssen die Prinzipien anwenden und die Übungen regelmäßig praktizieren.

Bleiben Sie gesund.

Quellen und Anmerkungen

1. Kapitel

1. Energetische Anatomie, S. 34–42, aus: *Miracles Through Pranic Healing* von Großmeister Choa Kok Sui und *Grundkurs der Prana-Heilung*.
2. Energetisches Schablonenmaterial, S. 49 f., aus: *The Body Electric: Electromagnetism and the Foundation of Life* (Becker).

2. Kapitel

1. Abschnitt über funktionale Störungen, S. 57 f., aus: *Phantom Illness: Shattering the Myth of Hypochondria* (Cantor).
2. Abschnitt über Zusammenhang von Geist und Körper, S. 59 f., aus einem Interview mit Dr. Candace Pert in: *Healing and the Mind* (Moyers).
3. Abschnitt über das Unbewusste, S. 60 f., aus: *Dr. Tad James' Trainingskurse zum Neurolinguistischen Programmieren*.
4. Negative Emotionen, S. 36 ff., aus: *Conscious Loving: The Journey to Co-Commitment* und *At the Speed of Life: A New Approach to Personal Change Through Body-Centered Therapy* (beide Hendricks).
5. Rückenschmerzen, S. 64 f., aus: *Healing Back Pain: The Mind-Body Connection* (Sarno).
6. Abschnitt über den unbewussten Geist, S. 68 f., aus *Answer Cancer* (Parkhill).

3. Kapitel

1. Direkte Reinigung, S. 77 f., aus: *At the Speed of Life* (Hendricks).
2. Abschnitt über Wahrnehmung, S. 80 f., aus: *Meditation* (Easwaren) und *Full Catastrophe Living: Using the Wisdom of Your Body and Mind to Face Stress, Pain, and Illness* (Kabat-Zinn).
3. Direkte Reinigung, S. 81, aus: *Dr. Tad James' Trainingskurse zum Neurolinguistischen Programmieren.*
4. Abschnitt über das Reinigen von Emotionen, S. 82–88, aus: *At the Speed of Life* (Hendricks).
5. Abschnitt über höheres Denken, S. 89–93, aus: Dr. Tad James' Trainingskurse zum Neurolinguistischen Programmieren.

4. Kapitel

1. Prana-Atmung und verwandte Atemtechniken (außer Übung 4.A und 4.C), aus: Third Session, Modules 3.01.00-3.02.00, Großmeister Choa Kok Suis Prana-Heilungskurs, Instructors' Manual, [3]1995.
2. Übung 4.A, S. 110–113, aus: *The Art of Chi Kung: Making the Most of Your Vital Energy* (Wong Kiew Kit).
3. Übung 4.C., S. 116 f., aus: *Conscious Breathing: Breathwork for Health, Stress Release, and Personal Mastery* (Hendricks).
4. »Meisteratemtechnik«, S. 117, aus: *Kosher Yoga* (Schutz und de Schaps).

5. und 6. Kapitel

1. Scanning – Anleitung, Übungen und Techniken, aus: *Miracles Through Pranic Healing, Grundkurs der Prana-Heilung*, Prana-Selbstheilungskurs und Third Session, Module 3.03.00, Großmeister Choak Kok Suis Prana-Heilungskurs, Instructors' Manual, [3]1995.

7. Kapitel

1. Sweeping – Anleitung, Übungen und Techniken, aus: *Miracles Through Pranic Healing, Grundkurs der Prana-Heilung*, Prana-

Selbstheilungskurs und Third Session, Module 2.06.00, Großmeister Choak Kok Suis Prana-Heilungskurs, Instructors' Manual, ³1995.

8. Kapitel

1. Energetisierung – Anleitung, Übungen und Techniken, aus: *Miracles Through Pranic Healing, Grundkurs der Prana-Heilung*, Fortgeschrittenenkurs der Prana-Heilung, Prana-Selbstheilungskurs und private Lehren von Großmeister Choa Kok Sui.

9. Kapitel

1. Verwendung von Farben – Anleitung, Übungen und Techniken, aus: *Advanced Pranic Healing* (Großmeister Choa Kok Sui), Fortgeschrittenenkurs der Prana-Heilung, Prana-Selbstheilungskurs und First Session, Modules 1.04.00-1.05.00, Großmeister Choa Kok Sui, Prana-Heilungskurs, Instructors' Manual, ³1995.

10. Kapitel

1. Energiehygiene – Anleitung, Übungen und Techniken (außer Übung 10.C, 10.I und 10.J), aus: *Grundkurs der Prana-Heilung*, Fortgeschrittenenkurs der Prana-Heilung und Prana-Selbstheilungskurs.
2. Übung 10.C, S. 256 f., aus Psychischer Selbstverteidigungskurs.
3. Übung 10.I, S. 267 f., und 10.J, S. 269 f., aus: Vorbereitungskurs zum Arhata-Yoga.

11. Kapitel

1. Einfache Konzentration, Wahrnehmung und Achtsamkeit – Anleitung, Material und Übungen, S. 227–283, aus: *Meditations for Soul Realization* (Großmeister Choa Kok Sui) und Kurs über Meditationen zur Seelenverwirklichung.
2. Meditation über die zwei Herzen und verwandtes Material, S. 289–299, aus: *Meditation for Soul Realization*, Kurs über Medita-

tionen zur Seelenverwirklichung und Vorbereitungskurs zum Arhata-Yoga.

12. Kapitel

1. Einfache Energieerzeugung – Anleitung und Konzepte, aus: Vorbereitungskurs zum Arhata-Yoga und private Lehren von Großmeister Choa Kok Sui.
2. Modifizierte Tibetische Yoga-Übungen, S. 309–316, aus Langlebigkeitskurs.
3. Modifizierte Mentalphysische Übungen, S. 317–330, aus Fourth Session, Prana-Selbstheilungskurs.

13. Kapitel

1. Anleitung zur Selbstheilung, aus: *Advanced Pranic Healing und Advanced Pranic Healing*, Instructors' Manual.

15. Kapitel

1. Dissoziations-Meditation, aus: *World Pranic Healers' Convention*, 2000.
2. Höhere spirituelle Anleitung und Konzepte – richtige Einstellung, Dienen, Spenden, Karma, Kundalini-Syndrom – aus: Vorbereitungskurs zum Arhata-Yoga, Wiederholungskurs zum Arhata-Yoga, 2000, und private Lehren von Großmeister Choa Kok Sui.

Über die Autoren

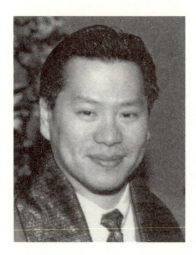

Meister Stephen Co ist einer von weltweit nur vier Meistern der Prana-Heilung und einer der Senior Instructors der World Pranic Healing Organisation. Er lebt in Chino Hills, Kalifornien.

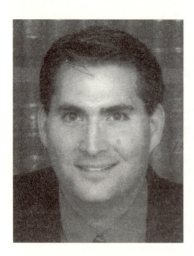

Eric B. Robins, M.D., ist Urologe und Chirurg. Zudem ist er qualifizierter Lehrender des Prana-Heilungssystems. Er lebt in Rancho Palos, Kalifornien.

John Merryman unterstützte die Autoren als langjähriger Journalist.

Kontaktadressen

Weitere Informationen über Prana-Heilung, Produkte zur Prana-Heilung sowie aktuelle Kurse und Seminare erhalten Sie bei folgenden Kontaktadressen:

Deutschland:
Prana Germany e.V.
Verein zur Förderung der Prana-Heilungsmethode nach Choa Kok Sui
Sai Cholleti und Ruth Ebbinghaus
Sollner Str. 71
81479 München
Tel./Fax: 089/795290
E-Mail: *prana-germany@t-online.de*
Internet: *http://www.prana-heilung.de*

Österreich:
Burgi Sedlak
Haydnstr. 26
A-5020 Salzburg
Tel./Fax: 0043662/887644
E-Mail: *burgi.sedlak@aon.at*
Internet: *http://www.prana.at*

Claudia Dieckmann
Schopenhauerstr. 53
A-1180 Wien
Tel.: 00431/4085455

Internet: *http://www.telecom.at/energiearbeit*
Schweiz:
Pranic Healing Schweiz
Stefan und Cheryl Weiss
Hauptstr. 2
CH-6033 Buchrain (LU)
Tel./Fax: 0041/4420808/09
E-Mail: *stefan@pranichealing.ch*

Auf der Homepage des Prana Germany e.V. (http://prana-heilung.de) finden Sie außerdem zahlreiche regionale Kontaktadressen von Prana-Lehrern und -Anwendern.
Produkte zur Prana-Heilung wie Colon Cleanse, Algen, Nahrungsergänzungen, Heilpflanzen usw. können Sie direkt bei Internetversendern bestellen.

Literatur

Bailey, Alice: Esoterisches Heilen, Genf ⁴1988.
Dies.: Ponder On This, New York 1980.
Becker, Robert: The Body Electric: Electromagnetism and the Foundation of Life, New York 1987.
Cantor, Carla, und Brian Fallon: Phantom Illness: Shattering the Myth of Hypochondria, New York 1996.
Choa Kok Sui: Die hohe Kunst des Prana-Heilens, Freiburg i. Br. 1995.
Ders.: Prana-Heilen mit Kristallen, Freiburg i. Br. 1998.
Ders.: Meditationen. Einswerden mit der Seele, Freiburg i. Br. 2001.
Ders.: Miracles Through Pranic Healing, Nevada City, CA, 2000.
Ders.: Energetischer Selbstschutz. Psychische Immunstärke gegen bewusste und unbewusste Übergriffe, München 2001.
Ders.: Grundlagen der Prana-Psychotherapie, Freiburg i. Br. ²1997.
Dingle, Edwin J.: Breaths That Renew Your Life, Yucca Valley, CA, 1976.
Easwaran, Eknath: Meditation: A Simple Eight-Point Program for Translating Spiritual Ideals into Daily Life, Berkeley, CA, 1991.
Hendricks, Gay: Bewusst atmen. Persönlichkeitsentwicklung durch Atemarbeit, München 1995.
Ders. und Kathlyn Hendricks: At the Speed of Life: A New Approach to Personal Change Through Body-Centered Therapy, New York 1994.
Dies.: Conscious Loving: The Journey to Co-Commitment, New York 1992.
Kabat-Zinn, Jon: Heilsame Umwege. Meditative Achtsamkeit und Gesundung, München 1995.

Kelder, Peter: Die fünf »Tibeter«. Das alte Geheimnis aus den Hochtälern des Himalaja lässt Sie Berge versetzen, München 2002.

Leadbeater, C.W.: The Inner Life, Wheaton, IL, 1996.

Long, Max Freedom: Kahuna-Magie. Die Lösung vieler Lebensprobleme durch praktisch angewandte Magie, Freiburg i.Br. 1990.

Ders.: Geheimes Wissen hinter Wundern, Freiburg i.Br. 1999.

Luk, Charles (Lu K'uan Yu): The Secrets of Chinese Meditation, York Beach, ME, und London 1969.

Ders.: Taoist Yoga: The Alchemy of Immortality, York Beach, ME, und London 1973.

Moyers, Bill: Die Kunst des Heilens. Vom Einfluss der Psyche auf die Gesundheit, München 1996.

Parkhill, Stephen: Answer Cancer, Fort Lauderdale 2000.

Pelletier, Kenneth: Mind As Healer, Mind As Slayer: A Holistic Approach to Preventing Stress Disorders, New York 1992.

Pert, Candace: Molecules of Emotion: Why You Feel the Way You Feel, New York 1999.

Sarno, John E.: Von Rückenschmerzen befreit. Wie der Geist den Körper heilt, München 1996.

Ders.: The Mindbody Prescription: Healing the Body, Healing the Pain, New York 1999.

Schutz, Albert L., und Hilda W. de Schaps: Kosher Yoga, Goleta, CA, 1983.

Selye, Hans: Stress beherrscht unser Leben, München 1991.

Siegel, Bernie S.: Prognose Hoffnung. Liebe, Medizin und Wunder, München 2003.

Slater, Wallace: Raja Yoga, Wheaton, IL, 1992.

Wong Kiew Kit: The Art of Chi Kung: Making the Most of Your Vital Energy, Boston 1993.

Yogananda, Paramahansa: Autobiographie eines Yogi, München 1995.

Register

A
Abendroutine 361
Abfallstoffe, Beseitigung 104
Ablenkungen, Meditation 284
»Absicht« 145, 150, 222, 336
Achte Mentalphysische Übung
 327 ff.
Achtsamkeit 80, 280
 – Meditation 287
Achtsamkeitsmeditation 285–288
 – Checkliste 300
Achtung 386 siehe auch Achtsamkeit
Adamsapfel 36
Adrenalinausstoß 278 f.
Adrenalindrüsen 38 ff., 59
Aerobic 266, 284
Aggressivität 80
AIDS 263
Ajnachakra 36 f., 338, 342 f., 345 ff., 350, 352 f. *siehe auch* Chakras
Akupunktur 29 f., 32 f., 204
Alexander, Scott 375
Algen, blaugrüne 265
Alkohol 166, 259
Allergie 37 f.
Allgemeines Selbst-Scanning
 – *der Gesundheitsstrahlen einer anderen Person* 179 ff.
 – *Hundepaddelroutine* 189 ff.
 – *Ihrer Gesundheitsstrahlen* 191 f.
 – *Ihres Arms* 130–134

 – *mit Farben* 233 f.
 – Checkliste 244
 – *10-Durchgänge-Routine* 188 f.
Alltagssorgen siehe Sorgen
Alvarez, Karla M. 179, 277
Anatomie, energetische 27–55, 69
 – Hauptfunktionen 35
Anderson, Valarie 281
Angst/Ängste/Ängstlichkeit 39, 70, 76, 81, 95, 252, 128, 278 f., 284, 289
 – Auswirkungen, körperliche 63
Anrufung, göttliche 203
ANS siehe Nervensystem, autonomes
Anschauungen
 –, einengende 77 ff., 107 f.
 – *mit höherem Denken ausräumen, Negative Emotionen und einengende* 91 ff.
Appelgren, Laura 306
Appetit, Kontrolle 346 f.
Arbeitsplatz, Reinigung 268 ff.
Arm
 – Druckschäden, akute/chronische 348
 – Reinhaltung 166
Armas, Alejandro 116
Arms, Allgemeines Selbst-Scanning Ihres 130–134
Arthritis (Gelenkentzündung) 65, 220, 341

Assisi, Franz von 293
Asthma 37 f., 64, 342
Atemregulierung 107
Atemrhythmen 106 f.
Atemrhythmus, optimaler 118
Atems, Verhalten des 106 f.
Atemtradition im Westen, esoterische 119 f.
Atmung, Arten der 99–102
Aufpumpen 202–219
Augen, überanstrengte 343
Augenprobleme 377
Augenrollen 267
Aura (Energiekörper) 34, 42, 107, 258, 265 *siehe auch* Energieaura
–, äußere 34 f.
–, innere 34
–, Reinigen der 162–201
–, schmutzige 289
–, Verschließen und Verstärken Ihrer 256 f.
–, Verschließen/Verstärken 255 ff.
Autoimmunkrankheit 116
Autoimmunstörung, schwere 263
Autoimmunsystem, Störungen 37 ff.
Ayurveda 30

B
Bad im Meer, reinigendes 273
Bande zerschneiden 252 f., 345
Banden, Zerschneiden von 254 f.
Bandscheibenvorfall 65 f., 206
–, Gesetz der 379
Bauchatmung 100, 102
Bauchspeicheldrüse 37, 39
Becker, Dr. Robert 49 f.
Berührung, Therapeutische 32 f.
Beschleunigung, karmische 384
Beseitigen, direktes/indirektes 77 f.
Beziehungsprobleme 67
Bienenpollen 265
Blasenkarzinom 206
Blasenprobleme 38, 57, 142
Blinddarm 37
Blockaden 53 *siehe auch* Störungen, energetische
Blut 38, 40

Blutdruck 38 f., 278 f.
–, hoher (Bluthochdruck) 38, 64, 116 f., 344
Blutung, Lokales Sweeping bei 185
Borman, Cynthia A. 21
Botenmoleküle 59
Botensystem, neurobiologisches 69
Brauenchakra 40 siehe auch Chakras
Breite von Chakras scannen 148 ff.
Bronchitis 345 f.
Brustbereich, Stau 298
Brustkrebs 306

C
Cano, Tiffany 375
Chakras (Kraftzentren) 32, 34–41, 265
–, Lokales Selbst-Sweeping 195 f.
– mittels Visualisierung, Scanning der rückwärtigen 151–154
– *scannen, Spezielles Selbst-Scanning – die Breite von* 148 ff.
– *scannen, Spezielles Selbst-Scanning – Tiefe und Stärke von* 146 ff.
–, Scanning der vorderen 150
–, *Scanning Ihrer rückwärtigen* 152 ff.
»Chakrasaft« 60
Chakratechnik 203
Chi (Lebenskraft, universale) 29 f., 51
Choa Kok Sui (Großmeister) 31, 226, 289, 304, 375

D
Dankbarkeit 373, 381 f.
Darm 265
Davidovici, Arnon 129, 253
Demut 373, 381
Denken, höheres 89–95
– Grundprämisse 89 f.
– Medizin, westliche 94 f.
– Schritte, sieben 90
Depression(en) 44, 82
–, leichte 345
Diabetes 37
Dickdarm 37 ff.

Dienen 373–376, 386
– Prinzip 376
Dienergefäß 41
Differentialdiagnose 57
Dingle, Edwin J. 305 f.
Djwhal Khul (Meister) 170
Dozier, Barbara 220
Dritte Mentalphysische Übung 320 f.
Dritte Tibetische Yoga-Übung 312 f.
Dünndarm 37 ff.
Durchfall 227, 348

E
Egoismus 373
Eierstöcke 40
Einstellung(, richtige) 381, 386
– Meditation 298
–, richtige 371 f.
Emotionen 39, 59, 187, 342
– Wirkungen auf Energieniveau und Gesundheit 251 f.
–, negative 52 f., 62 f., 65 ff., 76–80, 82, 101 f., 107 f., 102, 178, 196, 249, 252, 278 f., 284, 289, 369, 373
Energetische Reinigung Ihrer Nahrung 261
Energetisieren 32, 42 , 77, 340
– Anmerkungen 217
– Dauer 205 f.
– Faustregel 205
– Handhaltung, korrekte 204 f.
– Ihres Trinkwassers, Reinigen und 262 f.
– Pranas, farbige 222–225
–, Sweeping vor dem 205
– von Mangelbereichen oder -chakras einer anderen Person mit der Wasserpumpentechnik 214 f.
– von Mangelbereichen oder -chakras einer anderen Person mittels einfacher Projektion 211 ff.
–, Wasserpumpentechnik-Grundlagen 203–207

Energetisierungscheckliste 218
Energetisierungsübungen, fortgeschrittene 207–216 siehe auch Energetisieren
Energie
–, gestaute (Beseitigung durch Sweeping) 162–201
–, Medizinstudium 44
– reinigen, Ein Zimmer oder ein Gebäude von schmutziger 269 f.
–, schmutzige (Entsorgung) 166
– scannen, Lebensmittel auf Reinheit und 259 f.
– spüren können 47
–, überschüssige 296
Energiearbeit, Zeit für 359
Energieaura 250, 253 siehe auch Aura
Energieblockaden, emotional bedingte
– Beseitigung 75–97
Energieeffekte, Farben 224
Energieempfindungen 145
Energieerzeugung
– Tipps 307 ff.
– Übungen zur 303–331
Energiegesetze, Selbstheilung 51 ff.
Energieheiltechniken 339 ff.
Energieheilung 340
–, effektive 196
– Erfolgsfaktoren 336 f.
Energiehygiene 34, 54, 338
– Bedeutung 248–275
– Bedürfnis, erhöhtes 370 f.
– Checkliste 273 ff.
– Ernährung 257
– Meditationsbereich 283
– Schlüssel 250
Energiekörper siehe auch Aura
– Krankheit 52
Energiemangel 62 siehe auch Mangel
Energiemanipulation 54
–, höhere
– Vorsichtsmaßnahmen 165–168
– Talent 340
– Techniken 124
Energiemedizin 29 f.

Energiesensibilität, Grundlage
 schaffen 125
Energiestau 62 *siehe auch* Stau
Energiezusammenbrüche 370
Entspannung, mentale/physische 85,
 278
Enttäuschungen 68
Entwicklung, spirituelle 365–387
Entwicklungsjahre, Kindheit 67
Epilepsie 37
Erbrechen 348
Erden 297
Erd-Prana 42 f., 225
Erfolg 368
Erfolgsfaktoren, Energieheilung 336 f.
Erfüllung, spirituelle 381
Erinnerungen 52
–, traumatische 77
Erkältung 345 f.
Erleuchtung, innere 289 f.
Erleuchtungstechnik 296
Ernährung(, richtige) 257–265
 – Checkliste 274
 –, energetisch reine (Empfehlungen)
 258 ff.
 –, Kontrolle 346 f.
Erste Mentalphysische Übung 317 ff.
Erste Tibetische Yoga-Übung 309 f.

F
Fantini, Kim 144, 366
Farben 220–247, 340
 – *Allgemeines Selbst-Sweeping mit*
 233 f.
 – Energieeffekte 224
 –, Fortgeschrittenes allgemeines
 Selbst-Sweeping mit 236 ff.
 –, Lokales Selbst-Sweeping (eines
 Chakras) mit 234 ff.
 –, Selbst-Sweeping mit 232–238
 – *Stresslinderung,
 Selbstenergetisierung mit*
 238–241
Farbübungen
 – Anwendung, fortgeschrittene
 228 f.
Fieber 345 f.

Fleisch 258
Fließen des Prana 61, 63, 70
Flohkrautprodukte (Psyllium) 265
Foronjy, Kathleen 375
*Fortgeschrittenes allgemeines Selbst-
 Sweeping mit Farben* 236 ff.
Fötus 167
Franz von Assisi 293
Frauen, schwangere 167, 340 *siehe
 auch* Schwangere
Frieden, innerer 369
 – Meditationen 276–302
Frustration 62, 67 siehe auch
 Emotionen
Fünfte Mentalphysische Übung 323 f.
Fünfte Tibetische Yoga-Übung 314 ff.
Funktionsstörungen 58

G
Gebärschwierigkeiten 38
*Gebäude von schmutziger Energie
 reinigen,
 Ein Zimmer oder ein* 269 f.
*Gedächtnisentwicklungs-Atem, Der
 (Rasche Schildkrötenatmung)* 319 f.
Gedächtnisverlust 37
Gedanken 69
 –, hartnäckige negative 347
 –, negative 52, 178
Gefühlen vertrauen 84
Gehirn 36 f.
Geist
 –, Wege zu entspanntem 276–302
 –, Kinder 67
 –, unbewusster 60–70, 79
 – Schutz 61 f.
 –, Natur des 56–71
Geistesschärfe, erhöhte 279
Geist-Körper-Verbindung 59 f.
Geld 166
Gelee Royal 265
Gelenk
 –, arthritische 243 siehe auch
 Arthritis
 –, Lokales Selbst-Sweeping -
 spezielle Bereiche und 193 f.
 –, Sportverletzungen 353 f.

Gelenkentzündung siehe Arthritis
  sowie Gelenke, arthritische
Gemüse 259
Geräusche, Meditation 284
Gerstengras 265
Gesamtenergie 281
Geschlechtskrankheiten 227
Geschlechtsorgane 38
Gesundheit 51, 281, 358–361,
  368, 381
  –, *Die Wirkungen negativer und
  positiver Emotionen auf
  Energieniveau und* 251 f.
  –, physische 365–387
  – Karma 377 f.
Gesundheitsaura 35, 178 siehe auch
  Aura
Gesundheitsprobleme, Ursachen
  – beheben (Karma) 379
  –, energetische/emotionale 69 ff.
  –, Lösungen für häufige 335–357
  –, wesentliche 61
Gesundheitsstrahlen
  – anderer Person, Allgemeines
  Sweeping 178–181
  – *einer anderen Person,
  Allgemeines Sweeping der* 179 ff.
Gesundheitszustand 78
Getränke, kalte 284
Getreide 259
Gewichtheben 266
Ginseng 265
*Gleichgewichtsatmung siehe
  harmonische Atem, Der*
Glück 368, 381
Goodwin, Dr. Paul 62
Gouverneursgefäß 41
Grippe 345 f.
Großzügigkeit 372
Grundchakra siehe Wurzelchakra
  sowie Chakras
Grundlinie
  –, chakrale 158 ff.
  –, Schwankungen 160
  –, energetische 154–158
  –, Ermittlung 155
  –, Schwankungen 158

  –, Ermitteln Ihrer chakralen 159 f.
  –, Ermitteln Ihrer energetischen
  156 ff.
Grundprämisse des höheren
  Denkens,
  Geschichte 89 f.
Guidera, Anthony 215
Güte 372 f.

H
Halschakra 36, 40, 223, 225, 228,
  342, 344–348, 352 f., 372
  siehe auch Chakras
Halsdrehungen 267
Halsentzündung 348
Haltungskonditionierung 101
Hamamelis 166
Hand
  – *vor dem Sweeping, Vorbereitung
  der* 169 ff.
Handauflegen 31
Handchakra 222, 288, 345 f., 376
  siehe auch Chakras
Handlockerungen 267
Handsensibilisierung 123–161
Handsensibilisierungs-Übung 1 45 ff.
Handsensibilisierungs-Übung 2
  126 ff.
*harmonische Atem, Der
  (Gleichgewichtsatmung)* 317 ff.
Harndrang, häufiger 58, 64, 343 f.
Harntrakt 39
Harnwege, Entzündung 343 f.
Hauptchakras 35 f., 41 siehe auch
  Chakras
  – Tabelle 37 f.
Haus, Reinigung 268 ff.
Heiler heilen, Sweeping 194
Heilpflanzen 263 ff.
  – Energetisieren/Reinigen 265
  – *und Nahrungsergänzungen,
  Vergleich der Stärke von
  Vitaminen,* 264
Heilung 52
Heilungsprozess 28
Hendricks, Gay 62 f., 77, 115
Hepatitis 37

Herz 37, 39, 228
Herzbereich, Stau 298
Herzchakra(, rückwärtiges/vorderes) 36 f., 39 f f., 289, 342, 344 ff., 349 ff., 372 *siehe auch* Chakras
Herzfrequenz 278 f.
Herz-Gefäß-System 105
Herzinfarkt 377
Herz-Kreislauf-System (Kreislauf) 37, 103
Hier-und-Jetzt-Bewusstsein 60
Himmel drücken, Den 110 ff.
Hirsch-Adlam, Lindsay 375
Homöostase 52
Hüftdrehungen 267
Hundepaddeln (Allgemeines Selbst-Sweeping – Checkliste) 198 f.
Hundepaddelroutine, Allgemeines Selbst-Sweeping 189 ff.
Hygiene, energetische 77 *siehe auch* Energiehygiene
Hypochondrie 58
Hypophyse 36 f.
Hypoxie, lokale (Sauerstoffmangel) 65

I
Immunsystem 104, 343
Impulse, spirituelle 372
Infektion 142
inspirierende Atem, Der 321 ff.
Integration 78–81
Interpretation, Ergebnisse
 – Scanning, spezielles 144–161

K
Kabbala 31
»Kampf-oder-Flucht-Reaktion« 278 f.
Kampfsportarten(, chinesische) 120, 266
Kanal vergrößern, den spirituellen 108
Karma 375, 377 f., 386
– »löschen«, schlechtes 379
Karma-Guthaben 380 f.
Karpaltunnensyndrom 348
Kehlkopf 36

Kelleher, Maureen 22
Kieferchakra 348, 350 *siehe auch* Chakras
Kinder
–, Geist 67
–, Zerschneiden von Banden 253
Kindheit, Entwicklungsjahre 67
Klee, Kenneth 335
Kniedrehungen 268
Knoblauch 265
Knochen 38, 40
Kolitis, funktionale 86 f.
Kommunikationsnetz«, »psychosomatisches 60
Konzentration 337
– auf einen Punkt 288 f.
Konzeptionsgefäß 41
Kopfchakra 344, 372 *siehe auch* Chakras
Kopfschmerzen 57 f., 96 *siehe auch* Schmerzen
Körper
– Bereiche, sensible 227 f.
– Geist 58
– Prana-Vorrat 51
–, schwacher 37
Körperfunktionen, nichtbewusste 60
Kraftzentren siehe Chakras
Krankheit(szustand) 51 f.
Kreativitäszentrum 36, 38
Krebs 37 f., 227, 263
Kreislaufprobleme 377
Krieger, Delores 30
Kritiker«, »innerer 81
Kronenchakra 36 f., 40 f., 170, 223, 225, 288 f., 344 f., 347, 350, 352 f., 369 *siehe auch* Chakras
Kundalini-Syndrom 384 f.
Kunz, Dora 30

L
Lähmung 37
Laufen 266
Läuterungsprozess 384
Lebenskrise 368

Lebensmittel
 – *auf Reinheit und Energie scannen* 259 f.
 –, energetisch reine/schmutzige 257
 – Energiestärke, Scanning 264
Lebensmittelvergiftung 348
Leber 37, 345, 350
Leberkrebs 48 siehe auch Krebs
Lehren, taoistische 376
Lenkergefäß 41
Leon, Cynthia de 301
Leukämie 38
Lockern des Zwerchfells, Strecken und 110–113
Lokales Selbst-Sweeping
 – *an einem Gelenk oder einem kleinen Körperbereich mit farbigen Pranas (Checkliste)* 245
 – *Chakras* 195 f.
 – *spezielle Bereiche und Gelenke* 193 f.
 – *(eines Chakras) mit Farben* 234 ff.
Luft-Prana 42 f., 225
Luftröhre 36
Lunge 37, 39, 343, 346
Lungenentzündung 345 f.
Lungenprobleme 37
Lupus 116
Lymphe 104

M
Magen 37, 39, 265
Magen-Darm-Beschwerden 58
Magengeschwür 37, 349
magnetisch schwingende Atem, Der 325
Mahlzeiten, Meditation 283
Mana 29
Mangel (energetischer) 51, 70 f. *siehe auch* Energiemangel
Mangelbereiche
 – auffüllen/energetisieren 202–219
 – *oder -chakras mit der Wasserpumentechnik, Selbstenergetisieren der eigenen* 216
 – *oder -chakras einer anderen Person mit der Wasserpumpentechnik, Energetisieren von* 214 f.
 – *oder -chakras einer anderen Person mittels einfacher Projektion, Energetisieren von* 211 ff.
Martin, Michael 359
Mastektomie 306
Mccluskey, Moses 290
Meditation 54, 77
 – Achtsamkeit/Wahrnehmung 287
 – Beedigung 297 f.
 – Frieden/Stille 276–302
 – über die zwei Herzen 289–299
 – Gegenanzeigen 291
 – Vorteile 278–283
Meditationspraxis, Häufigkeit 299 f.
Meditationstipps, allgemeine 283 f.
Medizin, traditionelle chinesische 30
Medizinischer Rat, konventioneller 338
Meer, reinigendes Bad im 273
»Meisteratemtechnik« 117
Meng-Mein-Chakra (Nierenchakra; »Tor des Lebens«) 36, 38 f., 41, 117 f., 344, 350, 352 siehe auch Chakras
Menstruationsbeschwerden 226, 349
Mentalphysische Übungen 55, 303 ff., 317–330
 –, Kraft der 306
 – Tipps 307 ff.
Meridiane 33 f., 41
Migräne 64, 340, 350
Milz 37, 228
Milzchakra(, rückwärtiges/vorderes) 36–41, 346 siehe auch Chakras
Minichakras 35 siehe auch Chakras
Mond anschauen, Den 112 f.
Morgenroutine 360
Müdigkeit 337
Muskeln 38, 40
 – Spannungen 101
 – «,»spirituelle 374
 – Sportverletzungen 353 f.

N
Nabelchakra 36, 38–41, 118, 265,
    345 f., 348 f., 351 f., 354 ff., 372
    siehe auch Chakras
Nachmittagsroutine 360
Nadis 41
Nahrung
    –, *Energetische Reinigung Ihrer*
    261
Nahrungsergänzungen 263 ff.
– Energetisieren/Reinigen 265
Nahrungsreinigung, »rückwirkende«
    261 f.
Nebenchakras 35 *siehe auch* Chakras
Nervensystem 36 f.
    –, autonomes (ANS) 59
Neunte Mentalphysische Übung
    329 f.
Neuropeptide 59
Nieren 38 f.
Nierenchakra *siehe* Meng-Mein-
    Chakra *sowie* Chakras

O
Objektivität 279 f.
Obst 259
O'Connor, Sheevaun 248
O'Hara, Daniel 123, 224
Ohrenchakra 350 *siehe auch* Chakras
Ohrenschmerzen 350 *siehe auch*
    Schmerzen
Operationen
    – Routinen, spezielle 354 ff.
Optimaler Atemrhythmus 118
Orbit «,»mikrokosmischer 41
Ovarialkarzinome 227

P
Pert, Dr. Candace 59
Pflanze (Scanning) 134–139
    –, *Scanning bei einer* 134 ff.
Philosophie, esoterische 378
Phobien 62 f., 95 *siehe auch*
    Angst/Ängste/Ängstlichkeit
Prana 29, 35, 42–47, 374 f., 384
    – aufnehmen/verbrauchen 249
    –, Fließen des 61, 63, 70

– Gesundheitszustand 45
– Hauptquellen 42
– in
    Heilpflanzen/Nahrungsergänzungen
    265
–, projiziertes (Stabilisieren) 207
–, schmutziges 103
– Schwingungs-/Feinheitsgrad 221 f.
– spüren (Fähigkeit) 47–49, 336 f.
–, weißes 220 f., 226, 340
–, farbige 226
– Arbeiten mit (Anmerkungen) 243
– Eigenschaften 223
– Einführung 221 f.
– Projizieren 227
– Richtlinien, allgemeine 226 ff.
– Vorsichtsmaßnahmen 227
Prana-Anästhesie 352
Prana-Atemübungen 110–119
Prana-Atmung 54, 77 f., 98–122,
    203, 304, 338
– Checkliste 121
–, effektive 120
– *Übung* 114 f.
– Vorteile 103–109
Prana-Erzeugungstechniken 203
– Tabelle 43
Prana-Flusses, Testen Ihres 242
Prana-Heilung 31 f.
    – und andere Arten von
    Energiemedizin 32 ff.
Prana-Vorrat 51
Propolis (von Bienen) 265
Prostata 40
Prostatakrebs 227
Prostatitis 56
Psyllium *siehe* Frohkrautprodukte

Q
Qi Gong 30–33, 51, 203, 284
Quellenschakra 288 *siehe auch*
    Chakras

R
Regenbogens, Kraft des 220–247
Regenerationsfähigkeit 49 f.
– Beispiele 50

Regulierung, emotionale 250–257
- Checkliste 273 f.
Reiki 30, 32 f.
reinigende Atem, Der 326 f.
Reinigende körperliche Übungen 267 f.
Reinigien und Energetisieren Ihres Trinkwassers 262 f.
Reinigung/Reinigen
- Aura 162–201
- Bedürfnis, erhöhtes 370 f.
- Ihrer Nahrung, Energetische 261
- Nahrung 260 ff.
-, verstärkte 386
Reinigungstechnik(en)
-, direkte 81–93
-, indirekte 298
- Richtlinien fürs Praktizieren 97
- Wirksamkeit 95 f.
Reizkolon 58, 64, 351
Rheuma 37
Rhythmusatmung 106
Routine(n)
- Gesundheitsproblem, karmisches 378
-, »Ihre Hände können sie heilen« 358–361
-, spezielle
- Operationen, vor/nach 354 ff.
Rückenprobleme 38
Rückenschmerzen 57 f., 351 *siehe auch* Schmerzen
»Rückwirkende« Nahrungsreinigung 261 f.
Ruhm 368

S
Salz 270–273, 275
Salzbad 271 f.
Salzwasser 166
Sarno, Dr. John 64 ff.
Sauerstoffmangel siehe Hypoxie, lokale
Scanning 32, 42, 77
-, allgemeines 123–143
- bei einem anderen Menschen 139 ff.
- bei einem Tier 137 ff.
- bei einer Pflanze 134 ff.
- Ihrer rückwärtigen Chakras 152 ff.
- Lebensformen, andere 134–139
- Menschen, andere 139–142
- Lebensmittel/Nahrungsergänzungen, Energiestärke 264
-, spezielles 144–161
Scanning-Checkliste 142 f.
Scanning-Ergebnisse, Interpretation 154–160
Scanning-Übungen, forgeschrittene 124 ff.
Schablone, energetische
- Nachweis, wissenschaftlicher 49 f.
Scheitelchakra 36 siehe auch Chakras
Schilddrüse 36
Schildkrötenatmung, Rasche siehe Gedächtnisentwicklungs-Atem, Der
Schlaflosigkeit 57, 96, 351 f.
Schlaganfall 377
Schlüsselbeinatmung 99
Schmerzen 62, 65 f., 337
-, chronische 65
-, emotional bedingte physische 187
Schmerzlinderung, allgemeine 352
Schütteln 268
Schwäche 337
Schwangere 227 siehe auch Frauen, schwangere
Schwartz, Jill 19
Schweinefleisch 259
Schwingungs-/Feinheitsgrad, Prana 221 f.
-, Sechs-Schritte-Übungsroutine, tägliche 96 f., 121 f., 143, 160 f., 200 f., 219, 247, 275, 302, 331, 356 f.
Sechste Mentalphysische Übung 325
Sedeno, Elizabeth 20
Seele 368 f.
Seelenleben 170

Selbstenergetisieren
 – *der eigenen Mangelbereiche oder -chakras mit der Wasserpumentechnik* 216
 – *mit der Wasserpumentechnik mit farbigen Pranas* - Checkliste 246
 – mit Farben – Stresslinderung 238–241
Selbstgespräch(e, positive) 90, 129
Selbstheilung 381
 – Anleitung 335–357
 –, energetische (Katalysator) 301
 – Energiegesetze 51 ff.
 –, Fähigkeit zur 49 f.
 –, Probleme/Lösugen 337 ff.
 – Schritte, sechs 53 ff., 72–331
Selbstheilungsprozess 28
Selbsthypnose 80
Selbstlosigkeit 372
Selbstmitleid 82
Selbst-Scanning
 –, allgemeines 130–134
 – *Ihres Arms, Allgemeines* 130–134
 –, spezielles 145–150
Selbstschutz, energetischer 255
Selbst-Sweeping 168
 –, allgemeines 188–191
 – *(eines Chakras) mit Farben, Lokales* 234 ff.
 – Checkliste 245
 – Ihrer Gesundheitsstrahlen, allgemeines 191 f.
 – Ihrer Gesundheitsstrahlen, lokales 192–197
 – mit Farben 232–238
 – *mit Farben, Allgemeines* 233 f.
 – Checkliste 244
 – mit Farben, Fortgeschrittenes allgemeines 236 ff.
Selbstverschmutzung 250
Selbstverstärkung, positive 129
Selbstvertrauen, fehlendes 68
Selbstverwirklichung 281
Selbstwahrnehmung 77 f., 80 ff., 90
Selbstwertgefühl 70
Selbstzweifel, chronische 68

Sensibilität 134
Sexualchakra 36, 38 f., 41, 226 f., 343, 349 siehe auch Chakras
Sexualitätsprobleme 38
Siebte Mentalphysische Übung 326 f.
Sinneseindrücke, Meditation 284
Sinusitis 345 f.
Situation akzeptieren 338
Smith, Elizabeth 202
Solarplexuschakra(, rückwärtiges/vorderes) 36 f., 39, 41, 187, 196, 205, 228, 253, 258, 265, 340–356, 372 siehe auch Chakras
Sonnen-Prana 42 f., 283
Sorgen 62, 70, 76, 252, 128, 249, 278 f., 289
Spallanzini, Lazzaro 49
Speiseröhre 36
Spenden 380–383, 386
 – Häufigkeit 382
 – Heilen 383
 – Höhe 381
Spendenempfänger 381
Spendenroutine 382
Spezielles Selbst-Scanning
 – *die Breite von Chakras scannen* 148 ff.
 – *Tiefe und Stärke von Chakras scannen* 146 ff.
spirituelle Atem, Der 329 f.
Sportverletzungen, Gelenke/Muskeln 353 f.
Stabilisieren 339
Standardaufwärmprogramm, Sweeping (Checkliste) 197
Stau(, energetischer) 51, 70 siehe auch Energiestau
 –, hartnäckiger 243
Stille 280 f., 369
 –, Meditationen für innere 276–302
Stirnchakra 36 f., 350, 352 siehe auch Chakras
Stolz 373
Störung(en)
 –, energetische 53, 70

406

- Arten 51
- spüren 48
- Meditation 284

Strecken und Lockern des Zwerchfells 110–113

Stress/-situationen 44, 67, 95, 101 f., 179, 187, 249, 253, 278 f., 342, 352
- Reaktionen 96

Stressabbau 352 f.

Sweeping 32, 42, 77, 204, 340
-, abwechselndes 339
-, allgemeines 163
- Anmerkungen 196 f.
- *einer anderen Person, Allgemeines* 171–177
- *einer anderen Person, Lokales (Chakras)* 184 ff.
- *einer anderen Person Lokales (spezielle Bereiche und Gelenke)* 181–184
- Energie beseitigen, gestaute 162
- Grundlagen 163 f.
-, lokales 164
- mit Farben 339
- Pranas, farbige 222–225
- Visualisierung (Tipps) 196
-, *Vorbereitung der Hand vor dem* 169 ff.

Sweepingfähigkeit aufladen 197

Sweeping-Übungen, fortschreitende 168 f.

Symptome lindern 57, 95

System
-, endokrines 36 f.
-, lymphatisches 36

T
Tai-Chi 30, 266, 284
Technik 336
Tennis 266
Tension Myofascial Syndrome (TMS) 65
Testen Ihres Prana-Flusses 242
Thymusdrüse 37, 39
Tibeter, Die fünf (Kelder) 305
-, modifizierte 317

Tibetische Yoga-Übungen 309–316
Tiefe und Stärke von Chakras scannen 146 ff.
Tier, *Scanning bei einem* 137 ff.
Tiere, Scanning 134–139
TMS SIEHE Tension Myofascial Syndrome
»Tor des Lebens« *siehe* Meng-Mein-Chakra *sowie* Chakras
Toxizität, energetische 251
- Emotionen/Überzeugungen 250
Training, körperliches 266 ff.
- Checkliste 274
Traumata 107 f.
-, emotionale 187
Trembley, Abraham 49
Trennungsmeditation 366 f.
Trinkwasser, Reinigen/Energetisieren 262 f.

U
Übelkeit 96
Überlebensinstinkt 63
Überzeugungen(, einengende) 52, 66 ff., 249
Unbewusstes«, »kollektives 61
Unkenntnis 102
Unruhe, spirituelle 368
Unsicherheit 62
Unterdrückung 76
Unterleibsbeschwerden 58
Uterus 40

V
Vavra, Naila 145, 255 f.
Verbrennung(en) 353
-, Sweeping zum Heilen einer 177
Vergebung, Gesetz der 379
Verhaltung, Atmung 117 ff.
Verhaltungsroutine, Eine noch wirksamere 118 f.
Verjüngungsatem, Der große 327 ff.
Verjüngungsritus 303
»Verklemmen« 64 ff.
Verleugnung 76
Verschließen und Verstärken Ihrer Aura 256 f.

Verstauchungen 353 f.
Verstopfung 38, 354
Verzweiflung 82
Vierte Mentalphysische Übung 321 ff.
Vierte Tibetische Yoga-Übung 313 f.
Viertelkniebeugen 268
Visualisieren/Visualisierung 192 f., 337
 – beim Sweeping (Tipps) 196
 –, Scanning mittels 151–154
Visualisierungspraxis mit Farben
 – einzelne Farben 229 ff.
 – zweifache Farben (Grün-Blau) 231 f.
Visualisierungstipps 151 f.
Visualisierungsübung 209 f.
 – Projektion, einfache 208 ff.
 –, fortgeschrittene 243
Vitalität, geringe 37 f.
Vollkommenheits-Atem, Der 323 f.
Vorbereitung der Hand vor dem Sweeping 169 ff.

W

Wachstumsprobleme 38
Wadenbeinbruch 301
Wahrnehmung 80 f., 369
 – Augenblick 280
 – Meditation 287
 –, simultane/erweiterte 288 f.
Washington, Sandra 290
Wasserpumpentechnik 203
 –, Energetisieren mit der
 – Grundlagen 203–207
 – mit farbigen Pranas, Selbstenergetisieren mit der (Checkliste) 246
 – Selbstenergetisierung 218

 – testen (Prana-Fluss) 241 ff.
Weisheit 372 f.
Weizengras 265
Welt, energetisch unsaubere 249
Wieczorek, Mark 290
Wiedergutmachung 379, 381
Willenskraft 338
Wilson, Jason J. 253
Wohlstand 368, 381
Wurzelchakra (Grundchakra) 36, 38–41, 118, 223, 225, 342–346, 348 f., 351–355, 372 siehe auch Chakras

Y

Yi 51
Yoga 31
 –, Taoistisches 203
Yoga-Übungen, Tibetische 54, 303 ff.
 – Tipps 307 ff.

Z

Zahnbehandlung 352
Zen-Buddhismus 279
Zerschneiden von Banden 254 f.
Zirbeldrüse 36 f.
Zorn 39, 61 f., 65 f., 68, 70, 81, 252, 278 f., 284, 289 siehe auch Emotionen
Zweifel 128
Zweite Mentalphysische Übung 319 f.
Zweite Tibetische Yoga-Übung 310 f.
Zwerchfell 39, 102 ff.
 – Dehnen/Lockern 110–113
 – stärken 103, 105
 – Strecken und Lockern des 110–113
Zwerchfellatmung 100